高等中医药院校西部精品教材

中西医临床预防医学概论

（供中西医临床医学及相关专业使用）

主编　李晓淳　曹永芬

中国医药科技出版社

内容简介

本教材为高等中医药院校西部精品教材之一。全书共12章，介绍了预防医学的概念、特点和研究方法，以及环境与健康、食物与健康、社会心理行为与健康、中医治未病的理论与方法、慢性非传染性疾病的防治、传染病与突发公共卫生事件、健康教育及健康促进等内容。

本教材可供中西医结合临床医学专业及医学相关专业的本科学生使用，也可作为其他专业学生或项目培训的参考教材。

图书在版编目（CIP）数据

中西医临床预防医学概论/李晓淳，曹永芬主编．—北京：中国医药科技出版社，2012．7

高等中医药院校西部精品教材

ISBN 978－7－5067－5502－3

Ⅰ．①中…　Ⅱ．①李…　②曹…　Ⅲ．①中西医结合－预防医学－中医学院－教材　Ⅳ．①R1

中国版本图书馆CIP数据核字（2012）第090412号

美术编辑　陈君杞

版式设计　郭小平

出版　中国医药科技出版社

地址　北京市海淀区文慧园北路甲22号

邮编　100082

电话　发行：010－62227427　邮购：010－62236938

网址　www. cmstp. com

规格　787×1092mm 1/16

印张　13¾

字数　257千字

版次　2012年7月第1版

印次　2017年6月第2次印刷

印刷　三河市汇鑫印务有限公司

经销　全国各地新华书店

书号　ISBN 978－7－5067－5502－3

定价　28.00元

高等中医药院校西部精品教材
建设委员会

本书编委会

主　　编　李晓淳　曹永芬

副 主 编　饶朝龙　李巧兰　熊光轶

编　　委　（以姓氏笔画为序）

李巧兰　（陕西中医学院）

李晓淳　（成都中医药大学）

吴建军　（甘肃中医学院）

张青碧　（泸州医学院）

钟　琴　（贵阳中医学院）

饶朝龙　（成都中医药大学）

唐晓君　（重庆医科大学）

曹永芬　（贵阳中医学院）

熊光轶　（云南中医学院）

秘　　书　谭　婧　（成都中医药大学）

编写说明

《高等中医药院校西部精品教材》是由"高等中医药院校西部精品教材建设委员会"统一组织编写的全国第一套针对西部医药院校人才培养特点的精品教材。"高等中医药院校西部精品教材建设委员会"由西部十一所高等医药院校的校长、副校长及医药系统专家组成。

随着《国家中长期教育改革发展纲要(2010~2020年)》的颁布和实施，高等教育更加强调质量、能力为先的教育理念，高校办学进入了以人才培养为中心的结构优化和特色办学的时代，因此特色教材、区域教材及校本教材的建设必将成为今后教育教学改革的发展趋势。西部地区作为国家"西部大开发"战略要地和"承接产业转移，优化产业结构，实现均衡发展"的后发区域，对创新型、复合型、知识技能型人才的需求更加旺盛和迫切。本套精品教材就是在学习了《国家中长期教育改革和发展规划纲要(2011~2020年)》、《医药卫生中长期人才发展规划(2011 ~ 2020年)》的相关精神，并到西部各院校调研座谈，听取各校有关中西医临床医学教学与人才培养现状的介绍，以及各校专家及骨干教师对中西医临床医学教材编写的思路和想法，充分了解当前该专业的授课与教材使用情况的基础上组织编写的。

教材编写既要符合"教材内容与职业标准深度对接"的要求，又要高度注重思想性、科学性、启发性、先进性和实用性。既要注意基本知识、基本理论、基本技能的传授，又要注重知识点、创新点、执业点的结合，实践创新能力的培养。本套教材在中西医已经融合得比较好的科目，我们采用现在比较通行的编写大纲，以西医病名为纲，中医特色病种辅之。在中西医临床内科学的编写上，采用以中医内科为纲，在具体的诊断及治疗部分加入西医内容，真正使中西医临床内科学教材能够在教学过程中使用，并指导学生临床工作。本套教材首批建设科目为以中西医临床医学专业为主的18个科目(附表)。

教材建设是一项长期而严谨的系统工程，它还需要接受教学实践的检验。欢迎使用教材的广大院校师生提出宝贵的意见，以便日后进一步修订完善。

高等中医药院校西部精品教材建设委员会

2012年6月

伤寒论讲义

温病学

内经选读

金匮要略

中西医临床内科学

中西医临床外科学

中西医临床妇产科学

中西医临床儿科学

中西医临床危重病学

中西医临床骨伤科学

中西医临床眼科学

中西医临床耳鼻咽喉科学

中西医临床皮肤性病学

中西医临床传染病学

中西医临床全科医学概论

中西医临床预防医学概论

中西医结合导论

中西比较医学史

前　言

《中西医临床预防医学概论》是以人群健康及其影响因素、预防医学研究的常用方法、疾病防制的策略与措施为主线，强化了预防医学的三基（基础理论、基本知识和基本技能）、五性（思想性、科学性、先进性、启发性和适用性），突出继承性和"精、新、实"特点，注重教材的整体优化及编写的标准化、规范化，在传统预防医学环境、职业和营养、食物与健康、社会心理和行为与健康内容的基础上，增加和充实中医治未病、中医养生和保健、体质与健康、中西医结合防治慢性非传染性疾病、中西医在突发公共卫生事件中的作用等内容。目的是使学生明确医学的目的、预防医学与其他医学学科的关系，尤其是与中医的治未病的关系，从而树立预防为主的思想，为今后实施预防医学服务奠定基础。

根据高等医学院校人才培养方案的目标以及卫生服务模式改变对临床医学生知识结构和服务范围的拓展，我们编写了《中西医临床预防医学概论》一书。全书包括绪论共12章，绪论和第一章，介绍预防医学的概念和特点，卫生工作方针、预防医学的方针和成就以及全球预防保健策略和措施；第二章主要是预防医学的方法学介绍，包括常用流行病学研究方法和研究资料的统计分析和表达；第三章至第六章介绍环境因素与健康的关系；第七章介绍了中医治未病在疾病预防中应用和实施；第八章至十一章介绍了预防医学在慢性病、突发公共卫生事件及伤害的应用以及健康教育的方法和健康知识的传播等。

本教材根据宽基础、重技能、培养创新能力的专门人才的要求，旨在培养医学生树立预防为主的思想，在临床服务中应用三级预防措施为居民的健康服务，突出中医治未病与预防疾病的理论和知识的结合并灵活应用于健康和疾病的预防和治疗服务中，为促进全人群的健康做贡献。

本教材供中西医临床医学专业及医学相关专业的本科生使用，同时也可作为其他专业学生或项目培训的参考教材。

本教材在编写过程中，得到了各编写单位专家教授的大力支持，在此表示诚挚的感谢。由于编者学识有限，书中难免存在疏漏和不妥之处，敬请专家、师生和读者批评指正，以便再版时修正和完善。

李晓淳

2012年3月

目　录

绪　论

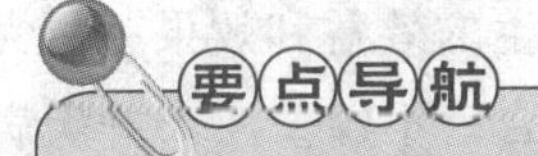

1. 掌握预防医学和公共卫生的概念和研究内容，健康和医学模式的内涵以及我国的卫生工作方针。

2. 熟悉预防医学的研究任务和发展战略。

3. 了解预防医学的发展史。

人类进入21世纪，医学的任务已不再是治疗疾病，而是预防疾病、维护和促进健康、提高生命的质量和延年益寿。随着医学模式的转变和人们对卫生服务需求的提高，医学研究领域的重点是促进整体健康，这种重心的转移必将有力推动预防医学学科的发展。

一、预防医学及公共卫生的概述

（一）预防医学的概念

预防医学（preventive medicine）是医学的重要组成部分，是一门综合性应用性的医学学科，它以群体为重点研究对象，应用生物医学、社会医学、环境医学和行为科学的基本理论和方法，注重微观与宏观相结合的方法，分析研究不同环境因素对人群健康的影响，研究疾病发生、发展和流行规律，探讨改善和利用环境有利的因素，减少影响健康的危险因素，合理利用卫生资源，制定疾病的防治策略与措施，以达到维护和促进健康，预防疾病、失能和夭折，提高生命质量的目的。

（二）公共卫生的概念

1920年美国耶鲁大学 Winslow 教授对公共卫生的经典定义："公共卫生（public health）是防治疾病、延长寿命、改善身体健康和机能的科学和实践。公共卫生通过有组织的社会努力改善环境卫生、控制地区性的疾病、教育人们关于个人卫生的知识、组织医护力量对疾病作出早期诊断和预防治疗，并建立 ·套社会体制，保障社会中的每一个成员都能够享有能够维持身体健康的生活水准"。1995年美国医学会：公共卫生就是履行社会责任，以确保提供给居民维护健康的条件，这些条件包括：生产、生活环境、生活行为方式和医疗卫生服务。

我国政府在2003年全国卫生工作会议上明确提出：公共卫生就是组织社会共同努力，改善环境卫生条件，预防控制传染病和其他疾病流行，培养良好卫生习惯和文明生活方式，提供医疗卫生服务，达到预防疾病，促进健康的目的。

（三）预防医学和公共卫生的特点

预防医学的研究特点：一是研究对象包括个体和群体，更重要的是群体；二是着眼于健康状态、亚健康状态和无症状患者；三是研究的重点是环境与人群健康的关系，充分利用环境的有利因素，避免不利的因素，探讨环境与人群健康的和谐发展；四是预防医学所采取的对策是三级预防策略，由于不同的健康状态采取不同的预防策略，尤其是预防措施的前移，因此更具针对性和积极性，产生的效益和效果就更大；五是研究方法采用多学科技术和方法，注重微观和宏观相结合，不仅关注人群疾病分布特征，也关注疾病在生物体的发生发展过程。

公共卫生是社会问题，虽为医学科学的分支之一，但它是社会公共服务的重要组成部分，主要涉及的是与公众有关的健康问题，如疾病预防、健康促进、提高生命力，其主要目的是在政府的领导下组织社会共同努力，改善环境卫生、控制疾病、开展健康教育，保障每个社会成员健康，公共卫生服务对于实现经济和社会的协调发展具有重要的作用。公共卫生是以社会全体成员为对象，以行政管理、法规监督、宣传教育为手段，通过宏观调控协调社会力量，改善社会卫生状况，提高全民健康水平的一种社会管理职能。在现代社会发展、人们的健康日益成为社会问题的情况下，它充分体现了疾病预防与社会经济发展和社会稳定密切关联的一种社会管理职能。

二、预防医学的研究内容和任务

（一）研究的内容

预防医学研究的内容涉及到卫生统计学、流行病学、环境医学、劳动卫生学、食品卫生学、儿童少年卫生学、社会医学、卫生经济学、健康教育学、卫生毒理学、卫生管理学等20多个学科。预防医学是应用流行病学和统计学的原理和方法，注重循证医学的内涵，研究人类赖以生存的自然环境、社会环境乃至生态环境；研究影响人群健康的因素以及疾病和健康变化的规律和分布特点；制定适合国情的卓有成效的维护和促进健康的策略和措施，动员和协调卫生资源以及社会可利用的资源参与健康管理策略和措施的实施；评价人群卫生保健与疾病防治的有效措施，实现促进健康，延年益寿的医学目的。

（二）预防医学的任务

1. 预防医学的目的 医学目的是一个多层次、多层面的理论概念，它所表达的是特定的人类群体在一定的历史条件下对医学的理想和期盼，是人们对医学实践的客观现实的认识，同时也是对医学未来发展方向的某种设定。医学的目的是随着社会的发展和人们认识的提高而不断拓宽的。现代医学的目的是预防疾病和损伤，促进和维护健康；解除由疾病引起的疼痛和疾苦；照料和治愈有病者，照料那些不能治愈者；避免早死和追求安详死亡；提供人文关怀等。

2. 预防医学的主要任务 针对人群中疾病发生发展规律，应用基础医学、临床医学、环境卫生学和行为科学研究环境中影响健康和造成疾病的主要因素；应用卫生统计学和流行病学的方法研究病因和致病因素作用规律，并进行定性和定量评价；根据预防医学的目标和国情提出公共卫生措施，以保护和促进健康、防治伤残。

3. 预防医学面临的挑战　在 2011 年 11 月 19 日预防医学学科发展战略研讨会上，我国预防医学专家强调了预防医学在整个医学发展和国家卫生政策的制定、满足国家需求方面的重要作用，但我国预防医学发展面临着诸多挑战：一是经济的快速发展导致的环境污染已成为我国可持续发展的关键制约因素；二是作为“制造大国，世界工厂”，我国职业病防治形势十分严峻；三是营养不良改善后，肥胖和营养不平衡问题日益明显，食品卫生事件屡有发生；四是心血管疾病、糖尿病、肿瘤和精神疾病等慢性病不断增多，给社会和家庭造成巨大的负担；五是新的传染病不断涌现和已被控制的传染病的卷土重来，对人类健康构成了巨大威胁；六是社会的快速发展与人们心理适应的矛盾、人口老龄化、国际间旅游和贸易往来日渐频繁等因素，使疾病预防控制事业面临着许多新的困境。因此，预防医学应将化学品及空气污染、营养与食品卫生、传染病、地方病、放射医学、儿少卫生与妇幼卫生作为预防医学研究的重点领域。

（三）健康中国 2020 战略

在 2008 年全国卫生工作会议上，卫生部正式提出了实施“健康中国 2020”战略，其基本目标是针对人民群众最关心的健康问题和影响健康的危险因素，积极采取经济有效的干预措施和适当的卫生策略，努力提高全民健康水平。“健康中国 2020”是实现全面小康社会健康目标的重大战略，也是预防医学发展的目标。

1. 目标与核心内容　“健康中国 2020”战略是以提高人民群众健康为目标，坚持预防为主，防治结合的方向，采用适宜技术，坚持中西医并重，以危害城乡居民健康的主要问题和健康危险因素为重点，通过健康促进和健康教育，坚持政府主导，动员全社会参与，努力促进人人享有基本医疗卫生服务。

2. 三个阶段的战略目标　根据目标和工作基础，实现战略目标要分三步走：第一步到 2010 年，制定和完善健康中国 2020 战略的规划，初步建立覆盖城乡居民的基本医疗卫生制度框架，实现《卫生事业发展“十一五”规划纲要》规定的各项目标；第二步到 2015 年，继续落实“健康中国 2020”战略的各个行动计划，使我国医疗卫生服务和保健水平进一步提高，人民群众获得卫生服务的方便性和公平性得到持续改善；第三步到 2020 年，建立起比较完善、覆盖城乡居民的基本医疗卫生制度，人民群众获得基本医疗卫生服务的权利得到充分保障，全民健康水平接近中等发达国家。行动计划不仅重视了卫生服务的提供，还深入分析了病伤的危险因素，特别关注影响健康的各种社会、政治、经济、环境和人口因素，从营造有利的健康环境入手，制定公共政策，落实相应卫生服务和干预措施。

3. 实施“健康中国 2020”战略的支撑体系　为实施“健康中国 2020”策略，必须建立和发展相应的体制机制、投入、人才、科技、文化和国际合作等支撑和保障体系。一是立足我国国情，加快改革创新步伐，建立中国特色医药卫生管理体制和运行机制，积极推进基本医疗卫生制度建设。二是建立稳定的经费保障机制、投入增长机制和财政转移支付机制，促进卫生事业全面协调可持续发展。三是立足“人才强卫”，建立卫生人才教育培养培训体系、配置流动机制和激励约束机制，为卫生事业发展和人民群众健康提供人才保障。四是坚持“科技兴卫”，建立医学科技创新体系、医学科研协作体系、卫生适宜技术推广体系和科普宣传体系、卫生信息体系和高新技术评估、准入和监管体系，发挥科技在防病治病中的第一生产力作用。五是实施“以德固卫”，加强卫生系统的职业道德和文化建设，坚持为人民健康服务的根本宗旨。六是加强国际交流合作，充分吸纳和利用各种国际资源，造福于人民健康。

三、预防医学发展简史

人类为了生存在不断适应环境变化的过程中，逐渐认识到人类的健康和疾病与环境之间存在着密切的关系，并在实践中创造了许多预防疾病适应生存的方法。《春秋左传》中曾记载有“土厚水深，居之不疾，土薄水浅，其恶易覯”；《黄帝内经》中有“圣人不治已病治未病”的记载；《千金要方》中提出“上医治未病之病，中医治欲病之病，下医治已病之病”。这是我国早期形成的预防医学思想，但由于生产力不发达，人们的认识只限于个体的摄生特征。而在西方，希波克拉底（Hippocrates，公元前460～公元前377）也指出，医生不仅要治疗疾病，而且要主要研究气候、空气、土壤、水质及居住条件等环境因素对健康的影响。到18世纪初，疾病预防的思想逐渐形成了一门相对独立的学科，英国的Edinburgh首先采用政策医学（Policy Medicine）来描述那些用于加强对危险的传染性疾病患者进行检疫的措施以及为防止公众得病而采取的措施。而在东欧，却流行卫生学（Hygiene）这一术语，卫生学着重于研究维护和促进个体健康的措施。

1. 环境卫生阶段 19世纪下半叶，城市和工业发展迅速，在城市规划中首先考虑环境卫生问题，新建、改建城市的供水和住宅，制订水源保护、工厂通风、教室照明等卫生立法，为居民区提供卫生设施，在一定程度上改善了生活环境和劳动环境，从而减少了消化道和呼吸道传染病，降低了某些职业病的发病

2. 个人预防阶段 20世纪上半叶，人们认为疾病的发生、发展是破坏了宿主、环境和疾病三者之间的相互平衡，要求在改善环境的同时，还要求保护宿主，控制病因，因此，对易感人群开展预防接种、定期体检，做到早期发现、早期诊断、传染病人隔离等，同时实施对疫源地消毒、消灭病媒昆虫、切断传播途径等措施，明显地降低了传染病的发病率和死亡率。提高了个人和人群的健康水平。人们逐渐认识到人群预防的重要性，卫生学的概念被扩大成公共卫生，强调对公众健康的关心和政府为公众提供卫生服务的重要性，预防的概念从个人摄生防病扩大到社会性的预防。

环境卫生阶段和个人预防阶段也可称为第一次公共卫生革命阶段，其主要目标是防治急、慢性传染病和寄生虫病。采取的主要是个体预防措施、社会卫生措施和环境卫生措施等。

3. 社会预防阶段 20世纪50年代初，由于疾病构成的改变，心脏病、脑血管病、恶性肿瘤和意外伤亡（车祸、自杀等）成为主要死因，这些疾病的特点是不可逆转、病程较长、疾病主要与人们的生活行为方式关系密切，如高脂高盐饮食、吸烟、超平均体重、紧张刺激易导致高血压，吸烟、空气污染和某些金属蒸汽易引起肺癌，吃不新鲜的霉变或盐渍食物、少吃新鲜蔬菜和牛奶易引起胃癌等。这些与饮食、行为习惯和环境（社会环境为主）不良等因素有关的疾病单纯用生物医学手段难以解决，必须用社会心理和行为等措施、动员社会各种力量才能有效防治。预防医学的重点就从医学（生物）预防进入社会预防阶段。这是第二次公共卫生革命的标志。其主要目标是防治心脑血管病、恶性肿瘤和意外伤害。采取的主要是应用社会医学、行为医学和环境医学的知识和方法，改善生活环境、提倡健康的生活行为方式、开展健康促进和健康教育等综合性卫生措施，降低慢性非传染性疾病的发病率和死亡率。预防医学从单一的群体预防发展成为全社会的综合性预防。在北美也广泛认为预防医学强调对抗疾病的预防措施，并包括个人、家庭和社会等方面。疾病预防可以被理解成“防止个体或人群暴露于疾病、伤残或损伤等病因中，或加强个体或人群抵抗特异性致病因子侵袭的能力的任何活动”。

4. 社区预防阶段 到20世纪70年代开始，社区是“小社会”，人口约2万~3万，它是生活和医疗卫生服务的基础。世界卫生组织1975年提出“到2000年人人享有卫生保健”的战略目标的实现关键在于基层（初级）保健，重点在预防；并提出评价的指标体系，包括卫生政策、社会经济、保健服务、环境保护等，达到此指标所采取的措施主要由社区来贯彻执行。因为社区有共同的生活环境、风俗习惯和生活理念和方式等，社区预防比社会预防在组织管理上更严密，计划措施更结合实际，评价效果更具体，反馈系统更及时，对保护和促进人群健康、提高生活质量和环境质量起更大的作用，因此预防医学发展到了社区预防的新阶段。如以社区的“健康中心”或社区医学中心、我国的城市社区卫生服务中心和乡镇卫生院等为基地，研究居民的健康状况，开展卫生服务，包括妇幼卫生、预防接种、改善环境、提供保健食品、卫生宣教、健身设施等。在1999年，Breslow教授在美国的医学杂志（JAMA）上提出第三次公共卫生革命是以社会生态学模式的综合干预措施来提高人群健康和生活质量的健康促进。因此第三次公共卫生革命更注重立足于社会或社区的综合干预措施，强调环境、社会、人群健康的平衡和可持续发展。我国在《关于城镇医药卫生体制改革的指导意见》中提出了改革预防保健体系就是要坚持预防为主的方针，建立综合性预防保健体系，负责公共卫生、疾病预防、控制和保健领域的业务技术指导任务，并提供技术咨询和调查处理传染病流行、中毒等公共卫生突发事件。医疗机构要密切结合自身业务积极开展预防保健工作，要发挥社区卫生服务组织开展预防、保健、健康教育和心理咨询方面的作用。至此我国预防医学进入了全社会动员、人人参与、在政府指导下、以健康为中心的全面的健康维护和健康促进，提高整体健康素质的加速发展时期。

四、医学模式及健康的相关概念

（一）医学模式

1. 医学模式的概念 医学模式（medical model）是人们考虑和研究医学问题时所遵循的总的原则和出发点，其核心是医学观，即是人们从总体上认识健康和疾病以及相互转化的哲学观点，包括健康观、疾病观、诊断观、治疗观等，影响整个医学实践的思维及行为方式。

医学模式随着社会的进步和发展，经历了几次转变。神灵主义的医学模式：人的生命与健康是上帝神灵所赐，疾病和灾祸是天谴神罚。因此人们主要依赖：求神问卜、祈祷，如："巫医"等。自然哲学的医学模式：宗教是对自然力的屈服，并将其神秘化的结果；医学是对自然力的征服，并将其明朗化的结果。如古希腊医学，中医学等对疾病有了较为深刻的认识。机械论医学模式：15世纪以后，欧洲文艺复兴推动了自然科学技术的进步，带来了工业革命的高潮和实验科学的兴起，机械论有了长足发展，出现了机械论医学模式，认为"生命活动是机械运动"，即认为人体只不过是一部精密的机器，疾病则是某一部件出现故障和失灵，医生的工作就是修补和完善。19世纪以来，随着哈维（Harvey）的实验生理学和魏尔啸（Virchow）的细胞病理学的出现，以及解剖学、生理学、微生物学和免疫学等生物科学体系的形成，加上外科方面消毒和麻醉技术的出现，将人作为"人体机器"的观点注入了新的研究成果，因此形成了生物医学模式。

2. 生物医学模式（biomedical model） 是指建立在经典的西方医学基础之上尤其是细菌论基础之上的医学模式。由于其重视疾病的生物学因素，并用该理论来解释、诊断、治疗和预防疾病以及制定健康保健制度，故被称为生物医学模式。其基本特征是强调宿主、环境与病原体相互作用的生态平衡，并将人看作单纯的生物或是一种生物机器，即只注重人的生物学指标的测量。它认为任何疾病（包括精神病）都能用生物机制的紊乱来解释，都可以在器官、组织和生物大分子上找到形态、结构和生物指标的特定变化。无疑，生物医学模式对现代西方医学的发展和人类健康事业产生过巨大的推动作用，特别是在针对急慢性传染病和寄生虫病的防治方面，使其发病率、病死率大幅度下降；在临床医学方面，借助细胞病理学手段对一些器质性疾病做出定性诊断，无菌操作、麻醉剂和抗菌药物的联合应用，减轻了手术痛苦，有效地防止了伤口感染，提高了治愈率。但生物医学模式也有很大的片面性和局限性，主要表现在：①仅仅从生物学的角度去研究人的健康和疾病，只注重人的生物属性，忽视了人的社会属性；②在临床上只注重人的生物机能，而忽视了人的心理机能及心理社会因素的对健康的影响；③关注躯体的生物活动过程，忽视行为和心理的活动过程；④非健康即病的思维模式，忽视了某些功能性或心因性疾病，尤其是生活质量下降等问题，不能阐明人类健康和疾病的全部本质。

3. 生物－心理－社会医学模式（biopsychosocial medical model） 是1977年由美

国精神病和内科学教授恩格尔（Engel）首先提出应该用生物－心理－社会医学模式取代生物医学模式。他指出："为了理解疾病的决定因素，以及达到合理的治疗和卫生保健模式，医学模式必须考虑到病人、病人生活在其中的环境以及由社会设计来对付疾病的破坏作用的补充系统，即医生的作用和卫生保健制度。"这就是说，人们对健康和疾病的了解不仅仅包括对疾病的生理（生物医学）解释，还包括了解病人（心理因素）、病人所处的环境（自然和社会因素）和帮助治疗疾病的医疗保健体系（社会体系）；由生物自然人的研究上升到社会经济人的研究，对健康的思维趋于全方位、多层次；医学科学发展的社会化趋势证明，医学的发展与社会发展息息相关，人类保护健康和防治疾病，已经不单是个人的活动，而成为整个社会性活动。只有动员全社会力量，保持健康、防治疾病才能奏效；人们不但要身体好，还要有良好的心理状态和社会活动能力，提高生活质量，延年益寿。

（二）健康相关概念

1. 健康（health）的概念 健康是指一个人在身体、精神和社会等方面都处于良好的状态。传统的健康观是"无病即健康"，现代人的健康观是整体健康，1946 年世界卫生组织（WHO）提到的健康概念：健康乃是一种在身体上、心理上和社会上的完满状态，而不仅仅是没有疾病和虚弱的状态。世界卫生组织关于健康的这一定义，把人的健康从生物学的意义，扩展到了精神和社会关系（社会相互影响的质量）两个方面的健康状态，把人的身心、家庭和社会生活的健康状态均包括在内。1986 年世界卫生组织在《渥太华宪章》中对健康的定义进一步延伸，认为健康是日常生活的资源，而不是生活的目标。健康是一个积极的概念，它不仅是个人身体素质的体现，也是社会和个人的资源。为达到身心健康和较好地适应社会的完美状态，每一个人都必须有能力去认识和实现这些愿望，努力满足需求和改善环境。21 世纪的健康内容包括：躯体健康、心理健康、心灵健康、社会健康、智力健康、道德健康、环境健康等。

2. 健康与疾病相对的概念 所有生物体都要经历生长、老化、死亡的过程。因此，可以把健康与疾病看作是一个连续的统一体，每个人都在疾病－健康连续统一体中占有一定的位置，而且随着时间的推移在变化着，没有严格的界限判断何时健康或疾病。据资料显示，在人群中自己认为健康的人不超过人口的 19%。而大多数人却是在亚健康或亚临床状态下生活，他们是健康教育和临床预防工作的重点人群。

亚健康状态指人的机体虽然无明显的疾病，但呈现出活力降低，适应力呈不同程度减退的一种生理状态，是由机体各系统的生理功能和代谢过程低下所导致，是介于健康与疾病之间的一种生理功能降低的状态，亦称"第三状态"或"灰色状态"。

亚临床疾病状态又称"无症状疾病"，认为疾病过程中不仅有机体受损害和发生紊乱的病理改变，而且还有防御、适应、代偿生理性反应，这类病理性反应和生理性反应在疾病过程中结合在一起，难以人为进行分割。

疾病是整个生物体或其他系统在生长、发育、功能及调整中的失败或失调。由于健康和疾病处于生物的统一体中，而且某些疾病难以治愈，因此针对健康的影响因素开展疾病的预防具有更积极的意义。

3. 健康权 健康是人的基本权利，是生活质量的基础，也是人生最宝贵的财富之一。健康权指政府必须创造条件使人人能够尽可能健康。这些条件包括确保获得卫生服务，健康和安全的工作条件，适足的住房和有营养的食物。联合国《经济社会文化权利国际公约》（1966年）第十二条对健康权做出了规定：健康权是人人享有可能达到的最高标准的身体健康和精神健康的权利。健康权不仅仅是指身体健康的权利，而是对器质健康、生理健康、心理健康的健康权。健康权的核心内容是任何国家的任何人都不应该生活在健康基线一下；其核心义务：是①提供最低限度的必需食品、水、卫生设施和住房；②保证卫生设备的公平分配；③如果由于资源的紧缺而不能履行这些义务，国家则有义务证明，它已经尽了一切努力，利用所有获得的资源，优先满足了有关义务的要求。同时还规定了为实现健康权需采取的步骤：①减低婴儿死亡率和使儿童得到健康的发育；②改善环境卫生和工业卫生；③预防、治疗和控制传染病、风土病、职业病和其他疾病；④创造保证人人能得到医疗照顾的条件。2000年联合国经济、社会、文化权利委员会又通过了一项关于健康权的一般性意见：健康权不仅包括及时和适当的卫生保健，而且也包括决定健康的基本因素，如享有安全的饮水和适当的卫生条件，充足的安全食物、营养和住房供应，符合卫生的职业和环境条件以及获得卫生方面的教育和信息；采取和实施国家公共卫生战略和行动计划等。因此，健康是全社会全民的事业，也是经济和社会发展的基础和重要的资源。

（三）影响健康的因素

人类的健康取决于多种因素的影响和制约。目前，人们认为影响健康的主要因素有四种，即：环境因素、生物遗传因素、行为和生活方式因素及医疗卫生服务因素。

1. 环境因素 环境是指围绕着人类空间及其直接或间接地影响人类生活的各种自然因素和社会因素之总和。因此，人类环境包括自然环境和社会环境。

（1）自然环境：又称物质环境，是指围绕人类周围的客观物质世界，如水、空气、土壤及其他生物等。自然环境是人类生存的必要条件。在自然环境中，影响人类健康的因素主要有生物因素、物理因素和化学因素。自然环境中的生物因素包括动物、植物及微生物。一些动物、植物及微生物为人类的生存提供了必要的保证，但另一些动物、植物及微生物却通过直接或间接的方式影响甚至危害人类的健康。自然环境中的物理因素包括气流、气温、气压、噪声、电离辐射、电磁辐射等。在自然状况下，物理因素一般对人类无危害，但当某些物理因素的强度、剂量及作用于人体的时间超出一定限度时，会对人类健康造成危害。自然环境中的化学因素包括天然的无机化学物质、人工合成的化学物质及动物和微生物体内的化学元素。一些化学元素是保证人类正常活动和健康的必要元素；一些化学元素及化学物质在正常接触和使用情况下对人体无害，但当它们的浓度、剂量及与人体接触的时间超出一定限度时，将对人体产生严重的危害。

（2）社会环境：又称非物质环境，是指人类在生产、生活和社会交往活动中相互间形成的生产关系、阶级关系和社会关系等。在社会环境中，有诸多的因素与人类健康有关，如社会制度、经济状况、人口状况、文化教育水平等，但对人类健康影响最大的两个因素是：行为和生活方式因素与医疗卫生服务因素。

2. 行为和生活方式　行为是人类在其主观因素影响下产生的外部活动，而生活方式是指人们在长期的民族习俗、规范和家庭影响下所形成的一系列生活意识及习惯。随着社会的发展、人们健康观的转变以及人类疾病谱的改变，人类行为和生活方式对健康的影响越来越引起人们的重视。合理、卫生的行为和生活方式将促进、维护人类的健康，而不良的行为和生活方式将严重威胁人类的健康。特别是在我国，不良的行为和生活方式对人民健康的影响日益严重，吸烟、酗酒、吸毒、纵欲、赌博、滥用药物等不良行为和生活方式导致一系列身心疾病日益增多。

3. 医疗卫生服务　是指促进及维护人类健康的各类医疗、卫生活动。它既包括医疗机构所提供的诊断、治疗服务，也包括卫生保健机构提供的各种预防保健服务。一个国家医疗卫生服务资源的拥有、分布及利用将对其人民的健康状况起重要的作用。

4. 生物遗传因素　生物遗传因素是指人类在长期生物进化过程中所形成的遗传、成熟、老化及机体内部的复合因素。生物遗传因素直接影响人类健康，它对人类诸多疾病的发生、发展及分布具有决定性影响。

五、我国卫生工作方针及其发展战略

（一）新时期我国的卫生工作方针

随着改革开放的不断深入，卫生工作积累了许多新的经验。1997 年 1 月《中共中央、国务院关于卫生改革与发展的决定》中指出，新时期卫生工作的方针是："以农村为重点，预防为主，中西医并重，依靠科技与教育，动员全社会参与，为人民健康服务，为社会主义现代化建设服务。"

在新时期卫生工作方针的指导下，我国医药卫生事业发展的取得了巨大的成就：一是有效控制了危害广大人民群众健康的重大传染病。坚持和贯彻预防为主的卫生工作方针，进行了新中国成立以来规模最大的公共卫生体系建设，基本建成了覆盖城乡、功能比较完善的疾病预防控制、应急医疗救治体系和卫生监督体系。二是建立了基本覆盖城乡居民的医疗保障制度框架。城镇职工基本医疗保险、城镇居民基本医疗保险和新型农村合作医疗是三项具有社会保险性质的基本医疗保障制度，同时，我国不断健全城乡医疗救助制度，积极发展补充医疗保险和商业医疗保险，满足不同人群的多样化健康需求。三是建立了较完善的医疗卫生服务体系。2009 年我国医疗卫生机构总数为 90.7 万家、病床床位 441.7 万张、卫生人员 778 万人。同时不断加强医疗机构管理，医疗服务质量和技术水平显著提高。中医药在重大疾病控制和疑难杂症救治等方面发挥了重要作用，已成为我国卫生服务体系中不可缺少的重要力量。近年来，我国不断加强农村三级卫生服务网络建设；逐步建立城市医院与社区卫生服务机构分工协作的新型城市服务体系，开展了社区卫生服务。四是不断完善医药生产、流通、监管体系。五是居民健康水平不断提高。人均期望寿命已经增加到73岁；孕产妇死亡率降低到2008年的34.2/10万；婴幼儿死亡率降低到2008年的14.9‰。2009年甲乙类法定报告传染病发病率为263.52/10万、死亡率为1.12/10万，这些健康指标已处于发展中国家的前列，有些地区已达到中等发达国家的水平。

（二）我国卫生工作的发展战略

中共中央国务院《关于深化医药卫生体制改革的意见》（2009年）中明确了我国卫生发展的战略，指出到2020年，覆盖城乡居民的基本医疗卫生制度基本建立。普遍建立比较完善的公共卫生服务体系和医疗服务体系，比较健全的医疗保障体系，比较规范的药品供应保障体系，比较科学的医疗卫生机构管理体制和运行机制，形成多元办医格局，人人享有基本医疗卫生服务，基本适应人民群众多层次的医疗卫生需求，人民群众健康水平进一步提高。

坚持以人为本，把维护人民健康权益放在第一位；坚持从基本国情出发，坚持基本医疗卫生服务水平与经济社会发展相协调、与人民群众的承受能力相适应，充分发挥中医药（民族医药）作用，探索建立符合国情的基本医疗卫生制度；坚持公平与效率统一，政府主导与发挥市场机制作用相结合，加强政府在制度、规划、筹资、服务、监管等方面的职责，维护公共医疗卫生的公益性，促进公平公正；坚持统筹兼顾，把解决当前突出问题与完善制度体系结合起来，从全局出发，统筹城乡、区域发展，兼顾供给方和需求方等各方利益，注重预防、治疗、康复三者的结合。

建设覆盖城乡居民的公共卫生服务体系、医疗服务体系、医疗保障体系、药品供应保障体系，形成四位一体的基本医疗卫生制度；完善医药卫生的管理、运行、投入、价格、监管体制机制，加强科技与人才、信息、法制建设，保障医药卫生体系有效规范运转；加快推进基本医疗保障制度建设，初步建立国家基本药物制度，健全基层医疗卫生服务体系，促进基本公共卫生服务逐步均等化，改革公立医院管理体制、运行机制和监管机制，积极探索政事分开、管办分开的有效形式。完善医院法人治理结构；推进公立医院补偿机制改革。

这是我国近期卫生工作的重心，也是预防医学工作的方向，围绕着卫生发展的战略目标，全社会动员和人人参与，为促进和维护健康服务。实现人人享有卫生保健的目标。

六、中西医临床专业学习预防医学的意义

1988年，WHO与联合儿童基金会和联合国开发计划署联合召开了世界医学教育会议，发布了“爱丁堡宣言”。宣言的第一句话就是“医学教育的目的是培养促进全体人民健康的医生”。此后，世界卫生组织有提出了“五星级医生”的要求，指出未来医生应具备的能力：①医疗保健提供者：能根据服务对象的预防、治疗和康复的总体需要，提供高质量、综合的、持续的和个体化的保健；②保健方案决策者：能从伦理、费用等多方面考虑，选择经费效益比较好的诊疗方法；③健康知识传播者：通过有效的解

释和劝告，开展健康教育；④社区健康倡导者：满足个体和社区的卫生需求，并代表社区倡导健康促进活动；⑤健康资源管理者：利用卫生资源，协同卫生部门和其他社会机构开展卫生保健服务，真正做到人人享有卫生保健。

根据医学教育的目的和人人享有卫生保健目标的实施，对医学人才的培养也提出了更高的要求，中西医临床医学教育是培养应用型的医师，不仅能够熟练掌握和应用中西医临床的知识和技能治疗疾病，更重要的是应用预防医学的知识，具备疾病预防的能力，在临床服务的过程中开展疾病的预防、保健、康复、健康教育与健康促进等疾病的综合防治服务。因此，在课程设置中，预防医学是一门必修课程。因此，医学生学习预防医学的意义在于：

（1）完整地认识现代医学的目标，对生物－心理－社会医学模式有透彻理解和掌握，了解健康与疾病的关系，坚持预防为主的原则，做好医疗卫生保健服务。

（2）初步认识和掌握预防医学理论、知识和技能，将三级预防策略和措施贯穿于日常的临床工作中，对就诊者提供个性化的健康维护计划，积极参与社区人群健康促进工作，提高个体和群体的健康水平；在临床场所敏锐察觉和及时报告公共卫生问题。

（3）学习预防医学思维方法，在临床服务过程中，除了发现疾病的生物因素以外，重在发现和评价影响健康的危险因素，提供环境干预措施和健康行为的指导。

（4）树立预防为主思想，培养良好医德，努力成为合格的五星级医生，做健康的守护者。

（5）为进一步接受继续教育打下基础。在社会实践中，通过服务－教学－科研培养学生认识“环境－人群－健康”的关系，从而能了解我国居民健康和医疗卫生服务现状，增强社会责任感。

（李晓淳　谭　婧）

第一章　预防医学的策略和措施

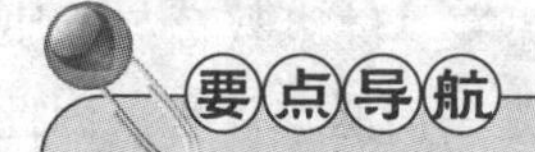

1. 掌握全球疾病预防策略即“人人享有卫生保健”的内涵，初级卫生保健的含义和内容，21世纪中国卫生发展的基本任务。

2. 熟悉预防医学的策略和措施的定义，“人人享有卫生保健”的社会准则和实施策略，初级卫生保健的特点和原则。

3. 了解“人人享有卫生保健”在21世纪前20年的战略目标和具体目标，全球卫生重点发展领域与目标。

预防医学的策略和措施是指在行政主管部门指导下，负责预防医学事务，拟定预防医学规范和标准，协调卫生资源，为阐明和制定预防医学政策方案提供证据，以及监测和评估卫生发展趋势。预防医学战略目标就是一个组织或国家乃至全球在卫生保健方面对未来一个较长时期内所预定达到的总体目标。预防措施是为了实现预防战略目标所制订的主要行动纲领，是具体工作中所应遵循的行动准则。

第一节　全球疾病预防策略

全球疾病预防策略就是由世界卫生组织（World Health Organization，WHO）在联合国系统内联合各国政府解决全球性卫生问题，增进人们健康福利的策略和措施。世界卫生组织在其宪章中宣告：“享受最高标准的健康是每个人的基本权利之一”。

1945 年，联合国成立时，其目标之一就是建立一个全球卫生组织，负责为全球卫生事务提供服务。1948 年 4 月 7 日世界卫生组织正式成立，这一天也是现在的世界卫生日。之后半个多世纪，世界卫生组织的工作覆盖了疟疾、妇女和儿童健康、结核病、性病、营养和环境卫生，还包括艾滋病病毒/艾滋病等较新的疾病，担负了国际疾病分类的责任，1974 年通过扩大免疫规划的决议，向全世界所有儿童提供基本疫苗，1979 年彻底消灭天花，1988 年全球根除脊髓灰质炎行动，2003 年签订卫生组织烟草控制公约，2004 年通过全球饮食、体力活动与健康战略等等。

一、人人享有卫生保健的涵义

世界卫生组织在 1977 年第 30 届世界卫生大会上提出，各国政府和世界卫生组织的主要卫生目标是："到2000年使世界所有的人民在社会和经济方面达到生活需求的有成效健康水平"，即"2000年人人健康"的战略目标。我国将其译为"2000年人人享有卫生保健"（Health for All by the Year 2000，即HFA/2000）。

世界卫生组织的战略目标旨在改变卫生资源分配严重不公的局面，促使人人享有预防保健，目标的重点是针对发展中国家人人能够得到最低限度的卫生保健服务。"人人享有卫生保健"，并不是指到了2000年时人们不再生病，也不是指到了2000年医护人员能治疗好所有疾病，而是有其更为深远和广泛的内涵。具体含义是：①人们必须在工作和生活场所都能保持健康；②人们将运用更有效的办法去预防疾病，减少不可避免的疾病和伤残带来的痛苦，并且健康地进入成年、老年，安然地渡过一生；③在全体社会成员中公平地分配一切卫生资源；④使所有个人和家庭能在可接受和提供的范围内通过充分参与，享受到基本的卫生保健服务；⑤让人们懂得疾病不是不可避免的，自己有力量摆脱可以避免的疾病桎梏，创造健康幸福生活。

二、21世纪人人享有卫生保健

自从世界卫生组织提出"2000年人人享有卫生保健"全球卫生战略目标以来，全球卫生状况和卫生服务得到明显改善，全球期望寿命增加30年，尽管如此，仍然存在许多旧的和新的公共卫生问题需要解决：艾滋病病毒/艾滋病；慢性非传染性疾病、不断上升的伤害和暴力问题，人口老龄化、全球化以及环境污染对人类的生存和可持续性发展构成的巨大威胁。为了应对这些新的挑战，世界卫生组织发表了《21世纪人人享有卫生保健》卫生战略，确定了新的策略，以增加期望寿命，提高生活质量；改进卫生公平；使全体人民能利用可持续卫生系统和服务。着重强调了"健康作为一项人权"有伦理观念、性别平等、全民普及的内涵，重点指出贫穷和不平等既是人们不健康的根源，又是不健康的结果等一系列的新战略。

1. 人人享有卫生保健的社会准则　强有力的社会准则是实现总目标最有效的保障。

（1）健康权准则：享有最高可能的健康水平是一项基本人权，健康是充分享有其他权利的前提，应确保全体人民都能利用可持续发展的卫生系统，并促进各部门之间的统一行动处理影响健康的危险因素。

（2）公平性准则：就是根据全体人民的需要提供卫生服务，逐步消除个人之间、群体之间的不公平、不合理的卫生服务差别，实施以公平为导向的卫生政策和策略，强调团结服务。

（3）伦理观准则：不断加强在卫生政策制定、卫生服务和科学研究过程中应用伦理的原则，并且用伦理原则指导人人享有卫生保健计划的制定和实施的所有方面。

（4）性别观准则：必须消除性别歧视，在卫生政策研究和决策过程中强调男女平等，承认女性和男性具有同等的卫生需求。

2. 21世纪前20年的人人享有卫生保健的战略目标

（1）增进卫生公平性，用儿童生长发育指标测定评价卫生公平性。

（2）提高生存指标。2020年，孕产妇死亡率100/10万以下、5岁以下儿童死亡率45‰以下、期望寿命达到70岁。

（3）扭转5种主要流行病的全球流行趋势（结核、艾滋病病毒/艾滋病、疟疾、烟草所致相关疾病，暴力或意外损伤等引起疾病发病率和致残率）。

（4）根除和消灭某些疾病（恰加斯病、麻风、麻疹、淋巴丝虫病、沙眼、维生素A和碘缺乏症）。

（5）改善水、食品、环境卫生和住房条件。

（6）实施积极地健康促进措施，巩固促进健康的生活方式和减少有损健康的行为生活方式。

（7）发展、实施和监测人人享有卫生保健的国家政策。

（8）到2010年，全体人民获得综合、基本和优质卫生保健服务。

（9）到2010年，建立全球和国家卫生信息监测和预警系统。

（10）支持卫生保健研究。

3. 人人享有卫生保健的具体目标

2008年，世界卫生组织再次评估中期战略性计划，制定新的具体目标：

（1）减轻传染病的卫生、社会和经济负担。

（2）与艾滋病病毒/艾滋病、结核病和疟疾作斗争。

（3）预防和减少由慢性非传染性疾病、精神障碍、暴力和伤害以及视力损害造成的疾病、残疾和过早死亡。

（4）在生命主要阶段，包括妊娠、分娩、新生儿期、儿童期和青少年期，降低发病率和死亡率及改善健康，同时为所有个人改善性和生殖健康以及促进积极健康老龄化。

（5）减轻突发事件、灾害、危机和冲突的健康后果以及最大限度减少其社会和经济影响。

（6）促进卫生与发展，并预防或减少与使用烟草、酒精、药物和其他精神活性物质、不健康饮食、缺乏身体活动和不安全性行为有关病症的危险因素。

（7）通过可增进卫生公平和融合有利于穷人、对性别问题有敏感认识和以人权为基础措施的政策和规划，处理健康的根本社会和经济决定因素。

（8）在所有部门促进更健康环境，强化一级预防和影响公共政策，以便处理环境对健康威胁的根本原因。

（9）在生命全程改善营养、食品安全和食品保障以及支持公共卫生和可持续发展。

（10）通过了解可靠和可获得的证据为研究提供信息，加强治理、筹资、员额配置和管理，从而改进卫生服务。

（11）确保改进医疗产品和技术的可及性、质量和利用。

（12）促进与各国、联合国系统及其他利益攸关方的伙伴关系和合作，更加切实有效地履行卫生使命。

4. 21世纪人人享有卫生保健的实施策略 今天世界卫生组织在日益复杂和迅速变化的局势中运作，卫生行动的界限已经模糊，延及至能够影响卫生机会与结果的其他部门。世界卫生组织通过一个六项实施策略来应对这些挑战。

（1）促进发展：卫生作为社会经济进步的重要推动因素，受到了前所未有的重视，获得的资源比以往任何时候都多。然而，贫困继续造成健康不佳，而健康不佳又使许多人群深陷贫困之中。卫生发展以公平这一道德原则为指导：不得以不公平的理由，包括那些基于经济或社会的理由，拒绝提供拯救生命或促进健康的干预措施。坚持这一原则可以确保以卫生发展为目标的活动优先重视在穷困、处境不利或弱势群体中取得卫生结果，实现卫生相关的千年发展目标。预防和治疗慢性病以及处理被忽视的热带病是卫生和发展议程的基础。

（2）促进卫生安全：对卫生安全威胁的共同脆弱性要求采取集体行动。国际卫生安全的最大威胁之一源于新出现疾病和有流行倾向疾病的暴发。这些暴发正日益增多，迅速城市化、环境管理不善、食品生产和贸易的方式以及抗生素使用和误用的方式等都是促发因素。2007年6月经修订的《国际卫生条例》生效后，世界集体防范疾病暴发的能力将得到加强。

（3）加强卫生系统：要将改善健康作为一项减贫战略，就必须让穷困和难以获得服务的人群能够获得卫生服务。必须将加强卫生系统作为一项首要重点，这方面涉及到的领域包括提供数量充足并经过适当培训的工作人员，提供充足的资金，收集重要统计资料的适当系统和获得适当技术，包括基本药物。

（4）利用研究、信息和证据：证据能够为确定重点、制定战略和衡量成果提供依据。通过与重要专家进行协商产生具有权威性的卫生信息，以便制定规范和标准，阐明以证据为基础的政策方案并监测全球卫生状况的发展。

（5）加强伙伴关系：开展工作时得到许多伙伴的支持与合作，其中包括联合国各机构和其他国际组织、捐助方、民间社会以及私立部门。利用证据的战略力量鼓励伙伴们在国家内部实施规划，以便使它们的活动与最佳技术准则和做法，以及与各国确定的重点相一致。

（6）改善绩效：参与目前正在进行的改革，目的在于改善它在国际层面以及在国家内部的效率和效益。通过编制预算和筹划活动时采用以成果为基础的管理办法，用明确的预期成果来衡量国家、区域和国际各级的绩效。

三、全球卫生重点发展领域与目标

面对全球卫生的挑战，联合国、世界卫生组织等机构做出了积极的应对策略，下面简要介绍全球卫生重点发展领域与目标。

1. 千年发展目标 2000年，联合国189个成员国一致通过《千年宣言》（Millenium Development Goals，MDGs）。它向我们展示了一个关于未来的共同愿景：贫穷、饥饿和疾病减少，母亲和幼儿能够生存，人人都能接受教育，妇女具有平等的机会，自然环境得到改善，发达国家和发展中国家共同合作以实现这些目标。宣言把2015年定为实现大多数可量化承诺的预定日期。确定了八项具体总目标：①消灭极端贫穷和饥饿。将极端贫困每日以不足1美元为生的人口比例减半，将挨饿人口减半，有机会得到高产而且体面的工作。②普及小学教育。确保全部男童和女童都能完成全部小学教育课程。③促进男女平等，赋予妇女权利。女童平等接受小学、中学教育，消除两性差异，提高妇女在有薪就业者中所占份额，提高妇女在国家议会中平等占有席位。④降低儿童死亡率。将5岁以下儿童的死亡率降低2/3，全体儿童进行免费麻疹免疫。⑤改善孕产妇保健。将孕产妇死亡率降低3/4，全面接受生殖保健服务。⑥与艾滋病病毒/艾滋病、疟疾和其他疾病作斗争，遏制并扭转这些疾病的蔓延。⑦确保环境的可持续能力。扭转森林的流失，将无法获得改良饮用水的人口比例减半，将无法获得基础卫生设施的人口比例减半，改善贫民窟居民的生活环境。⑧全球合作促进发展。建立基于互联网用户的全球发展伙伴关系。

千年目标促使世界各国基于人类的基本需要，以人为本，寻求全球和国家层面的多种合作来达到目标，是全人类全面、协调、可持续的战略共识。千年发展目标与健康密切相关，其中3项直接是健康指标，因此卫生工作处于千年发展目标的核心，是实现所有其他目标的关键。促使世界各国采取协调一致的行动，改善全球卫生问题，是实现人人享有卫生保健的重要里程碑。

2. 防治肿瘤和全球接种疫苗战略 世界卫生组织2005年通过《防治癌症决议》和《全球接种疫苗战略》。《防治癌症决议》指出：全球癌症病例不断增加，是心血管病之后的第二杀手，全世界有2000多万癌症患者，每年有700多万死于各种癌症。决议呼吁世界各国解决制定防治癌症计划，包括预防、及早诊断，以及改善治疗和护理条件等措施。《全球接种疫苗战略》文件指出：目前全球每年有200多万人死于脊髓灰质炎和麻疹等疾病，其中2/3是儿童。接种疫苗是预防上述疾病的极为有效的方法，强调在2006~2015年内实施全球接种疫苗战略，其中包括使更多的人接种疫苗；引进疫苗和技术；提供接种疫苗的基本医疗卫生服务。

3. 第六十四届世界卫生大会 2011年第六十四届世界卫生大会上，世界卫生组织总干事中国香港的陈冯富珍博士做了“永远不要忘记民众”的讲话，提出加强全球对未来流感大流行防范框架，更好地共享流感病毒资料和获得疫苗及其他相关问题；糖尿病、心脏病、中风、癌症和慢性呼吸道疾病等，导致全世界总死亡的60%以上的非传染性疾病问题；提到免疫战略、婴幼儿营养、预防儿童伤害、青少年健康风险、疟疾等问题，妇幼健康问题和千年发展目标，以及2011-2015年全球卫生部门艾滋病病毒/艾滋病战略，提出力争避免至少420万例新增艾滋病病毒感染病例，挽救200万生命，进一步促进在艾滋病预防、诊断、治疗和护理服务方面的创新行动，使各国都能够实现普遍获取艾滋病诊疗服务的目标。承诺消灭脊髓灰质炎，重点关注自2010年推出新的战略计划和双价口服脊髓灰质炎新型疫苗。高度重视应对气候变化，保护人类健康。重振全球霍乱控制，加强清洁饮用水和卫生设施，加强化学品和废物管理等问题。

（熊光轶）

第二节　初级卫生保健

初级卫生保健（primary health care，PHC）又称基层卫生保健，是指最基本的，人人都能得到的，允分体现社会平等权利，个体、家庭、社会广泛参与，人民群众和政府都能负担得起的基本卫生保健服务。其核心是人人公平共享，手段是适宜技术和基本药物，筹资是以公共财政为主，受益对象是社会全体成员。

“2000年人人享有卫生保健”和初级卫生保健相统一，前者是卫生保健的战略目标和目的，后者是实施手段、策略和关键性措施。初级卫生保健是实现“2000年人人享有卫生保健”战略目标的关键和基本途径。

一、初级卫生保健的含义

1978年，世界卫生组织和联合国儿童基金会在哈沙萨克斯坦首府阿拉木图联合召开了国际初级卫生保健大会，会议发表的《阿拉木图宣言》中明确指出：“初级卫生保健是一种基本的、必不可少的卫生保健，它依靠切实可行、学术可靠而又受社会欢迎的技术和方法，通过社区、家庭和个人积极参与可普遍享受，费用也是社区和国家在各个发展时期依靠自力更生的原则能够负担得起的。它是国家卫生系统和社会经济发展的组成部分，是国家卫生系统的中心职能和主要环节。它是个人、家庭和社区同国家卫生保健系统的第一接触点，是使卫生保健深入人民生产、生活的第一步，也是整个卫生保健工作的第一要素”。

1990年，我国卫生部、国家计划委员会、农业部、国家环境保护局、全国爱国卫生运动委员会联合颁布的《关于我国农村实现“2000年人人享有卫生保健”的规划目标》中深刻指出：“我国农村实现人人享有卫生保健的基本途径和基本策略是在全体农村居民中实施初级卫生保健，实施初级卫生保健是全社会的事业，是体现为人民服务宗旨的重要方面”。具体来讲，初级卫生保健至少包括下面四层含义：

（1）从居民的需要和利益来看，初级卫生保健是一种必不可少的、人人都能享有和充分参与的、费用能负担得起的，人民乐于接受的卫生保健服务。

（2）从卫生工作中的地位和作用来看，初级卫生保健是应用切实可行、学术上可靠的方法和技术，为全体人民提供最基本的卫生保健，是第一线工作，是体现卫生工作为人民服务宗旨的重要方面，是国家卫生体制的基础和重要组成部分，是以大卫生观念为基础，工作领域更宽，内容上更广。

（3）从政府职责和任务来看，初级卫生保健是各级政府的职责，是基层政权的重要组成部分，是通过组织动员人民群众参与和协调各有关部门和社会各界共同参与而得以实现，是各级政府全心全意为人民服务、关心群众疾苦的重要体现。

（4）从社会和经济发展来看，初级卫生保健是社会经济发展的重要组成部分和原动力，是与社会经济同步发展，社会进步的核心目标，是农村社会保障体系中最重要的组成部分，是社会主义精神文明建设的重要标志和具体体现。

二、初级卫生保健的内容

1. 初级卫生保健四个基本内容

（1）增进健康：包括健康教育、保护环境、合理营养、饮用安全卫生水、改善卫生设施、开展体育锻炼、促进心理卫生、养成良好生活方式等。

（2）预防疾病：通过研究人群健康和疾病与环境的相互关系，找出健康和疾病的发生与发展规律，从而采取积极有效措施，预防各种疾病的发生、发展和流行。

（3）合理治疗：及早发现疾病，及时提供医疗服务和有效药品，以避免疾病的发展与恶化，促使早日好转痊愈，防止带菌（虫）和向慢性发展。

（4）促进康复：对丧失了正常功能或功能上有缺陷的残疾者，通过医学的、教育的、职业的和社会的综合措施，尽量恢复其功能，使他们重新获得生活、学习和参加社会活动的能力。

2. 初级卫生保健的八项任务

（1）对当前主要卫生问题及其预防和控制方法的健康教育。

（2）改善食品供应和合理营养。

（3）供应足够的安全卫生水和基本环境卫生设施。

（4）妇幼保健和计划生育。

（5）主要传染病的预防接种。

（6）预防的控制地方病。

（7）常见病和外伤的合理治疗。

（8）提供基本药物。

在 1981 年第 34 届世界卫生大会上，又增加了“使用一切可能的方法，通过影响生活方式和控制自然、社会心理环境来防治非传染性疾病和促进精神卫生”一项内容，把工业发展和生活方式改变可能带来的职业损害、慢性病、外伤和肿瘤的预防及精神卫生等内容纳入初级卫生保健。

三、初级卫生保健的特点

初级卫生保健具有社会性、群众性、艰巨性和长期性等特点。

1. 社会性 使所有人达到尽可能高的健康水平是世界范围内的一项重要社会性目标，初级卫生保健是实现这一目标的关键性措施。居民健康既受自然环境中各种因素的影响，又受社会经济、文化教育、风俗习惯和医疗卫生条件等社会因素的影响。因此，初级卫生保健具有广泛的社会性。

2. 群众性 初级卫生保健的对象是全体居民，初级卫生保健关系到全世界每个居民、家庭和社区。居民不仅有享受卫生保健的权利，同时有参与实施初级卫生保健的义务。通过初级卫生保健，不断教育、组织群众自己起来同不卫生的习惯和各种疾病作斗争，采纳合乎卫生要求的生活方式，养成爱清洁、讲卫生的习惯，形成健康行为，提高自我保健与家庭保健的能力。

3. 艰巨性 不论是从当今世界亟待解决的卫生问题来看，还是从我国卫生状况来分析，初级卫生保健的任务是相当艰巨的。我国已经存在若干的卫生问题：农村的经济、文化和教育水平还比较差；卫生事业的发展与社会经济发展不同步，初级卫生保健经费不足，缺少所需要的适宜人才与技术，医疗卫生事业满足不了人民对医疗保健日益增长的需要；各地经济、文化发展很不平衡，城乡之间、沿海内地之间卫生状况差别甚大；不少农村人口仍然饮用不合卫生要求的水，绝大部分粪便尚未得到无害化处理；在相当多的地区，传染病、寄生虫病和地方病仍然严重威胁人民健康；心血管病、脑血管病、恶性肿瘤和遗传性疾病等在全国已上升为对人民生命的主要威胁等。并且，随着经济改革和对外开放的不断深入，还要带来很多新的卫生问题。这些都亟需研究解决。

4. 长期性 我国初级卫生保健面临着许多新情况、新挑战：随着社会的发展和居民生活水平的不断提高，人们对卫生保健的要求愈来愈高，不仅要求有医有药，而且追求健康长寿。因此，初级卫生保健的范畴要随时间的推移，经济的发展而不断扩展；我国人口的年龄结构将由“成年型”向“老年型”转化，2000 年进入老龄化社会，老年保健将上升到重要位置；随着经济发展和生活方式的改变，环境、心理因素和社会因素等成为致病的重要原因，医疗预防保健工作要从理论、技术、方式方法上适应这一发展趋势。

四、实施初级卫生保健的原则

1. 合理分配卫生资源 卫生资源分配不合理是一个世界性问题，它造成卫生资源不能得到有效利用，卫生资源浪费与匮乏并存。因此，应该从卫生资源可得性的角度出发，通过改革医疗卫生保健制度，减少和纠正卫生资源分配不公现象，体现卫生保健制度的公平性。通过强化政府责任，把较多的卫生资源投放到基本的卫生保健服务中去，对基层卫生保健机构给予更多的经费、人才和政策支持，使低收入人群也能享有公共卫生和基本医疗服务。努力缩小地区之间的差异，加强偏远地区、山区和农村的初级卫生保健工作，关注老年、失业、贫困等弱势人群，并给予必要的医疗救助。

2. 社区参与 发展基层卫生保健，并不仅仅是简单地将医疗机构搬到社区，各种医疗、预防和康复服务还必须通过个人和家庭的积极参与才能达到普及。此外，政府必须对居民的健康负责，对当地卫生保健活动进行管理和评价，保证初级卫生保健活动顺利实施。要求在政府的统一领导下，社区居民参与本地卫生保健政策制定和实施。社区居民认识到通过自己的努力是能维护和促进健康，建立健康的行为与生活方式，合理利用适宜的卫生保健资源，成为卫生机构的合作者和健康促进的倡导者。

3. 预防为主 通过预防保健可充分利用有限的卫生资源，提高全体居民的健康水平。突出预防服务是初级卫生保健的显著特征。各国的实践也证明，预防服务是最经济有效、受益面最广的卫生服务。

4. 适宜技术 适宜技术是指学术可靠、适合当地实际、使用方便、群众乐于接受、费用低廉的方法、技术和设备的总称。适宜技术是实施初级卫生保健的重要基础，全体居民平等享受卫生服务要以它为依托。发展适宜技术一定不能脱离当地的实际卫生问题、文化习俗和经济发展水平。对改善卫生服务公平性、缓解过快增长的医药卫生费用与居民经济承受能力的矛盾有重要的现实意义。

5. 部门间综合行动 初级卫生保健活动实践证明，人群健康状况与整个社会经济发展状况紧密相关。获得健康的基础是要有较好的生活条件，满足个人生活中最基本和最低的生活需要，如营养、教育、饮水供应和住房等。因此，“使所有人达到尽可能高的健康水平”仅靠卫生部门是不行的，必须依赖卫生部门与其他部门的密切合作，相互支持。

6. 合理转诊 应建立健全的双向转诊制度，积极引导居民合理利用卫生保健服务资源，小病未病在社区，大病难病在医院，康复调养又回社区，使得每位居民在需要时都能得到满意可及的卫生保健服务。

五、21 世纪中国卫生发展的基本任务

（1）积极推行区域卫生规划，改革城市卫生服务体系，发展社区卫生服务，深入开展农村初级卫生保健，逐步形成不同层次、布局合理、具有综合功能的卫生服务网络，缩小地区之间卫生服务的差异。

（2）建立和完善适合我国国情的、多种形式的医疗保险制度。加快公费、劳保医疗制度改革，建立城镇职工基本医疗保险制度；扩大合作医疗和健康保险等多种形式的农村医疗保障制度覆盖面，使绝大多数居民都能得到基本的卫生服务。

（3）基本控制能有效防治的疾病。进一步降低传染病、寄生虫病、地方病对人民健康的威胁。对慢性非传染性疾病逐步开展针对危险因素的综合防治。

（4）提高妇幼保健工作水平，做好婚前保健服务，基本普及妇女和儿童系统保健管理。

（5）建立和完善包括食品、饮用水、化妆品、儿童用品、生活日用化学品、消毒器械、置入人体内的特殊装置（人造器官等）等制品以及生产、生活、学习、娱乐等场所和医疗服务等的综合卫生执法监督体系，保障人民的健康权利。

（6）大力开展健康教育，普及基本卫生知识，使城乡居民逐步养成良好的卫生习惯；继续改善饮水卫生和环卫设备。

（7）积极推进医疗机构的配套改革，严格管理，促进医疗服务质量与效率的提高。

（8）建立起以政府负责、群众参与、部门协调、法制保障为基本特征的卫生工作体系；建立与社会主义市场经济体制相适应的筹资和运行机制。

（熊光轶）

第三节 三级预防策略

一、"治未病"思想的提出和疾病自然史

《黄帝内经》中提到："圣人不治已病治未病，不治已乱治未乱"，"夫病已成而后药之，乱已成而后治之，譬如临渴而穿井，斗而铸锥，不亦晚乎"。该思想是我国卫生工作所遵循的"预防为主"战略的最早思想，它包括未病先防、已病防变、已变防渐等内容。《黄帝内经》"治"含义有二，一是指治病、医疗，如《素问·阴阳应象大论》说："善治者，治皮毛"；二是含有管理、消灭等内容，由此可引申为"防止"。所以，"治未病"思想的内涵实际上包括未病先防和既病防变两个方面。

对于许多致病因素，是由于长期积累或接触而导致疾病的产生和机体功能的损害。在人的一生当中，整个宏观的社会和物质环境，影响的因素如父母的遗传基因，孕期的营养以及婴幼儿的营养，成长过程中所经历的家庭与社会关系等的影响因素，造成人体生理功能和精神状况的不断转变。这些因素长期作用于人体，使得机体器官、组织、细胞或者体内分子环境的改变，这种变化是在外界多种因素的交互作用下形成，并使机体超出自身的代偿能力由量变到质变的过程。现代医学将疾病从发生到结局的全过程称为疾病自然史（natural history of disease），在疾病的整个自然史中存在以下几个阶段：即病理发生阶段、症状出现前期、临床期、结局。病理发生期即致病因素的作用下超过机体的代偿能力而发生的组织细胞的病理改变；症状出现前期即疾病从发生到出现最初症状的时期，临床期即机体出现形态和功能上的明显异常，也就是我们常说的出现典型的临床症状。结局即疾病导致人体出现的痊愈、伤残或死亡。在许多疾病的整个自然史中，疾病的发生、发展、结局过程并不是一蹴而就，某些疾病从病理发生期就有一些这样或那样的先兆，或者说早于病理发生期就有。如血糖值的临界升高，血脂的升高等。一个人从健康到疾病是一个连续的的过程。

由于疾病自然史存在，导致疾病的发生是一个连续的过程。所以在这个过程中就为我们提供了预防干预的机会，现代医学将这样的机会称为预防的机会窗。而三级预防策略就是基于这种机会窗的存在，不同的机会窗下采取不同的预防策略和措施，对于整个人群而言，在不同阶段采取不同的人群干预措施我们称之为人群预防策略的实施原则。

二、三级预防的策略

如上所述，人的健康问题的出现，是一个从接触健康危险因素，机体内病理变化从小到大，导致临床疾病发生和发展的过程。根据疾病发生发展过程以及决定健康因素的特点，把预防策略按等级分类，称为三级预防策略。

（一）第一级预防（primary prevention）

第一级预防又称病因预防。在第一级预防中，如果人体在没有受到疾病的影响因

素作用之前就采取预防性措施，则称为根本性预防。它是从全球性预防战略和各国政府策略及政策角度考虑，建立和健全社会、经济、文化等方面的措施。如为了维护人民健康，从国家角度以法令或规章的形式，颁布了一系列的法律或条例，预防有害健康的因素进入国民的生活环境。

第一级预防包括针对健康个体的措施和针对群体的社会措施。

针对健康个体的措施主要包括：①个人健康教育，合理营养和体格锻炼，培养良好的行为与生活方式；②做好婚前检查和防止近亲结婚；③做好妊娠和儿童期的卫生保健；④某些高危个体预先服用药物来干预，即化学预防；⑤个人免疫接种，提高疾病抵抗力等。

针对群体健康所采取的措施：如政府相关部门制定和执行各种与健康有关的法律及规章制度；如政府提供清洁安全饮用水，政府针对大气、水源、土壤等环境采取的保护措施，保障公共食品安全，公众体育场所的修建，公共场所禁止吸烟；政府相关部门利用各种媒体开展的公共健康教育；防止致病因素危害公众的健康，提高公众健康意识和自控能力；计划免疫，提高人群免疫水平等。

（二）第二级预防（secondary prevention）

在疾病的临床前期进行社区人群的筛查或单位人群的体检，做到早期发现、早期诊断、早期治疗的“三早”预防工作，以控制疾病的发展和恶化。早期发现疾病还包括对高危人群重点项目筛查及设立专科门诊等。实现“三早”的主要办法是社区宣传，提高医疗诊断水平，建立灵敏度高、特异度也高的临床和实验室筛检手段和灵敏可靠的疾病监测系统。对于某些有可能逆转、停止或延缓发展的疾病，“三早”预防策略的实施就显得极为重要。对于传染病，除了“三早”，尚需做到“五早”，即增加了疫情早报告、病人早隔离，从而防止疾病的进一步传播。

（三）第三级预防（tertiary prevention）

对于现患病人，我们应该及时采取有效的治疗措施，防止病情进一步恶化，预防疾病的并发症和伤残出现；对已经丧失劳动力或残废者，我们要通过健康促进和护理手段促使其功能的尽量恢复、保障其心理康复，使病人尽可能恢复生活和劳动能力，或者通过参加社会活动延长寿命，从而提高患者的生存质量。

三、预防策略的实施原则

对于疾病的不同发展时期，采取不同的三级预防策略。体现了中医“治未病”思想。“治未病”学术思想是中医重要的学术思想，其含义我们可以从三个层面理解：一是“未病先防”；二是“防微杜渐”；三是“既病防变”。多数疾病不论其致病因子是否明确，都应强调第一级预防，如高血压、脂肪肝、糖尿病等，虽然病因尚未肯定，但采取第一级预防还是有效的。有些疾病的病因明确，如职业因素所致疾病、食源性疾病，采取第一级预防，较易、较快见效。有些疾病的病因是多因素的，则要按其特点进行一级预防；通过筛检及早期的诊断和治疗会使预后较好，如肿瘤、心脑血管疾病、代谢性疾病，除对其危险因素采取一级预防外，还应兼顾第二和第三级预防。对那些病因和危险因素都不明，又难以觉察预料的疾病，只有实施第三级预防这一途径。对许多传染病来讲，针对个体的预防同时也是对公众的群体预防；如个体的免疫接种达到一定的人群比例后，就可以保护整个人群。而传染病的早发现、早诊断、早报告、早隔离和早治疗，切断传播途径，也是群体预防的措施。

三级预防措施的落实，可根据干预对象是群体或个体，分为社区预防和临床预防。社区预防服务是以社区为范围，以群体为对象开展的预防工作。临床预防服务是在临床场所，以个体为对象实施个体的预防干预措施。社区预防服务实施的主体是公共卫生人员，而临床预防服务则是临床医务人员。

四、预防医学的主要贡献和所面临形势

从某个角度我们可以说人类的历史就是与疾病作斗争的历史，人类与疾病作斗争的过程中不断积累经验并且传承。从《黄帝内经》中“治未病”思想的提出，东汉华佗创五禽戏健身，晋代葛洪强调气功摄生，到唐代医学大家孙思邈对预防医学思想的详细描述，到现代预防医学的发展成熟，人们提出“三级预防”的策略和措施，“预防医学”得到了极大地发展。由于疾病的预防从而避免、延迟了疾病的发生，中止或者减少了人们的医疗负担，同时也极大地提高了社会的生产力。预防医学的思想的落实无论是对于个人或者社会都具有明显的社会和经济效益。

（一）预防医学的主要贡献

在过去一个世纪，预防医学在防治疾病及促进健康方面发挥了巨大的作用。1999 年美国联邦疾病控制和预防中心（Centers for Disease Control and Prevention，CDC）选出了“20 世纪公共卫生的十大成就”。主要体现在疫苗、安全工作场所、安全和健康饮食、机动车安全、传染病控制、降低心脑血管疾病、死亡率、计划生育、吸烟危害、母婴保健、饮水加氟等十个领域。毫无疑问，这些成就的取得都直接或间接的与预防医学有关。

新中国成立以前，由于传染病的流行，人群健康得不到保障，人均期望寿命仅为 35 岁。新中国成立以后，由于贯彻“预防为主”的卫生工作方针以及颁布了一系列卫生法律、法规、条例等，大规模的运用了许多人群健康干预的方法：如对人群食物和饮用水的检疫检测、及时消灭传播病原的动物等综合性预防措施，传染病得到了有效控制；改善工人劳动条件、劳保福利待遇，改善中小学生体质运动，尤其是计划免疫的实施，使我国成为第一个宣布消灭天花的国家，我国的传染病控制也取得了举世瞩目的成就，目前已基本控制了血吸虫病、疟疾、丝虫病等。主要人口卫生指标得到极大改善。我国的婴儿死亡率从新中国成立前的约 200‰降低到 2010 年疾病调查的 13‰；我国人均期望寿命在“十一五”期间提高了 1 岁，从 72 岁提至 73 岁。以上这些指标已远远超过其他的一些发展中国家，高于世界平均水平。

在这些重要指标改善的同时，我国的公共卫生队伍和公共卫生机构也得到了极大的发展。我国疾病预防控制体系建设进一步加强，能力显著提高。基本形成了以国家、

省、地（市）、县四级疾病预防控制机构为主体，农村乡（镇）卫生院、村卫生室、各级各类医疗卫生机构和城市社区卫生服务组织共同构建的疾病预防控制工作体系。各级疾控机构对危害人民健康的重大疾病的预防控制能力、监测能力和应对暴发疫情、中毒以及生物生化恐怖等突发公共事件的能力不断提升。

（二）当前卫生工作面临的形势

尽管我国公共卫生工作取得了巨大成就，但是随着社会经济的突飞猛进的发展，交通工具的极大改善，人群流动和交流的加强，公共卫生面临的形势日益严峻。目前的主要问题有：传染性疾病发病率的上升、慢性非传染性疾病的增加、地方病突出、伤害的增加、食源性健康问题的突出、我国人口老龄化等。

1. 传染性疾病（communicable disease） 由于环境、基因变异等因素影响，传染病的发病率有上升的趋势。近年来，新发传染性疾病不断出现，近30年来全球新发现传染病达40余种。其中大部分在我国有个别病例的发生和小范围的流行。如艾滋病、传染性非典型性肺炎、高致病性禽流感、O139型霍乱等。对我国人民健康、工作、生活造成了极大的影响，以及威胁到我国经济发展、社会安定等。另外多种传染病死灰复燃的问题，如结核病、性传播疾病发病率急剧上升。我国第四次结核病流行病学调查显示，结核杆菌的感染率达到44.5%，2006年结核病的发病率为86.23/10万，位于法定传染病第2位，死亡率为0.26/10万，位于法定传染病之首。我国已是全球结核病主要流行国家之一。常见多发的传染病仍然是我国人民健康的主要威胁，如乙型病毒性肝炎，其感染率已在10%以上，给患者及社会带来巨大的疾病负担。

2. 慢性非传染性疾病（non-communicable disease，NCD） 随着我国老年人口的增加，糖尿病、心脑血管疾病、恶性肿瘤等慢性非传染性疾病日益突出。根据2010年卫生部统计年鉴，引起我国城市或农村居民主要死亡原因前五位的是恶性肿瘤、心脏病、脑血管病、呼吸系统疾病、损伤和中毒。见表1-1。

表1-1 2009年我国城乡居民主要死亡原因*（ICD-10）

顺位	城市居民			农村居民		
	死亡原因	粗死亡率（1/10万）	构成（%）	死亡原因	粗死亡率（1/10万）	构成（%）
1	恶性肿瘤	167.57	27.01	恶性肿瘤	159.15	24.26
2	心脏病	128.82	20.77	脑血管病	152.09	23.19
3	脑血管病	126.27	20.36	心脏病	112.89	17.21
4	呼吸系统疾病	65.40	10.54	呼吸系统疾病	98.16	14.96
5	损伤和中毒	34.66	5.59	损伤和中毒	54.11	8.25
6	内分泌、营养、代谢疾病	20.33	3.28	消化系统疾病	14.55	2.22
7	消化系统疾病	16.58	2.67	内分泌、营养、代谢疾病	11.25	1.72
8	其他疾病	10.73	1.73	其他疾病	7.67	1.17
9	泌尿生殖系统疾病	7.34	1.18	泌尿生殖系统疾病	7.22	1.10
10	神经系统疾病	6.89	1.11	神经系统疾病	5.08	0.77

*：资料来源：《2010中国卫生统计年鉴》

3. 伤害 伤害可以理解为“造成了人体的损伤或功能丧失”。美国 CDC 给伤害的定义是：“由于运动、热量、化学、电或放射性能量的能量交换，在机体组织无法耐受的水平上，所造成的组织损伤或由于窒息而引起的缺氧称为伤害”。此定义无法反映伤害造成的精神损伤。因此比较完整的伤害定义应为：由于运动、热量、化学、电或放射线的能量交换超过机体组织的耐受水平而造成的组织损伤或由于窒息而引起的缺氧，以及由此引起的心理损伤。

无论是发达国家还是发展中国家，伤害的发病率、致残率和死亡率多高居不下，是严重威胁人们健康的主要疾病之一。伤害在我国城乡居民主要死亡原因中位居第 5 位（见表 1－1），而且，随着社会经济的发展，城市化和工业化进程的加快，以及人口数量的增加，伤害的威胁将会呈持续上升的趋势。据世界卫生组织估计，从 1990 年到 2020 年，全球由伤害造成的死亡率将会增加 65%，达到 840 万。

4. 地方性疾病 地方病是指某些在特定地域内经常发生并相对稳定，与地理环境中物理、化学和生物因素密切相关的疾病。我国地方病流行较为严重，各省、自治区、直辖市都不同程度地存在地方病的流行，主要表现为碘缺乏病、大骨节病、克山病、地方性氟中毒、地方性砷中毒等。这些疾病中发生的区域大多分布在西部地区。地方病的流行不仅仅危害流行地区群众的身心健康，而且严重制约病区社会进步和经济发展。

党中央、国务院历来重视地方病防治工作。经过各级地方政府、各有关部门和单位以及广大地方病防治工作者几十年的艰苦努力，我国地方病防治工作取得了显著成绩。截至 2010 年底，已有 28 个省（区、市）达到了省级消除碘缺乏病的阶段目标，97.9% 的县（市、区）达到了消除碘缺乏病目标；已查明的水源性高碘病区和地区基本落实停止供应碘盐措施；燃煤污染型地方性氟中毒病区改炉改灶率达到 92.6%；基本完成已知饮水型地方性氟中毒中、重病区的饮水安全工程和改水工程建设；基本查清饮茶型地方性氟中毒的流行范围和危害程度；完成了地方性砷中毒病区分布调查，已知病区基本落实了改炉改灶或改水降砷措施；地方性氟中毒和砷中毒病区中小学生、家庭主妇的防治知识知晓率分别达到 85% 和 70% 以上；99% 以上大骨节病重病区儿童 X 线阳性检出率降到 20% 以下；克山病得到有效控制。

但是，我国地方病防治工作距实现消除地方病危害目标仍有较大差距，西藏、青海和新疆 3 省（区）仍处于基本消除碘缺乏病的阶段，水源性高碘病区和地区尚未全面落实防治措施，西部地区局部仍有地方性克汀病新发病例，尚有部分地方性氟中毒病区未完成改水，局部地区的大骨节病病情尚未完全控制。更为重要的是，地方病是生物地球化学因素所致，在已落实综合防治措施的病区，只有建立长效防治机制，才能持续巩固防治成果，避免病情反弹。

5. 食源性疾病 食源性疾病是指通过摄食而进入人体的有毒有害物质（包括生物性病原体）等致病因子所造成的疾病。一般可分为感染性和中毒性，包括常见的食物中毒、肠道传染病、人畜共患传染病、寄生虫病以及化学性有毒有害物质所引起的疾病。食源性疾病的发病率居各类疾病总发病率的前列，是当前世界上最突出的卫生问题。

据卫生部资料显示，2010年卫生部通过突发公共卫生事件网络直报系统共收到全国食物中毒类突发公共卫生事件报告220起，中毒7383人，死亡184人，涉及100人以上的食物中毒事件7起。微生物性食物中毒事件的报告起数和中毒人数最多，分别占总数的36.82%和62.10%，食源性疾病仍然是威胁我国人民群众健康的主要问题。

（吴建军）

第四节　社区卫生服务

社区是个人及其家庭日常生活、社会活动和维护自身健康的重要场所和可用资源，也是影响个人及其家庭健康的重要因素。就社区预防而言，服务的群体是周围的人群，有特定的服务半径和范围，疾病的传播和流行有地域性，当地环境条件的优劣直接影响人群健康；社区在一定区域有着特定的风土人情，也直接影响着人群的健康行为等。所以，以社区为范围开展健康促进和疾病防治就有非常明确的针对性。把社区卫生服务的观念方法与为个人及其家庭提供连续性、综合性和协调性服务的日常活动相结合，从个人服务扩大到家庭服务，又从家庭服务扩大到社区服务，通过动员社区参与和实践社区卫生服务计划，主动服务于社区中的所有个人和家庭，从而维护社区的健康，促进社区卫生事业的发展。

一、概述

（一）社区卫生服务的定义

一定数量的个人组成的有机整体称为社会。在社会生活中，人们不仅结成一定的社会关系，而且离不开一定的地域条件。人们在一定的地域范围内形成的一个区域性的社会生活共同体，社会学家称它们为社区（community）。因此，社区的定义就是指若干社会群体（家庭、宗族）或组织（机关、团体）聚集在某一地域里所形成的一个在生活上相互关联的大集体。在诸多的社区要素中，社区文化是社区得以存在和发展的内在要素。它是人们在社区这个特定的地域性社会共同体中长期从事物质与精神活动的结晶。

社区卫生服务（community - based health care services，CHS）是在总结初级卫生保健的经验和引进了全科医学观念的基础上发展起来的一种基层卫生服务形式。它是在政府领导、社区参与、上级卫生机构指导下，以基层卫生机构为主体，全科医师为骨干，合理使用社区资源和适宜技术，以人的健康为中心、家庭为单位、社区为范围、需求为导向，以妇女、儿童、老年人、慢性病人、残疾人等为重点，以解决社区主要卫生问题，满足基本卫生服务需求为目标，融预防、医疗、保健、康复、健康教育、计划生育技术等为一体的，有效、经济、方便、综合、连续的基层卫生服务。

中国社区卫生的探索从20世纪60年代开始经历了萌芽时期、探索时期，直至21世纪的发展时期。2006年2月在全国城市社区卫生工作会议上，国务院《关于发展城市社区卫生工作的指导意见》出台，强调“社区卫生服务是城市卫生工作的重要组成部分，是实现人人享有初级卫生保健目标的基础环节。必须进一步深化城市医疗卫生体制改革，大力发展城市卫生服务，努力为居民提供安全、便捷、经济的公共卫生和医疗服务”；“到2010年，全国地级以上城市和有条件的县级市，基本建立机构设置合理、服务功能健全、人员素质较高，运行机制科学、监督管理规范的城市社区卫生服务体系，加大对社区公共卫生服务的经费投入，地方政府要建立稳定的社区卫生服务投入机制，将社区卫生服务机构纳入城镇职工基本医疗保险定点医疗机构范围，引导参保职工到社区就诊，发展社区卫生服务是各级政府的重要职责，国务院成立城市社区卫生工作领导小组，指导协调全国城市社区卫生服务工作……”。

（二）社区卫生服务的特点

与其他的卫生服务相比，社区卫生服务有如下的特点。

1. 综合性（comprehensiveness） 社区卫生服务的主要目标是在基层国家医疗体系贯彻三级预防策略。因此，就其服务对象而言，不分性别和年龄，无论是否患病，既包括病人，也包括亚健康和健康人；就其服务内容而言，包括健康促进、疾病预防、治疗和 康复并涉及生理、心理和社会文化各个方面；就其服务范围功能而言，包括个人、家庭和社区，是一种综合性的服务。三级预防策略是社区卫生工作者在提供初级保健的过程中遵循的主要原则。

2. 连续性（continuity） 社区卫生服务人员对所辖社区居民的健康负有固定的、长期的责任。因此，他们应该主动关心社区内所有成员和所有健康问题，无论疾病的新旧急慢，从健康危险因素的监测，到机体最初出现功能失调及疾病发生、发展、演变、康复的各个阶段，包括病人住院、出院或请专科医师会诊等不同时期，为社区居民提供连续性的服务。

3. 协调性（coordination） 社区卫生服务人员的职责是向社区所辖的居民提供广泛而综合性的卫生保健服务，而有的服务单靠社区医务人员是无法完成的，需要其他医疗和非医疗部门的配合。因此，协调性服务是社区医务人员应该掌握的基本技能之一。

4. 可及性（accessibility） 可及性是指时间方便、经济可接受、地理位置相近、心理亲密等。

社区卫生服务是一个有中国特色的卫生服务。我国的社区卫生服务突出社区预防，强调促进社区卫生和个体健康相结合。从宏观上看，社区卫生服务是我国城市、农村卫生体系的基础。它以社区卫生服务中心和社区卫生服务站为主体，其他医疗卫生机构为补充，并与上级卫生机构实行双向转诊，条块结合，以块为主的一种基层卫生服务网络。

二、社区卫生服务的内容和实施

（一）社区卫生服务的内容和方式

1. 社区卫生服务内容 应该包括初级保健和社区卫生两部分。初级保健是首先接触的医疗服务，其提供者是社区全科医师。作为社区居民健康的守门人，全科医师服务于患者的社区，不分病人的年龄、性别和病种，为患者及其家人提供综合性及连续性的初级保健服务。社区卫生是指针对社区须优先解决的健康问题，以人群为对象开展的疾病预防和健康促进活动。社区卫生服务的开展，主要着眼于转换服务功能、调整资源。

社区卫生服务提供的是“六体一位”卫生服务。社区卫生服务是融社区预防、社区医疗、社区保健、社区康复、社区健康教育和计划生育技术指导服务为一体的卫生服务。

2. 社区卫生服务方式 根据社区的具体情况、人群需求、卫生资源等采取多种形式。主要包括：

（1）在社区卫生服务中心和服务站开展各项工作。

（2）上门服务，送医送药入户。

（3）居民选择医生，签订社区卫生服务合同书。

（4）社区医生责任制。

（5）开展医疗咨询热线服务，提供就医指导、医疗咨询。

（6）双向转诊服务。第一级机构：社区医院及所属社区服务站；第二级机构：大型综合医院和专科医院。

（二）社区卫生服务的实施原则

实施社区卫生服务应遵循以健康为中心、以人群为对象、以需求为导向、社区内多部门合作和人人参与的原则。

1. 以健康为中心 确定社区卫生服务以健康为中心，要求我们的服务应超越治疗疾病的范围，用更宽广的眼光去关注人群的健康问题。另外，健康不仅是卫生部门的责任，也是全社会的共同责任，所有部门都要把自己的工作和人民的健康联系起来，树立“健康为人人，人人为健康”的正确观念，努力维护和增进健康，促进社会的发展。对卫生部门来讲，必须将工作重点从疾病治疗转移到疾病预防上来，促进健康。

2. 以人群为对象 以维护社区内整体人群的健康为准则。如以提高社区人群的健康意识，改变不良健康行为等特点的社区健康教育；社区卫生项目和社区环境/职业/住宅卫生；社区计划免疫、妇幼和老年保健、合理营养等，都是从整个社区人群的利益和健康出发的。家庭是社区组成的最基本单元，一个家庭内的每一个成员之间有密切的血缘和经济关系，以及相似的文化背景、生活方式、居住环境和卫生习惯。因此在强调以人群为对象的同时，必须注意充分发挥家庭在促进健康中的作用。

3. 以需求为导向 社区卫生服务应针对社区本身的实际情况和客观需要，确定居民所关心的健康问题是什么，哪些是他们迫切想解决的问题，然后确定应优先解决的健康问题，寻求解决问题的方法，并根据居民的经济水平以及社区自己所拥有的资源，发展和应用适宜的技术为居民提供经济有效的卫生服务；另外，通过社区诊断，制定适合于自己社区特点的社区卫生项目，在执行项目过程中加强监测和评价，这样就符合社区本身的需求。坚持以需求为导向的原则，就要一切从实际出发，自下而上，转变意识和专家说了算的传统思维模式。从关心老百姓的需求着手，应用社会市场学去开辟服务的领域。社区卫生服务是新生事物，它是否能健康成长取决于社区居民需求所形成的土壤。

4. 多部门合作 在社会和经济高速发展的今天，许多相互关联的因素如环境污染、不良生活行为习惯、社会文化因素等共同影响着人们的健康。社区内许多部门如民政、教育、体育、计划生育、商业等都在从事与健康有关的工作。如要降低社区内孕产妇死亡率，除需要社区内卫生人员做好社区内孕产妇的产前检查，教会孕产妇自我保健知识外，家庭的经济收入、卫生保健制度、夫妻双方的文化程度、卫生设施的远近都与孕产妇死亡有密切的关系。解决这些问题涉及各个不同的部门，如仅靠卫生部门一家是无能为力的。解决社区的任何一个健康问题都需要打破部门的界限，社区内民政、教育、计划生育、环卫、体育、文化、公安等部门要增进了解，明确职责，齐心协力，优势互补，共同促进社区卫生和人群健康工作。卫生部门在社区卫生的责任体系中，承担组织和管理功能，对社区卫生服务中心和各站点的设置标准、技术规范、人员配备等进行业务指导和监督。

5. 人人参与 人人参与不仅是要社区居民开展与自己健康有关的活动，还应让他们参与到确定社区的卫生问题、制定社区卫生计划和评估等决策活动中来。全社区居民的参与是社区卫生服务的关键环节。群众参与首先要让他们明确与他们切身利益密切相关的健康问题，并行使自己的权利去改造环境，去除影响健康的危险因素，以确保健康的生活。这样既能有效地提高服务的水平和扩大服务的覆盖面，同时又能增强他们对促进健康活动的责任和信心。

（三）社区诊断

社区诊断（community diagnosis）是应用社会学和流行病学的方法和手段，收集社区有关健康问题的资料，评估社区群众的需要与愿望以及生活质量，找出存在的健康问题，了解社区卫生资源和卫生服务的提供和利用情况，为下一步制定计划提供依据。

三、社区卫生服务体系建设

社区卫生服务是实现人人享有基本卫生保健目标的基础环节。大力发展社区卫生服务是深化城市医疗卫生体制改革，优化城市卫生资源配置，解决目前我国医疗卫生存在的主要问题，是构建社会主义和谐社会的重要举措。

国务院在关于发展城市社区卫生服务的指导意见中明确提出社区卫生服务的建设必须做到以下几方面。

（一）坚持公益性质，完善社区卫生服务功能

社区卫生服务机构提供公共卫生服务和基本医疗服务，具有公益性质，不以营利为目的。要以社区、家庭和居民为服务对象，以妇女、儿童、老年人、慢性病人、残疾人、贫困居民等为服务重点，以主动服务、上门服务为主，开展健康教育、预防、保健、康复、计划生育技术服务和一般常见病、多发病的诊疗服务。

（二）坚持政府主导、鼓励社会参与，建立健全社区卫生服务网络

地方政府要制订发展规划，有计划、有步骤地建立健全以社区卫生服务中心和社区卫生服务站为主体，以诊所、医务所（室）、护理院等其他基层医疗机构为补充的社区卫生服务网络。在大中型城市，政府原则上按照3万～10万居民或按照街道办事处所辖范围规划设置1所社区卫生服务中心，根据需要可设置若干社区卫生服务站。社区卫生服务中心与社区卫生服务站可实行一体化管理。社区卫生服务机构主要通过调整现有卫生资源，对政府举办的一级、部分二级医院和国有企事业单位所属医疗机构等基层医疗机构进行转型或改造改制设立。现有卫生资源不足的，应加以补充和完善。要按照平等、竞争、择优的原则，统筹社区卫生服务机构发展，鼓励社会力量参与发展社区卫生服务，充分发挥社会力量举办的社区卫生服务机构的作用。

（三）建立社区卫生服务机构与预防保健机构、医院合理的分工协作关系

调整疾病预防控制、妇幼保健等预防保健机构的职能，适宜社区开展的公共卫生服务交由社区卫生服务机构承担。疾病预防控制、妇幼保健等预防保健机构要对社区卫生服务机构提供业务指导和技术支持。实行社区卫生服务机构与大中型医院多种形式的联合与合作，建立分级医疗和双向转诊制度，探索开展社区首诊制试点，由社区卫生服务机构逐步承担大中型医院的一般门诊、康复和护理等服务。

（四）加强社区卫生服务队伍建设

加强高等医学院校的全科医学、社区护理学科教育，积极为社区培训全科医师、护士，鼓励高等医学院校毕业生到社区卫生服务机构服务。完善全科医师、护士等卫生技术人员的任职资格制度，制订聘用办法，加强岗位培训，开展规范化培训，提高人员素质和专业技术能力。要采取多种形式鼓励和组织大中型医院、预防保健机构、计划生育技术服务机构的高、中级卫生技术人员定期到社区卫生服务机构提供技术指导和服务，社区卫生服务机构要有计划地组织卫生技术人员到医院和预防保健机构进修学习、参加学术活动。鼓励退休医护人员依照有关规定参与社区卫生服务。

（五）完善社区卫生服务运行机制

政府举办的社区卫生服务机构属于事业单位，要根据事业单位改革原则，改革人事管理制度，按照服务工作需要和精干、效能的要求，实行定编定岗、公开招聘、合同聘用、岗位管理、绩效考核的办法。对工作绩效优异的人员予以奖励；对经培训仍达不到要求的人员按国家有关规定解除聘用关系。要改革收入分配管理制度，实行以岗位工资和绩效工资为主要内容的收入分配办法，加强和改善工资总额管理。社区卫生服务从业人员的收入不得与服务收入直接挂钩。各地区要积极探索建立科学合理的社区卫生服务收支运行管理机制，规范收支管理，有条件的可实行收支两条线管理试点。地方政府要按照购买服务的方式，根据社区服务人口、社区卫生服务机构提供的公共卫生服务项目数量、质量和相关成本核定财政补助；尚不具备条件的可以按人员基本工资和开展公共卫生服务所需经费核定政府举办的社区卫生服务机构财政补助，并积极探索、创造条件完善财政补助方式。各地区要采取有效办法，鼓励药品生产经营企业生产、供应质优价廉的社区卫生服务常用药品，开展政府集中采购、统一配送、零差率销售药品和医药分开试点。

（六）加强社区卫生服务的监督管理

规范社区卫生服务机构的设置条件和标准，依法严格社区卫生服务机构、从业人员和技术服务项目的准入，明确社区卫生服务范围和内容，健全社区卫生服务技术操作规程和工作制度，完善社区卫生服务考核评价制度，推进社区卫生服务信息管理系统建设。加强社区卫生服务的标准化建设，对不符合要求的社区卫生服务机构和工作人员，要及时调整、退出，保证服务质量。加强社区卫生服务执业监管，建立社会民主监督制度，将接受服务居民的满意度作为考核社区卫生服务机构和从业人员业绩的重要标准。发挥行业自律组织提供服务、反映诉求、规范行为等作用。加强药品、医疗器械管理，确保医药安全。严格财务管理，加强财政、审计监督。

（七）发挥中医药和民族医药在社区卫生服务中的优势与作用

加强社区中医药和民族医药服务能力建设，合理配备中医药或民族医药专业技术人员，积极开展对社区卫生服务从业人员的中医药基本知识和技能培训，推广和应用适宜的中医药和民族医药技术。在预防、医疗、康复、健康教育等方面，充分利用中医药和民族医药资源，充分发挥中医药和民族医药的特色和优势。

四、开展以社区为范围的社区卫生服务的意义

（1）社区是个人及其家庭和疾患的重要背景，只有通过提供以社区为范围的卫生服务，才能全面了解人类健康问题的性质和公众的就医行为。只有在社区的背景上观察健康问题，才能完整、系统地理解个人及其家庭的健康及其病患，如果忽视社区这一背景因素的作用，难免会使医生在诊疗方面陷入思维的误区。

医生在诊所或医院中所接触到的病人仅仅是社区中所有健康问题或病人中的一部分。如果仅从在诊所或医院中所接触到的疾病去研究人类健康问题的性质、形态和公众的就医行为，那是无法获得关于人类健康问题的完整印象的。

（2）只有通过提供以社区为范围的基本卫生服务，才能合理利用有限的卫生资源，并且在社区动员的基础上，最大限度地满足社区居民日益增长的卫生服务需求。

社区是解决人群健康问题的理想场所和有效资源，社区卫生服务强调预防为主、防治结合。维护社区居民的健康不仅仅是医务人员的责任，也不仅仅是个人及其家庭的责任，而是整个社区乃至整个社会的责任。社区的积极参与可以弥补卫生资源的不足，可以使维护社区健康的活动在有关政策、制度或其他行政干预的推动下成为全社

区参与的群众性运动，最终单纯依靠医疗保健机构的努力而无法取得的效果。对社区资源的利用程度是社区保健成败的关键。

（3）只有提供以社区为范围的服务，才能有效地控制各种疾病在社区中的流行。社区医生通过接触个别病例，及时地预测或掌握有关疾病在社区中的流行趋势和规律，同时可迅速采取有效的预防和控制措施，以便及时阻止有关疾病在社区中的流行。从个人及其家庭预测社区，又从社区预防的角度去维护个人及其家庭的健康，这是以社区为范围的服务的重要特征。

（4）开展社区卫生服务是建立城镇职工基本医疗保险制度的迫切要求。社区卫生服务可以为参保人员就近诊治一般常见病、多发病、慢性病，帮助参保职工合理利用大医院服务，并通过健康教育、预防保健，增进居民健康，减少发病，既保证基本医疗，又降低成本，符合“低水平、广覆盖”原则，对职工基本医疗保险制度长久稳定的运行起重要的支撑作用。提供社区规划性的医疗保健服务是提高基层医疗单位医生的服务能力和服务效益的理想途径，也是实施全民健康保险的基础。

（5）开展社区卫生服务是深化卫生改革，建立与社会主义市场经济体制相适应的社区卫生服务体系的重要基础。社区卫生服务可以将广大居民的多数基本健康问题解决在基层。积极发展社区卫生服务，有利于调整卫生服务体系的结构、功能、布局，提高效率，降低成本，形成以社区卫生服务机构为基础，大中型医院为医疗中心，预防、保健、健康教育等机构为预防、保健中心，适应社会主义初级阶段国情和社会主义市场经济体制的卫生服务体系新格局。

（吴建军）

第二章　预防医学研究方法

要点导航

1．掌握流行病学的研究特点，现况研究的概念，病例对照研究中的基本原理与特点，实验性研究的定义，临床实验研究的基本原则和基本步骤，循证医学的特点及其运用，系统评价的基本步骤和方法，医学统计学中的几个基本概念，统计资料的类型。

2. 熟悉流行病学的研究方法，普查与抽样调查的基本原理与优缺点，病例对照研究中研究对象的选择，实验性研究的基本特点和试验分类，Cochrane协作网及循证医学检索，统计表与统计图的基本结构与制作原则，计量资料和计数资料统计描述的常用指标及应用，假设检验的基本步骤。

3. 了解流行病学的应用，抽样调查中常用的抽样方法，病例对照研究中资料的分析，临床试验研究的基本设计类型，社区试验，循证医学的发展，RevMan软件，正态分布的概念及应用，均数t检验的方法，四格表资料的χ^2检验方法。

第一节　概　　述

无论是预防疾病的发生或控制疾病的流行，都必须首先弄清疾病在人群中的发生、流行和分布规律，从而制订出防制疾病和促进健康的策略和措施。流行病学既是一门方法学，也是一门应用学科，是预防医学的一个重要组成部分。现代流行病学的定义为：流行病学是研究疾病和健康状态在人群中的分布及其影响因素，以及制订和评价预防、控制和消灭疾病及促进健康的策略与措施的科学。

一、流行病学的研究方法

流行病学的研究方法是流行病学的核心，目前从设计策略对流行病学研究方法分类，最能反映不同方法的特性，其分类框架如下：

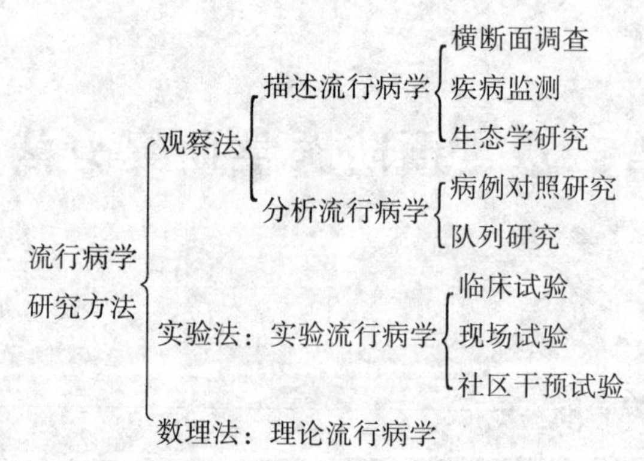

每种具体的方法有各自不同的特点，最常用的是观察法和实验法，本章将在后面做详细的介绍。

（一）观察性研究

观察性研究又称观察法。其研究特征为：研究对象所具有的暴露因素是在自然条件下客观存在的，没有研究者人为施加的因素所干预，研究者只是观察事物在自然状态下的发展。

1. 描述性研究 又称为描述性流行病学，是流行病学研究的初始阶段，常为流行病学研究的第一步。指利用已有的资料或特殊调查资料，对人群疾病或健康状态的三间分布情况进行描述。它主要描述分布的三大特征：地区、时间和人群的特征，其特点是不需要事先设立对照组，不能分析暴露因素与疾病之间的联系，仅为病因假设提供线索。

描述性研究主要包括：横断面研究、疾病监测、生态学研究、历史常规资料分析等。资料来源可以从已有的记录资料，如传染病登记和报告资料、人口统计学资料、医院病历及个案调查的记录等，也可以通过现况调查（普查或抽样调查）来收集资料。

2. 分析性研究 又称为分析流行病学。其特点为：它是观察性研究较高层次的研究方法，一般需要事先设立对照组，以供比较分析用。目的是在已有病因假设的前提下，为进一步探讨或验证病因假设进行研究。

分析性研究主要包括两种方法：病例对照研究和队列研究。除具有上述共同特点外，还具有各自的不同特征。

（1）病例对照研究：其方法是选定一组欲研究疾病的某病患者作为病例组和一组未患该疾病的人群作为对照组，回顾性的收集两组人群过去暴露于某个或某些可疑危险因素的情况，比较两组暴露因素的差异，以探索或验证其暴露因素与疾病间是否存在联系。这是一种从果（疾病）到因（暴露因素）的收集资料方法，故又称为回顾性研究。

（2）队列研究：又称为前瞻性研究、定群研究。其方法是选定暴露于及未暴露于某因素的两组人群（暴露组和非暴露组），或不同暴露水平的亚组人群，随访观察一定的时间，比较两组（或不同亚组）人群某种疾病的结局差异，从而判断该因素与疾病间有无关联及关联强度大小的一种观察性研究方法。这是一种从因（暴露因素）到果

（疾病发生或死亡）的前瞻性研究方法，故其论证病因假设的效应强于病例对照研究。

（二）实验性研究

实验性研究又称为实验流行病学、流行病学实验、干预实验等。其方法是以人群（病人或正常人）为研究对象，研究者将研究对象随机分为实验组和对照组，研究者人为的给予实验组以某种干预措施（实验因素或处理因素），而对照组不给予该种措施，随访观察一段时间并比较两组人群结局的差异，从而判断干预措施的效果。

关于实验流行病学研究的分类，根据不同研究目的和研究对象等特点，通常把实验流行病学研究分为临床试验、现场试验和社区干预试验三类。

1. 临床试验 研究对象是患病人群，常采用随机化地原则将研究对象分配到实验组（试验组）和对照组，实验组人为地给予干预措施（如新药或新疗法），对照组一般给予安慰剂或标准对照（常规治疗），随访观察一段时间，比较两组结局的差异。由于研究对象是病人，故研究现场主要在医院，常用于对某种药物或治疗方法的效果评价。

2. 现场试验 研究对象主要为未患病的健康人群或高危人群，研究对象按照随机化原则分为实验组和对照组，实验组人为地给予预防措施或病因干预措施，对照组给予安慰剂或不给予任何措施，随访观察一段时间，比较两组结局的差异。研究现场常在社区中进行，主要用于考核、评价预防措施的效果（如疫苗效果的评价）和检验病因假设。

3. 社区干预试验 是以人群作为整体来进行实验观察，常用于对某种预防措施或方法进行考核和评价。与现场试验不同的是：现场试验接受干预的基本单位是个体，而社区干预试验接受干预的单位是整个社区或某一个亚组人群。如：选择不同的两个社区，其中一个社区开展健康教育，另一个社区作对比观察，从而评价健康教育的效果。

（三）理论性研究

理论性研究又称为理论流行病学、数理流行病学或流行病学数学模型。这种研究方法是利用流行病学调查所得到的数据，建立有关数学模型来反映疾病在人群中发生、发展的规律，通过建立模型来定量反映各种因素与疾病的关系。从理论上探讨不同防制措施的效应。

二、流行病学的研究特点

1. 群体的观点 流行病的着眼点是一个国家或一个地区的人群的健康状况，研究疾病或公共卫生事件在人群中的发生与动态分布规律，并分析其影响因素，从而作出群体诊断。

2. 疾病多病因论观点 疾病的发生是机体（内因）与环境因素（外因）相互作用的结果。Lilienfeld 从流行病学角度给疾病病因的定义：那些能使人群发病概率增加的因子，就可以认为是病因，当它们之中一个或多个不存在时，疾病频率就会下降。

流行病学一般把病因称为危险因素或高危因素。

3. 对比的观点 对比的观点是流行病学方法的核心。有对比才有鉴别，即使是一般的描述研究中也和不同人群、时间和地点的结果相比较，才能找出影响疾病发生和流行的因素。

4. 概率论的观点 疾病在人群中的分布描述，常用一定数量的率或比来反映疾病发生或存在的频率和强度，各种率的数据是对有关概率参数的近似估计，而研究的样本人群信息需要借助于统计学的假设检验和危险度估计及其95%可信区间去对总体人群作出推断，这有助于我们去认识疾病的严重程度。

5. 预防为先的观点 预防医学的最终目的是预防疾病，流行病学也不例外，它不仅阐明人群中疾病的分布规律及其影响因素，还深入研究对疾病的预防、控制的策略与措施，以至消灭某些疾病，如天花，古典型霍乱等。它不仅注重发现病人、更注重如何预防该病不再发生，使人群最终不发病而且更健康。

三、流行病学的应用

随着流行病学原理的扩展和方法学研究的进展，流行病学的用途也越来越广泛，它已经从传染病扩大到非传染病，又从非传染病扩大到人群健康及公共卫生事业的各个领域，这些用途主要有以下几个方面。

（一）疾病病因和危险因素的研究

疾病的分布是指某种疾病的病人在不同时间、地区、人群中所占比例或出现的频率的现象。从疾病的分布入手，可了解疾病流行的基本特征，为病因的研究提供线索。对传染病暴发的调查，流行病学着重查明暴发的原因和可能的传播途径，为扑灭疫情提供依据。有些疾病的病因是单一的，如某些传染病，可通过接种疫苗来预防疾病；许多疾病的病因目前仍不十分清楚，如恶性肿瘤、心血管疾病等，是由多种因素综合作用的结果，如高血压、高血脂、吸烟、肥胖、缺乏体育锻炼等均被认为是冠心病的病因或危险因素。慢性病的预防也是针对这些危险因素所采取的措施。流行病学工作常常遇到“未明原因”的疾病调查，通过流行病学的调查分析，而最终找到原因和辨认出其疾病。在病因学方面有代表性的例子很多，如婴儿海豹状短肢畸形与其母孕期服用反应停有关，少女阴道腺癌与其母早孕期服用雌激素有关。

（二）疾病预防与疾病监测

流行病学的根本目的就是预防疾病、促进健康。疾病预防有策略和措施两部分，策略是预防疾病的原则和方针，是战略和全局性问题；措施是预防疾病的具体方法，是战术和局部性问题。如艾滋病，目前虽未有可行的治疗方法，但预防艾滋病得益于对该疾病传播途径的认识，可通过安全性行为、加强血液制品的管理和阻断母婴传播来预防。

疾病监测是疾病预防的一项重要措施，指长期、连续、系统地收集疾病动态分布及其影响因素的资料，经过整理、分析将信息及时上报和反馈，以便及时采取干预措施并评价其效果。疾病监测是控制疾病的重要手段之一，疾病监测包括传染病和慢性非传染病的监测，监测可以为疾病预防提供信息，又可检验防制措施的效果。目前我国已建立了全国传染病监测系统和某些慢性非传染性疾病的监测系统，还包括对伤害、公共卫生事件及有关危险因素的监测。因此，疾病监测已逐步发展为公共卫生监测。

（三）疾病的自然史

疾病从发生、发展到结局的整个自然发展过程。疾病与健康之间没有明确的界限，某些传染病在不同的人群中有不同的表现，有未发生感染、隐性感染、轻型病例、临床明显病例、重型以至死亡病例等。在临床上所注意到的主要是症状明显的显性病例犹如“冰山之巅”，只占全部病例的很小部分，如乙型肝炎、艾滋病等以隐性感染为主的疾病，只有借助于流行病学调查方法（如血清流行病学）才能认识疾病在人群中流行的全貌，为制订其防制措施提供依据。

（四）疾病防治效果的评价

新药上市前的安全性和有效性的评价，必须经过严格的临床试验，上市后仍需进行大规模的人群监测，即药物流行病学的监测；某种疫苗是否阻止了相应疾病的发生，需要用实验流行病学的方法比较试验组和对照组的发病情况；社区中实行社区干预试验，如在食管癌高发区服用维生素和矿物质的预防，评价其干预效果，也需要采用实验流行病学的方法去研究评价；此外，疾病的诊断试验和疾病预后的研究；卫生政策、卫生管理工作的效果等也需要运用流行病的研究方法进行评价。

（唐晓君）

第二节 现况研究

现况研究又称现况调查，是指在某特定的时间对某一定范围内的人群，以个人为单位收集和描述疾病的分布特征以及观察某些因素与疾病之间的关联，属观察性研究中的描述性研究方法之一。

由于现况研究所收集的有关疾病或健康状态的资料都是特定时间内的情况，也称它为横断面调查或横断面研究（cross - sectional study）。所用指标是患病率，故又称患病率调查（prevalence study）。

一、现况研究目的及用途

（1）描述疾病的三间分布特征，以摸清疾病流行的基本情况，并为防制措施的制订提供依据。通过对某一地区或人群的调查，获得某种疾病或健康状态或某些因素在时间、地区、人群中的分布，可评价一个地区的健康水平，找出该地区危害人群健康和生命的主要疾病和问题，作出社区诊断。从而确定该地区疾病控制工作的重点问题和高危人群，为疾病的防制提供依据。

（2）描述某些因素与疾病或健康状态之间的联系，为病因分析提供线索，形成病因假设。如通过对糖尿病及其危险因素的调查，发现超重及肥胖、高血脂、高血压、高脂饮食、家族史等与糖尿病有关，从而为降低危险因素，减少糖尿病的发生提供依据。

（3）适用于疾病的二级预防。现况调查中，通过普查或抽样调查，利用筛检技术手段，可在人群中早期发现某种疾病的高危人群，从而达到早诊断、早治疗的目的。如女性宫颈癌、乳腺癌的普查是实施肿瘤二级预防的典型实例；慢性病如糖尿病、高血压、冠心病的普查等。

（4）评价疾病的防治效果。针对不同疾病和危险因素采取预防和控制措施后，可进行一次或多次现况调查，并将结果与干预前比较，从而判断出防制措施的效果。

（5）进行疾病监测。在某一地区对某一特定人群利用现况调查的方法长期进行疾病监测，可以对所监测疾病的分布规律和长期变化趋势有深刻的认识和了解。

二、现况研究特点

1. 属于观察性研究 现况研究直接调查收集人群中疾病或健康状况及某些因素，这些因素在研究对象中是本身客观存在的，无人为施加的因素或干预措施。如：调查对象是否吸烟、饮酒、是否患某种疾病、从事何种职业等。

2. 不需要事先设立对照组 现况研究不同于分析性研究，它不需要事先专门设立对照组，但在资料整理分析中可自然形成对照。如患者和非患者；吸烟人群和非吸烟人群。

3. 不能对暴露因素与疾病之间得出有关因果关系的结论，仅提供病因线索 由于所调查的疾病或健康状况与某些因素是同时存在的，反映的是同一时点上的状况，探讨的是这一时点上不同因素与疾病间的关系，无法判断谁先谁后，故在现况研究中不能确定因素与疾病间的因果关系，只能进行相关分析，为病因研究提供线索。

三、现况研究的种类

（一）普查

1. 概念 普查（census）指在特定时间内对特定范围内人群中的所有个体全部进行的调查。“特定时间”一般较短，可以是几天或1～2个月，最长不宜超过1年，如果时间太长，人群中某些因素或疾病及健康状况会发生变化，影响普查的质量。“特定范围内人群”可以根据研究目的是某个居民点的居民或某职业人群等。如某市出租车司机的高血压患病情况调查。

2. 目的

（1）早期发现、早期诊断、早期治疗某些疾病，即疾病的二级预防。这也是普查的主要目的。如对已婚妇女开展阴道涂片检查，以期早期发现宫颈癌。

（2）了解疾病或健康状况及其影响因素。如了解小学生生长发育或营养状况；中学生艾滋病相关知识、态度、行为的调查；疫区血吸虫病、疟疾的普查等。

（3）为了制定人体某些指标的正常值。如血红蛋白、各年龄组儿童身高、体重的正常值等。

3. 开展普查时的条件

（1）普查应针对患病率较高的疾病。

（2）开展普查的疾病应选择灵敏度较高，且易于在现场实施的检验或检查方法。

（3）普查的疾病要有有效的治疗手段。

（4）有足够的人力、物力和财力的支持。

4. 优缺点 ①优点：由于是调查某一特定人群的所有个体，所以在确定调查对象时比较简单，不存在抽样误差和选择偏倚；能获得实际人群中的患病率；可同时调查多个因素与多种疾病；在普查同时可进行医学健康知识宣教。②缺点：若调查对象范围较大及人群较多时，工作量大，耗费人力、财力、物力且难以保证调查质量；普查不适合患病率低和检查方法复杂的疾病。

（二）抽样调查

1. 概念 抽样调查（sampling survey）是指在特定时间从研究对象的总体中，随机抽取有代表性的样本进行调查，然后根据样本的信息来推论总体特征。

2. 基本原理 抽样调查的关键在于样本要有代表性，样本的代表性取决于抽样的随机化和样本量的大小。所谓随机是指保证研究对象总体中的每个个体均有同等的机会进入样本人群。样本量大小取决于总体中抽样指标的分布和变异，变异越大则样本量越大。

3. 优缺点 ①优点：较普查节省人力、物力和时间；由于调查对象相对较少，调查工作易细致，可以保证调查质量。②缺点：抽样调查的设计、实施和资料分析比普查复杂；重复和遗漏不易被发现；不适用于变异较大的资料；不适用于患病率较低的疾病；当所需样本达到总体的75%时，不如用普查。

4. 抽样方法

（1）单纯随机抽样（simple random sampling）：是最基本的抽样方法。先将被研究对象编号，再用随机数字表或抽签等进行抽样。它是其他抽样方法的基础。单纯随机抽样的优点是简单易行。缺点是当总体数量较大时，编号及抽样较麻烦，故只能适用于研究对象较小的情况。

（2）系统抽样（systematic sampling）：是按照一定顺序，机械地每隔一定数量的单位抽取一个单位，又称间隔抽样或机械抽样。例如从一个街道2000户居民中，抽取200户进行调查，则抽样比例：2000/200＝10，每10户中抽取1户为样本，可先在门牌号1～10号之间用单纯随机抽样抽取一户，如抽到3，则3，13，23，…等户，共200户为样本。优点是简单易行，样本的观察单位在总体内的分布比较均匀，代表性较好，抽样误差比单纯抽样误差小。但当总体中的个体排列上有明显的周期性趋势时，抽取的样本也可能有明显的倾向，不宜采用系统抽样方法。

（3）分层抽样（stratified sampling）：将调查的总体按某种特征（如年龄、性别、职业等）分成若干层，然后从在每层中随机抽样的方法。各层如抽样比例相同，则称按比例抽样；若各层抽样比例不同，内部变异大的层抽样比例大，内部变异小的层抽样比例小，则称最优化分配分层抽样。分层抽样适用于总体人群分布不均的抽样，所抽样本的代表性最好，抽样误差亦最小。

（4）整群抽样（cluster sampling）：将总体分成若干个群组（如居委会、班级、学校、村、小组等），以群组为抽样单位进行随机抽样，被抽到的群组中的全部个体均作为调查对象，这种抽样方法称为整群抽样。其抽样单位不是个体而是群体。优点是便于组织，实施容易，群众乐于接受，可节省人力、物力和时间，因而适用于大规模人群调查。缺点是抽样误差大，故常增加样本含量的50%。

（5）多级抽样（multistage sampling）：又称为多阶段抽样，实际上是上述抽样方法的综合运用，是进行大规模调查时常用的一种抽样方法。如欲了解某市医院的医疗服务质量，可以先将全市的30所医院按照其规模和从属关系分为省、市、区级三个层次，从每层中抽取若干所医院进行调查，这就是一级抽样；若再从每所医院抽取若干科室进行调查，这就是二级抽样；若从抽到的每个科室中再随机抽取若干名医生和护士进行评估调查，这就是三级抽样。在此抽样过程中，采用了单纯随机、分层随机、整群抽样技术，这样获得的最后样本具有较好的代表性，又易于组织实施。

5. 样本含量 任何一种抽样调查必须考虑样本量的大小问题。样本过大，研究对象过多，工作量加大，难于保证调查工作质量，亦造成不必要的浪费；样本量过小，代表性差，又不易得出差别有统计学意义的结果。

估计样本大小主要取决于两个因素：一是对调查结果精确性的要求，精确度越高，即容许误差越小，则样本要大些；二是预计现患率或阳性率，其率越高，则样本可以小些。总之，在抽样调查时，需要在保证研究的精确度的前提下所需要的最小样本量。不同的统计资料进行样本大小估计时需用不同的公式，具体方法请参阅有关流行病学或统计学书籍。

四、现况研究设计的主要内容

（一）明确研究目的

明确研究目的是研究设计的核心和关键，它决定了研究设计的其他内容。即要明确此项研究要回答或解决的问题是什么。如了解小学生生长发育、营养状况，了解社区居民常见慢性病及生活方式的状况。在确定调查研究目的时，应对国内外关于该问题的研究现状有充分的了解，进而对本次研究的科学性、创新性和可行性做出评价。

（二）确定研究人群与研究类型

根据研究目的确定研究人群，研究人群即所要调查的总体，如欲调查某地区成人高血压的患病情况，该地区18岁以上的居民是该项调查的总体人群。研究人群确定后，接下来根据研究目的确定调查方法，是采用普查或是抽样调查，若采用抽样调查，尚需确定样本的大小及抽样方法。

（三）明确研究指标及测量方法

1. 研究指标的确定 根据研究目的确定研究指标，即所需调查的项目和内容。研究指标包括暴露与结局两类指标，暴露指研究对象接触某种因素（如环境因素、职业因素等）或具备某种特征及处于某种状态（如年龄、性别、吸烟、饮酒、饮食习惯等）。结局指研究对象是否患某种疾病或某种检查指标的大小及是否阳性结果等。

2. 指标的测量方法 在人群中进行疾病的现况调查时，检查指标尽量采用客观化的和定量的指标，且简单、易操作和灵敏度高的诊断方法。在对疾病的有关因素进行调查时，应对暴露因素有明确的定义或说明，如吸烟，指每人每天吸一支以上的香烟且持续一年以上者，不足此标准者为非吸烟。同时，对需调查的研究因素要确定是通过询问、体格检查、实验室检查，还是仪器检查来对其进行测量。

（四）拟定调查表

调查表又称为调查问卷，是收集数据资料的一种重要工具，调查表设计的好坏，关系到调查研究的成败。要制定一份好的调查表，除具备专业知识和对课题充分了解外，制定好的调查表还需在小范围内做预调查，以便发现不足，不断修改、完善，才可正式使用。调查表一般由两个部分组成，一是一般项目，即人口学特征，包括姓名、年龄、职业、文化程度、民族、婚姻状况、居住地等。另一部分是调查研究项目，这部分是调查的核心内容。编写这部分内容时应注意以下几项原则。

（1）项目要完全，需要的项目一个不能少，避免因遗漏而使资料不完善；但项目也不能过于繁琐，否则增加工作量，影响调查质量。

（2）项目的措辞要准确、简练；用语通俗易懂，避免调查对象误解或出现不同的理解。

（3）调查项目的编制，应按逻辑顺序与心理反应分类排列，先易后难，先一般后隐私的问题。

（4）设计的填表内容，少用文字叙述，尽量客观、定量的指标，应有详细的填表说明和示例。

调查表中提问的方式有开放式和封闭式两类。封闭式即在问题后列出几个备选答案，由被调查者选定其中之一。开放式即由调查者提出问题，被调查者自由回答。封闭式问卷多用于定量研究中，开放式问题多用于社会学领域定性研究中。当今调查研究中，常采用定性研究和定量研究结合，为某一研究问题带来不同的视角。

（五）数据资料的整理与分析

资料分析是现况研究的重要步骤，在设计阶段需考虑的内容。现况研究的资料整理与分析通常在计算机上进行。

1. 资料整理与核实 在录入计算机前，首先检查与核实原始资料的准确性和完整性，查漏补缺，对可疑者进行核对与复查；对一些变量进行编码和赋值。数据采用双机录入，并进行核查。

2. 统计分析 根据研究目的将原始资料归纳分组、列表、以便分析和比较。

（1）计算有关统计指标：描述疾病发生频率的指标如患病率、感染率等；有关计量资料的指标如均数、标准差、标准误等。

（2）描述疾病或健康状态的分布：按时间、地区、人群描述疾病或健康状态的分布。可按不同暴露情况分组比较组间疾病的患病率，若组间差异有统计学意义，可认为暴露因素与疾病间可能有联系，从而为疾病的病因假设提供线索。

（六）调查组织安排工作

现况调查特别是范围较大的人群调查，组织安排工作尤其重要，包括与当地的行政、卫生部门合作，做好宣传工作，使群众了解调查的意义，乐意合作，使工作顺利进行；同时，还需做好经费预算和时间、进度安排等。

五、现况研究的优缺点

（一）优点

（1）能在短期内获得结果，并且容易进行。

（2）样本来自人群，有较好的代表性。

（3）既能对疾病和暴露现况作描述，又能在一定程度上对暴露与疾病的联系进行分析。

（4）一次研究同时调查多种疾病与多个因素。

（二）局限性

（1）不适于调查罕见病或急性病，对于罕见病，调查样本太大，难于实施；对于急性病，查出病例多为病程较长的病例，选择性偏倚较大。

（2）在一个断面中，疾病与因素同时存在，难以区分谁在前、谁在后，故不能直接作因果联系的推断。

（3）调查人群或样本规模较大、花费亦大，且分析比较时非病例数过多，造成统计效率低。

（唐晓君）

第三节　病例对照研究

一、概述

病例对照研究（case - control study）亦称为回顾性研究（retrospective study），是分析流行病学最基本、最重要的研究类型之一，广泛应用于病因研究。

（一）基本原理

选定一组欲研究疾病的某病患者作为病例组，同时选择一组未患该疾病的人群作为对照组，回顾性的收集两组人群过去暴露于某个（或某些）可疑危险因素的情况，然后比较两组人群（或不同暴露亚组人群）暴露率的差异，以探索或验证其暴露因素与疾病间是否存在联系。这是一种回顾性的从果（疾病）到因（暴露因素）的收集资料方法，故又称为回顾性研究，是在疾病发生之后去追溯假定的病因因素。

暴露（exposure）是流行病学的一个术语。它是指研究对象接触于某些因素或具备某些特征或处于某种状态（如人口学特征、行为或其他特征），这些因素、特征、状态即为暴露因素。暴露因素可以是有害的（危险因素），也可以是有益的（保护因素），有人称之为研究变量（variable）。

（二）病例对照研究的特点

1. 该研究属于观察性研究中分析流行病学研究方法之一，必须设立比较组，选择未患所研究疾病的人组成对照组，与病例组之间进行比较研究，且尽量使对照组与病例组具有可比性。

2. 从时间顺序上看，是一种回顾性的，从果至因的研究。

3. 只能分析暴露因素与疾病间是否存在联系，不能证实该联系是否为因果联系。因此，多用于广泛探索疾病的危险因素及初步验证病因假设。

二、研究对象的选择

（一）病例的选择

1. 选择病例的标准 首先制定统一、明确的诊断和入选标准。一般选择病例的标准尽量采用国际通用或国内统一的诊断标准，便于和他人的研究比较。如肺癌诊断标准：规定影像学诊断或病理组织学诊断；同时规定入选或排除标准：对病例其他特征的规定如年龄、性别、病情轻重等，通常排除75岁以上老人，危重病人等。对病例其他特征的规定，其目的也是控制可能的混杂因素的影响，以增加两组的可比性。

2. 病例的来源 病例的来源主要有两个：医院和社区。

（1）病例来自于医院，可以是门诊及住院病人；在医院选择病例其优点是：病例易获得、合作性好、节省费用，但不足之处是代表性差些，易发生选择性偏倚，因此为减少偏倚，尽量选择来自不同级别的多家医院。

（2）病例来自于社区人群中，可以从社区一般人群的普查或抽样调查中获得病人。其优点是病例的代表性较好，但需要花费大量的人力、财力，实施难度较大。

3. 病例的种类 包括新发病例、现患病例与死亡病例。

以优先选择新发病例为好，其原因：发病时间较近，对暴露史回忆更为准确；尚未受到决定生存的因素影响；现患病例由于多年患病，可能已经改变了自身的暴露情况；死亡病例的暴露信息主要由家属提供，准确性较差。

（二）对照的选择

在病例对照研究中，对照的选择往往比病例的选择更复杂和困难。

1. 选择对照的原则 一是具有代表性，病例组代表总体人群中的病例，则对照人群能代表产生病例的人群的总体；二是具有可比性，除研究因素外，其他条件尽量与病例组保持一致。

2. 对照的来源 对照的来源亦是医院和社区人群。

（1）对照来自于医院内其他疾病患者，但应注意对照所选患者尽量不患有与所研究疾病有共同的已知病因的疾病。如：研究吸烟与肺癌的关系时，通常不以慢性支气管炎、肺气肿等病人为对照；研究肝癌的病因时，不选乙肝患者作为对照；因为二者病因上可能有密切的联系。病例和对照均来自医院，这种称为以医院为基础的病例对照研究。

（2）对照来自于社区人群，包括社区人群中的非病例或健康人群；病例的同胞、亲属、配偶、同事、同学等；这种称为以社区为基础的病例对照研究。

3. 对照的设置 选择对照主要采用非匹配和匹配两种方式。

（1）非匹配：即成组对照，为一组病例选择一组对照，对照人群未有任何限制条件，通常对照组的人数应等于或多于病例组。这种方法较匹配容易，多用于广泛探索疾病的危险因素。

（2）匹配：亦称为配比（matching）。指采用特殊的限制性方法，强制对照与病例在某些因素或特征上保持一致，达到控制混杂偏倚目的。这些因素或特征称为匹配因素或匹配变量，它们常常是一些可疑的混杂因素。配比方式主要有频数配比和个体配比。

频数配比（frequency matching）：又称为成组匹配，要求匹配的因素在病例组和对照组中所占的比例基本保持一致。如性别、年龄作为匹配因素，如果病例组性别各占1/2，年龄20岁~、40岁~、60岁~各占1/3，则对照组也应如此。

个体配比（individual matching）：以病例和对照的个体为单位进行匹配称为个体匹配。一个病例可以配1个或2个及以上的对照，表示为1∶1、1∶2、1∶3、1∶4、1∶M等。

匹配的目的主要有两个：一是控制某些混杂因素对研究结果真实性的干扰，匹配的变量是可能起混杂作用的因素。二是提高研究的统计效率，当研究的疾病病例组比较少时，可通过配多个对照来增加信息量，这样所需的样本量可减少，但一般不超过1∶4，再增加其统计效率不会增加明显，以1∶1配比最常用。

匹配时还需注意过度配比（over matching），即将不需要配比的因素也作为匹配变量，甚至将欲研究的危险因素也进行匹配而导致研究失败的情况，亦称为配比过度。

三、样本含量的估计

1. 影响样本大小的因素 病例对照研究中影响样本大小的主要因素有：

（1）研究因素在对照人群中的暴露率Po。

（2）预期的研究因素与疾病关联强度的估计值，相对危险度（RR）或暴露的比值比（OR）。

（3）假设检验的显著性水平，即第Ⅰ类错误的概率（α）。

（4）检验的把握度（1－β），β为第Ⅱ类错误的概率。

2. 样本含量的估计方法 可采用公式法或查表法，具体请参考有关流行病学书籍。

四、暴露因素的收集与测量

在病例对照研究中，主要靠询问调查对象、通过问卷式调查表来收集信息资料，有时需辅以查阅档案、采集样品进行化验或实地查看加以记录等手段。无论用什么方式和手段收集资料，都应实行质量控制，以保证调查质量，如抽取一定比例样本作二次调查，然后进行一致性分析，以评价调查的可靠性。对欲调查的暴露因素应有明确的定义，尽量进行量化或分级，以便对暴露因素与疾病间进行剂量反应关系分析。

五、资料的分析

病例对照研究资料的分析，主要是比较病例组与对照组中暴露率的差异，并由此估计暴露与疾病有无关联及关联强度的大小。

（一）统计描述

1. 描述研究对象的一般特征 资料分析时一般首先对病例组和对照组的一般特征进行描述，如性别、年龄、职业、居住地、疾病临床类型等特征在两组的分布情况。

2. 均衡性检验 是检验病例组和对照组除研究因素以外其他特征或因素在两组是否具有可比性。计量资料一般以均数 ± 标准差，计数资料以构成比表示，常采用 t 检验、χ^2 检验进行两组均衡性检验，以评价两组的可比性。

（二）统计性推断

1. 成组资料（非匹配）或频数匹配资料的分析 是病例对照研究分析的基本形式。

（1）资料的整理：将病例组与对照组按有无暴露因素整理成四格表，见表 2－1。

表 2－1 非匹配病例对照研究资料整理表

暴露或特征	病例组	对照组	合计
有	a	b	$a+b$
无	c	d	$c+d$
合计	$a+c$	$b+d$	n

（2）假设检验：检验病例组和对照组的暴露率差异是否有统计学意义。

$$\chi^2 = \frac{(ad - bc)^2 n}{(a+b)(a+c)(c+d)(b+d)} \quad \text{（式 2－1）}$$

如果病例组与对照组的暴露率差异有统计学意义，则提示暴露因素与疾病可能有关联，可进一步测量联系的强度大小。

（3）关联强度的测量：分析关联强度的目的是为了推断暴露因素与疾病关联的密切程度。反映关联强度的指标主要有相对危险度或比值比。相对危险度（relative risk, *RR*）是指暴露组某病的发病率或死亡率与非暴露组的发病率或死亡率之比，其含义是暴露于某种危险因素发生疾病的危险性是未暴露的多少倍。但在病例对照研究中，由于不能获得发病率或死亡率，因此不能直接计算相对危险度（*RR*），可用比值比（odds ratio, *OR*）来代替 *RR* 反映暴露因素与疾病关联的强度大小。

比值比，又称比数比或优势比。比值（odds）是指某事物发生的可能性与不发生的可能性之比。

病例组的暴露比值为：$\frac{a/(a+c)}{c/(a+c)}=a/c$

对照组的暴露比值为：$\frac{b/(b+d)}{d/(b+d)}=b/d$

$$\text{比值比}(OR)=\frac{\text{病例组的暴露比值}}{\text{对照组的暴露比值}}=\frac{a/c}{b/d}=\frac{ad}{bc} \quad (\text{式}2-2)$$

OR 值的含义与 RR 相同，反映暴露组的疾病危险性为非暴露组的多少倍。$OR>1$ 表示暴露与疾病呈“正关联”，暴露因素为危险因素，其值越大，暴露因素与疾病的联系强度愈大，发生疾病的危险性亦愈大；$OR=1$ 表示暴露与疾病可能无关联。$OR<1$ 表示暴露与疾病呈“负关联”，暴露因素为保护因素，其值愈接近零，暴露因素与疾病联系强度愈大，说明该因素充当保护因素的可能性愈强。

由于 OR 值是通过一个研究样本人群计算所得的点估计值，可能存在抽样误差，因此，需用样本的 OR 值推测总体 OR 值的范围，即 OR 值的可信区间（confidence interval，CI）。常用95%的可信区间。

Miettinen 法的 OR 可信区间估计公式为：

$$OR95\%CI=OR^{1\pm1.96/\sqrt{\chi^2}} \quad (\text{式}2-3)$$

如果 OR 的95%可信区间包含1，说明暴露因素与疾病间可能无联系。

例2-1 某人对口服避孕药（OC）与心肌梗死（MI）的关系进行病例对照研究，选择150名心肌梗死患者为病例组，在一般人群中随机选择170名正常人作为对照组，分别询问过去服用口服避孕药的情况，调查结果见表2-2。

表2-2 口服避孕药与心肌梗死关系的病例对照研究结果

暴露情况	病例组（MI）	对照组	合计
服 OC	40	20	60
未服 OC	110	150	260
合计	150	170	320

①χ^2 检验：$\chi^2=\frac{(40\times150-20\times110)^2\times320}{150\times170\times60\times260}=11.62$

$\chi^2_{(0.05,1)}=3.84$，本例 $\chi^2=11.62>3.84$，则 $P<0.05$；说明病例组和对照组暴露率的差异具有统计学意义，可以认为口服避孕药与心肌梗死之间有联系。

② 计算暴露与疾病的联系强度：$OR=ad/bc=40\times150/110\times20=2.73$

③ $OR95\%$ 可信区间：$OR95\%CI=OR^{(1\pm1.96/\sqrt{\chi^2})}=2.73^{(1\pm1.96/\sqrt{11.62})}=1.53\sim4.86$

上述计算表明，口服避孕药与心肌梗死有联系，其联系强度的大小 $OR=2.73$，说明服用避孕药者发生心肌梗死的危险性是不服用者的2.73倍，其危险性的95%可信区间在1.53～4.86。

2. 匹配资料的分析 本节只介绍1∶1配比资料的分析。

（1）资料的整理：1∶1配比的病例对照研究，是由1个病例按匹配的因素配1个对照，分析时不应把对子数拆开来分析，按照配对的四格表整理，见表2-3。

表2-3 1∶1配比的病例对照研究资料整理表

对照	病例		合计
	有暴露史	无暴露史	
有暴露史	a	b	$a+b$
无暴露史	c	d	$c+d$
合计	$a+c$	$b+d$	$a+b+c+d$

（2）χ^2 检验：$\chi^2=\frac{(b-c)^2}{b+c}$ （式2-4）

当 $b+c<40$ 时，应使用校正公式：$\chi^2=\frac{(|b-c|-1)^2}{b+c}$ （式2-5）

（3）估计联系强度：$OR=c/b$ （式2-6）

（4）计算 OR 的95%可信区间：仍使用Miettinen法公式计算。

例2-2 某学者用1∶1配比的病例对照研究方法探讨了母亲怀孕期间照射X射线与白血病患儿的关系，共调查170对对字数，结果见表2-4。

表2-4 X射线与白血病的1∶1配比的资料

对照	病例		合计
	有暴露史	无暴露史	
有暴露史	10	4	14
无暴露史	36	120	156
合计	46	124	170

①χ^2 检验：$\chi^2=\frac{(4-36)^2}{4+36}=25.6$，查$\chi^2$界值表，得 $P<0.05$；说明母亲孕期照射X射线与白血病患儿间有联系。

② 计算 OR 值：$OR=c/b=36/4=9.0$，OR 值为9.0，说明母亲孕期照射X射线其所生小孩发生白血病的危险性是未照射的9倍。

③ 计算 OR 的95%可信区间：$OR^{(1\pm1.96/\sqrt{\chi^2})}=9^{(1\pm1.96/\sqrt{25.6})}=3.84\sim21.08$

计算所得 OR 值95%可信区间不包括1，说明该项研究所得的 OR 值9.0，并非由抽样误差所致。因此，有理由认为孕期照射X射线可能是白血病的一个危险因素，其下限为3.84，上限为21.08。

六、病例对照研究的优缺点

病例对照研究的优缺点是相对于观察性研究中几种方法相比较而言的。

（一）优点

（1）省时间、省经费、省人力和物力，组织实施较容易，且出结果快。

（2）所需样本量较少，特别适用于罕见病的研究。

（3）可同时研究多个因素与某种疾病的关系，因此广泛用于疾病的病因探索。

（二）局限性

（1）易产生各种偏倚，如选择病例时容易发生选择偏倚，收集资料时容易出现信息偏倚。

（2）由于是从果到因的回顾性研究，并且暴露与疾病的时间先后常难以判断，因此不能直接获得因果关系的结论。

（3）不适用于研究人群中暴露率很低的因素的研究，因为需要的样本量很大。

（4）由于不能直接计算发病率或死亡率，因而不能充分分析反映联系强度的指标，只能用比值比估计相对危险度。

（唐晓君）

第四节　实验性研究

实验性研究（experimental study），又称干预研究（intervention study），是在研究者的控制下将确定为研究对象的人群随机分为实验组与对照组，实验组采取某项干预措施或施加某种因素或消除某种因素，而对照组不给予该因素，然后进行追踪观察，作组间比较，验证该因素与相关健康状态的关系。

一、概述

实验性研究对应于实验设计，是验证病因和评价防治效果的流行病学研究方法。它包括：① 实验室实验，如用动物群实验模拟人类疾病的流行因素及规律；②临床试验，如评价药物或治疗方法的效果；③预防试验，如评价预防接种的效果；④病因试验或干预试验，如饮水加氟可预防龋齿，也证明摄入氟不是龋齿的病因之一。

二、基本特点

在实验性研究中，研究对象被分为两组或多组，分别接受不同的干预（处理或对照）措施，随访观察一段时间，然后比较各组的某（些）结局（outcome）或效应（effect）（见图 2－1）。因此，实验流行病学研究具有以下基本特点。

1. 属于前瞻性研究　实验性研究必须是干预在前，效应在后，所以是前瞻性研究。

2. 随机分组　严格的实验性研究应采用随机方法把研究对象分配到实验组或对照组，以控制研究中的偏倚和混杂。

3. 具有均衡可比的对照组　实验性研究中的对象均来自同一总体的样本人群，其基本特征、自然暴露因素和预后因素应相似。

4. 有干预措施 这是与观察性研究的一个根本的不同点。由于实验性研究的干预措施是研究者为了实现研究目的而施加于研究对象，因此实验性研究会产生医学伦理学问题。

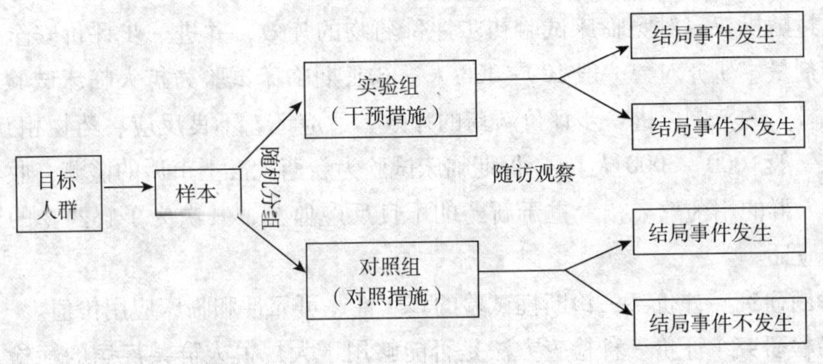

图2－1 实验流行病学研究原理示意图

在一些研究中，因为受实际条件所限，不能随机分组或不能设立平行的对照组，这种研究称为“类实验”或“准实验”（quasi－experiment）。可分为两类：

（1）不设对照组：但不等于没有对比。对比有：①自身前后对照，即同一受试验者在接受干预措施前后比较；②与已知的不给该项干预措施的结果比较。

（2）设对照组：虽然设立了对照组，但研究对象的分组不是随机的。

实验性研究的分类方法很多，按研究场所分为：①临床试验（clinical trial）：是在医院或其他医疗照顾环境下进行的实验。接受干预处理或某种预防措施，研究对象是病人，包括住院和未住院的病人。常用于对某种药物或治疗方法的效果进行检验和评价。②现场试验（field trial），亦称社区试验（community trial）或社区干预项目（community intervention program CIP）：是以尚未患所研究疾病的人群作为整体进行试验观察，常用于对某种预防措施或方法进行考核或评价。按研究目的又可分为病因试验（etiological trial）、预防试验（preventive trial）和治疗试验（therapeutic trial）。

三、临床试验

临床试验（clinical trial）是按照实验法的原理，运用随机分配原则将试验对象分为实验组和对照组，给予前者某种干预措施，不给后者该措施或给予安慰剂，经过一段时间同等地观察后评价该措施产生的效应，其目的是评价临床治疗和预防措施的效果和进行病因研究。是药物或其他疗法（理疗、放疗、手术治疗等）在正式常规应用之前的最后人体应用试验。它与基础研究（动物实验），以及正式常规应用后的监测三者一起构成了医学治疗学的研究。也称为疗效研究或疗效评价。

应用最广泛的是临床随机对照试验（randomized controlled trial，RCT），也被称为临床实验的金标准。以下主要按照RCT研究的步骤进行论述。

（一）主要用途

1. 治疗研究 包括对药物、疗法、其他医疗服务效果或不良反应的评价。对于新药的评价，须经过4期临床试验：①Ⅰ期临床试验是新药在人体进行试验的起始期小规模试验，主要是观察药物的安全性，确定用于临床的安全有效剂量和给药方案，包括药物耐受性试验，药代动力学和生物利用度。研究对象一般10～30人。②Ⅱ期临床试验是通过随机双盲对照临床试验初步评价药物的疗效，并进一步评价安全性，推荐临床用药剂量。研究对象一般100～300人。③Ⅲ期临床试验为扩大临床试验，是多中心的，在较大的范围内进一步评价新药的疗效、适应证、不良反应、药物相互作用等。研究对象一般1000～3000人。④Ⅳ期临床试验为新药批准上市后的监测，收集广泛应用后不同人群的用药效果，着重于新药的不良反应监测，其次为了解药物的远期疗效和新的适应证。

2. 诊断研究 评价某一诊断性试验的真实性、可靠性和临床应用价值。

3. 筛检研究 评价一种检查方法是否能够用于大规模人群某疾病的筛检，评价该方法的真实性、可靠性和实用性。

4. 预后研究 主要用于预后因素的研究。

5. 病因研究 临床试验用于病因研究，主要是疾病危险因素干预研究。

（二）临床试验设计的基本原则

1. 随机 遵循随机化原则分配研究对象的目的在于达到“组间的均衡”。因而，随机化的成功与否自然也以“组间均衡”为主要衡量标准。

2. 对照 有同期平行对照，临床试验中常使用标准疗法对照，即以常规或现行的最好防治疾病的方法作对照。

3. 重复 即应该有合理的样本量，研究结论能外推及与研究对象具有同一性质的其他病人。

4. 盲法 采用盲法以避免研究者和研究对象的主观因素对研究效应的影响。

5. 多中心 多中心临床试验是指有多名研究者在不同的研究机构内参加并按同一试验方案要求用相同的方法同步进行的临床试验。多中心临床试验能在较短的时间内收集较多的受试者，涵盖的面较广，可以避免单一研究机构可能存在的局限性，因而所得结论可有较广泛的意义，是一种有效地评价新药的方法。

6. 符合伦理道德 这是临床试验的基本前提。

（三）临床试验的基本设计类型

根据设计方案，可以把临床试验分为平行设计、交叉设计、析因设计和序贯设计四种类型。

1. 平行设计（parallel design） 研究对象被随机分配到两组（或多组），分别接受不同的处理，两组同时开始进行研究，同时分析和比较研究结果。

2. 交叉设计（cross－over design） 交叉设计是对两组受试者使用两种不同的处理措施，然后将处理措施互相交换，最后将结果进行对比分析的设计方法。

3. 析因设计（factorial design） 是指将处理因素交叉形成不同的处理组合，并对它们进行同时评价，可以评价不同处理的单独作用和联合应用的交互效应。

4. 序贯设计（sequential design） 序贯试验在试验前不规定样本，患者按进入的先后用随机化方法分配入实验组或对照组，每试验一个或一对受试者后，及时进行分析，一旦可以判定结果时，即可停止试验。

（四）临床试验的基本步骤

1. 明确研究目的 即确定要研究评价的干预措施（药物或疗法）。即所使用的药物或措施的总量、次数、每次的剂量、疗程的数量等。

2. 选择实验现场 通常考虑人口相对稳定，流动性小，并要有足够的数量；实验现场具备试验所需的医疗卫生条件，医疗机构及诊断条件较好，登记报告制度较完善；还要注意实验地区（单位）领导重视，群众接受，有较好协作条件等。

3. 选择研究对象 选择研究对象时应制订出严格的入选标准（inclusion criteria）和排除标准（exclusion criteria），以避免某些因素影响研究的真实效应或存在医学伦理问题。选择研究对象的要点：

（1）研究对象的获益：从伦理学原则讲，患者应该在医院获得最佳治疗。已知实验对其有害的人群不能作为研究对象，通常老人、儿童和孕妇一般不作为研究对象。

（2）研究对象的代表性：即样本应具备总体的基本特征，如性别、年龄、种族等特征要与总体一致。

（3）研究对象的依从性：依从性（compliance）是研究对象能服从实验设计安排并能密切配合到底的过程。

（4）研究疾病的发病率：应选择预期发病率高的人群作为研究对象，以利获得较高的流行病学效率。

（5）容易随访的人群：例如可选择有组织的人群、离实验中心不太远的人群等。

（6）志愿者的选择：通常志愿者的结果不能全部推论到目标人群。

4. 确定研究样本量 根据不同的设计要求，确定合适的样本量。研究对象难免有一定的失访和不依从，一般可在估算的样本量的基础上适当增加10%～20%。

（1）影响样本量大小的主要因素：①结局事件（如疾病）在未干预人群/对照组中的预期发生率。发生率越低，需要的样本量越大。这些数据可以根据以往的研究结果或预试验（pilot study）的结果估计。②实验组和对照组结局事件比较指标的差异大小。差异越小，即干预效果越不明显，所需样本量越大。③研究对象分组数量 分组数量越多，则所需样本量越大。④第Ⅰ型（β）错误出现的概率，取0.01时，所需的样本量比取0.05时大，即要求的显著性水平越高，所需样本量就越大。⑤第Ⅱ型（β）错误出现的概率，1－β称把握度（power），把握度要求越高，则所需样本量就越大。⑥单侧检验或双侧检验 双侧检验比单侧检验所需样本量大。

（2）样本量的估计方法：一般分为连续变量和非连续变量样本大小的估计，特殊的研究设计类型，或者是以群组为干预单位的研究，样本量的估算方法有所不同，样本量具体确定方法可参考有关书籍。

5. 选择效应指标 效应指标是以结局变量（outcome variable）来衡量的，如治愈、死亡等。结局变量可以超过一项，但为了提高检验效能，所选结局变量不能太多。选择结局变量时还要规定测量的方法和判断的标准，否则将导致测量偏倚，造成结果的误差。

（1）指标的关联性：即所选指标与研究目的有本质的联系，并能确切反映研究因素的效应。

（2）指标的灵敏性和特异性：减少假阴性和假阳性结果，有条件要以金标准来考察灵敏度和特异度，提高效应的真实性和符合率。

（3）指标的客观性：包括变量指标本身和测量方法的客观性。应尽可能使用不易受主观因素影响的并能客观记录的指标。并且应用科学的方法建立对定性指标、软指标观测的量化体系，减少观察偏倚。

（4）指标的可行性和可接受性：结局变量的测量必须是可以做到的，既要选择与主要结局变量直接相关的变量作为目标，又要考虑到该目标的测量有条件完成。结局变量测量方法在研究人群中的可接受性是一个实验研究能否成功实施的关键。当结局测量的方法参与者带来不方便时，就有必要修改或放弃所选择的结局变量。

6. 试验对象分组 在实验研究中，通过随机化分组，使每个研究对象都有同等的机会被分配到各组去，以平衡实验组和对照组已知和未知的混杂因素，从而提高两组的可比性，使研究结论更加可靠。可通过简单随机分组（simple randomization）、分层随机分组（stratified randomization）和整群随机分组（cluster randomization）等方法进行分组。

7. 设立对照组 在实验研究中，要正确评价干预措施的效应，必须采用严密的、合理的对照设计，来控制偏倚，使研究者有可能做出正确评价。设立对照的方法如下。

（1）标准对照：是实验性研究常用的一种对照方式，是以常规或现行的最好防治疾病的方法作对照。适用于已知有肯定防治效应的疾病。

（2）安慰剂对照：安慰剂（placebo）不加任何有效成分，但外形、颜色、大小、味道与试验药物或制剂极为相近。在所研究的疾病尚无有效的防治药物或使用安慰剂后对研究对象的病情无影响时才使用。

（3）自身对照：即实验前后以同一人群作对比。如评价某预防规划实施效果，在实验前需要规定一个足够的观察期限，然后将预防规划实施前后人群的疾病和健康状况进行对比。

（4）交叉对照：即在实验过程中将研究对象随机分为两组。在第一阶段，一组人群给予干预措施，另一组人群为对照组，干预措施结束后，两组对换试验。这样，每个研究对象均兼作实验组和对照组成员，减少组间差异的影响。

此外，还有历史对照、空白对照等，由于这类对照缺乏可比性，除某种特殊情况外，一般不宜采用。

8. 确定基线数据，建立监测系统 临床试验必须确定该变量在研究人群的基线数据（baseline data）。基线资料一般包括研究人群的基本人口特征、结局指标的基线水平、其他可能影响研究结果的因素等。调查开始和结束时确定基线数据的方法必须相同，以便正确评价干预效果。建立监测系统，就是基于结果变量制订具体的观察和记录标准，明确观察方法，观察次数，各次间隔和观察期限，记录表格和登记方法，并严格依照标准执行。监测系统必须有相对低的成本和较高的灵敏度。

9. 观察随访 实验研究属于从因素出发观察结果的研究方法，所以对不同组别的研究对象均要进行追踪观察随访。

（1）观察时限：根据实验目的、干预时间和效应（结局事件）出现的周期等，规定研究对象开始观察、终止观察的时限。

（2）观察方法：为了避免研究信息受到研究对象和研究者主观因素的影响，产生信息偏倚，在观察中应使用盲法（blinding）。一般可分为单盲、双盲、三盲。

①单盲（single blind）：对研究对象设盲，即研究对象不知道自己是实验组还是对照组。

②双盲（double blind）：研究对象和给予干预或结局评估的研究人员均不了解试验分组情况，而是由研究设计者来安排和控制全部试验。

③三盲（triple blind）：不仅研究者和研究对象都不了解分组情况，对负责资料收集和分析的人员也设盲。这样可以更客观地评价试验情况。从理论上讲可以完全消除各方面的主观因素。

（3）随访和资料收集：在实验流行病学研究中，对所有研究对象，不论是实验组或对照组，都要同等地进行随访（follow－up），并要求对所有研究对象都坚持随访到终止期，不可中途放弃或遗漏。如果观察期限较短，在随访终止时一次搜集资料即可，否则，往往需要在整个观察期内分几次随访，随访间隔周期的长短和次数主要视干预时间、结局变量出现时间和变异情况而定。随访观察的内容，主要有三方面：①干预措施的执行状况；②有关影响因素（预后影响因素）的信息；③结局变量。

在随访观察和资料收集中，还要注意退出（withdraw）问题，实验对象在实验过程中，由于种种原因退出实验。如不合格（ineligibility）（研究对象不符合纳入标准）、不依从（noncompliance）（研究对象在随机分配后不遵守实验规定）、失访（loss to follow－up）（研究对象迁走、意外死亡或与本病无关死亡及本人退出实验）。总之，退出资料对分析很有影响，可能使样本量不足，实验组和对照组数目不均衡产生偏倚。因此应尽量防止退出发生。

10. 临床试验的结果评价

（1）主要指标：临床试验主要是评价某种药物或治疗方法的效果，常用指标有有效率、治愈率、病死率、不良事件发生率、生存率等。

①有效率（effective rate）：$有效率 = \frac{治疗有效例数}{治疗的总例数} \times 100\%$ （式2－7）

②治愈率（cure rate）：$治愈率 = \frac{治愈例数}{治疗总人数} \times 100\%$ （式2－8）

③病死率（case fatality rate）：$病死率 = \frac{因某病死亡人数}{某病受治疗人数} \times 100\%$ （式2-9）

④不良事件发生率（adverse event rate）：

$$不良事件发生率 = \frac{发生不良事件病例数}{可供评价不良事件的总病例数} \times 100\% \quad （式2-10）$$

⑤生存率（survival rate）：

$$N年生存率 = \frac{N年存活的病例数}{随访满N年的病例数} \times 100\% \quad （式2-11）$$

此外，还可采用卫生经济学指标进行评价，如成本效果比、成本效益比、成果效用比等。对慢性非传染性疾病常采用中间结局变量指标进行评价：①人群知识、态度、行为的改变；②行为危险因素的变化，如吸烟、膳食、体育运动等；③ 生存质量的变化，包括生理（身体）机能、心理机能、社会机能、疾病的症状体征、对健康总的感受和满意程度等。

（2）评价方法：临床试验效果评价就是对不同组间观察效应的分析，也就是采用统计处理方法，计算有关指标，反映数据的综合特征，阐明事物的内在联系和规律。一般通过：统计描述，统计推断和临床或公共卫生意义分析等。

（五）临床试验中应注意的问题

1. 临床依从性

（1）衡量方法：通过计数患者剩余的处方药量；通过测定药物水平，直接询问病人：根据调查表询问患者，从答案中判断病人的服药情况。

（2）改善措施：通过宣教，提高患者对疾病及遵从医嘱的正确认识；提高医生人际沟通的能力；防治措施简单方便，用药要高效、低副作用；将服药习惯的养成与日常生活行为结合起来，使病人服用方便，不易遗忘；改进管理，使患者就医方便；改善医疗服务质量，取得病人充分合作；社会和家庭的关怀和支持。

2. 临床不一致性（clinical disagreement）

（1）发生情况：采集病史中的不一致性，体格检查中的不一致性，实验室检查中的不一致性，诊断和治疗中的不一致性。

（2）减少措施：主要通过创造良好的诊断环境，不受任何干扰；建立良好的医患关系；加强人员训练，熟练掌握操作技术；统一检查、诊断和治疗标准；复查病史；邀请专家会诊，以核实临床资料的准确性；应用适当的辅助检查技术；在可能的条件下进行复查等方法。

3. 安慰剂效应 临床疗效试验的安慰剂效应比较明显，因此设置合理的对照很重要。但临床试验中，使用安慰剂应当符合医学伦理道德，安慰剂对照只是在没有标准有效疗法时使用。

4. 向均数回归 这是临床上见到的一种现象，即一些极端的临床症状或体征有向正常回归的现象，称为向均数回归（regression to the mean）。

5. 沾染和干扰问题 所谓沾染（contamination）指对照组意外地接受了实验组的

处理措施。所谓干扰（co－intervention）是指实验组额外地接受了与实验效应一致的其他处理措施，它可能会扩大实验组与对照组差异。沾染和干扰都可能歪曲研究结果的真实性。

6. 偏倚与机遇 偏倚（bias）通常包括信息偏倚、选择偏倚和混杂偏倚（confounding），这些可以通过良好的研究设计最大限度地予以控制。但机遇（chance）则不能完全消除，只能在研究中防止因机遇而影响研究结果。

（六）不良事件观察、记录与分析

不良事件（adverse event）是受试者在接受一种干预（如药物治疗）后出现的不良医学变化，无论这些不良变化是否与试验药物有关，均视为不良事件。

所记录的所有不良事件，由研究者对其是否与所试药物（试验药与对照药）有关做出是与否的评价。对不良事件可按5级标准评定是否与药物有关：①与药物有关；②很可能与药物有关；③可能与药物有关；④可能与药物无关；⑤与药物无关。

（七）报告研究结果要注意的问题

近年来，如何有效报告随机对照试验备受重视，现在很多杂志都要求试验报告应遵循试验报告统一标准（consolidated standards of reporting trials，CONSORT）指南，以提高试验报告质量，使报告能反映研究真实实施过程。CONSORT指南是1996年制定的，2001年做了修订（标准版），主要适合以个体为试验单位的平行组随机对照试验。2004年，又提出了适合群组随机对照试验的CONSORT扩展版。标准版和扩展版CONSORT指南均由试验报告条目清单（checklist of items）和流程图组成。两版指南试验报告条目清单均有22条，包括试验设计方案、实施过程、分析方法和结果解释，要求作者必须完整清晰地将这些内容表述出来；流程图则指导研究者如何报告研究对象在试验过程各阶段的情况，包括有无经过合格评估、排除的标准、如何分组、不依从和失访的情况和原因、进入分析的人（群组）数、剔除的人（群组）数和原因等。

近年来，我国的临床随机控制试验蓬勃发展。2006年我国学者领导的课题组在医学权威刊物《New England Medicine Journal》发表了治疗对肾素－血管紧张素抑制剂类药物的研究。在中医学界也都发表了系列关于针灸治疗的相关疾病的高质量的随机对照控制试验，取得不少成绩，提高了我国基础研究的国际地位。

四、社区试验

社区试验也称社区干预试验，是指接受干预措施的基本单位是整个社区，或某一人群的各个亚人群。如某城市的街道、学校的班级、工厂的车间等，常用于对某种预防措施或方法的效果进行评价。也称作预防措施效果评价。

社区试验与临床试验均是运用实验性研究的基本原理与方法评价疾病的防治效果，解决医疗卫生工作的实际问题。二者的不同之处是：①分组方式不同，临床试验以受试者个体为单位进行随机分配，而社区试验则是按社区或团体进行分配；②干预措施的目标不同，临床试验是针对疾病二级预防措施进行干预，而社区试验的干预目标是疾病的一级预防；③受试对象不同，临床试验一般是某病患者，而社区试验受试对象一般是健康人群。

社区试验的步骤与方法基本上等同临床试验，可以看作放大的临床试验，具体差异可参考相关书籍。

（熊光轶）

第五节　循证医学

循证医学（evidence - based medicine，EBM）即遵循证据的医学，是近20年来迅速发展起来的一个学科。由于最早从临床实践的角度提出，因此有些人认为循证医学是临床医学一个新的分支。但广义而言，循证医学是医学发展的一个阶段，如循证护理、循证药学、循证卫生管理、循证针灸等在许多学科和领域中运用，也就是“遵循证据做出医学决策和措施”，具有更广泛的含义。

一、概述

人类的医学实践历史从经验医学时期，到实验医学时期，再到20世纪50年代，随着临床试验的发展，尤其是随机控制对照试验（randomized controlled trial，RCT）作为临床试验的金标准被广泛的使用，人们逐步认识到在医学实践中，仅凭个人经验加检验结果还不能做出最佳的临床决策，而需要借助所能获得的最新、最可靠、最充分的证据处理各种问题，因此循证医学时期就应运而至。

英国医师Archie Cochrane提出：“应用随机对照试验证据所以重要，是因为它比其他任何证据更为可靠”，“应根据特定病种与疗法，将所有相关的RCT联合起来进行综合分析，并随着新的临床试验的出现不断更新，以便得出更为可靠的结论”。1987年Iain Chalmers博士发表了针对妊娠和分娩领域的临床随机对照试验及其系统评价的文章，成为临床研究和卫生评估方面的一个里程碑。1992年加拿大Gordon Guyatt教授率先启用循证医学这个学名，同年年底，在Iain Chalmers博士领导下，由英国国家卫生服务部（NHS）资助，成立了以Cochrane命名的世界上第一个循证医学中心——英国Cochrane中心。同年，加拿大学者David Sackett提出了循证医学的概念，即“任何临床的诊治决策，必须建立在当前最好的研究证据与临床专业知识和患者的价值相结合的基础上”。由此可见，循证医学的本质内涵一个在“证”，一个在“循”。证者，证据，证明也；循者，遵循，遵照也。其核心思想是：任何医疗决策都应基于客观的临床科学研究依据，主要方法是寻找证据，分析证据和运用证据，以做出科学合理的治疗决策。

在1992年成立Cochrane中心后，1993年第一届世界Cochrane年会上，正式成立国际Cochrane协作网（The Cochrane Collaboration，CC），在短短几年后，包括中国在内的13个国家的15个循证医学中心、涉及临床各科包括针灸在内的51个系统评价小组。

1996 年，四川大学华西医学中心（原华西医科大学）率先在我国创建循证医学/Cochrane 中心。1999 年正式加入国际 Cochrane 协作网，成为亚洲第一及中国目前唯一的循证医学和 Cochrane 中心。成立 10 余年以来，该中心为循证医学在中国及亚洲的医学发展作出了重要贡献，并在广州、北京、上海等地建立起循证医学分中心。

Cochrane 协作网，网址为 http：//www. cochrane. org/，是一个非营利性国际学术团体，其宗旨是制作、保存和传播有关卫生保健措施的系统评价。该协作网由临床流行病学家、生物医学统计学和医学编辑专家组成 8 个方法学工作组，确保系统评价的质量，各协作网成员在 Cochrane 统一的手册指导下，在相应 Cochrane 评价组编辑部指导和帮助下完成系统评价，其结果发表在 Cochrane Library 上（http：//www. thecochranelibrary. com/view/0/index. html）。因其质量措施非常严格，故其平均质量被公认比普通系统评价更高，Lancet，JAMA 等权威杂志愿意同时或先后发表 Cochrane 系统评价。

二、循证医学的特点及其运用

循证医学不仅从理论上指导医学实践，而且还能提供实践方法和数据资料。Sackett 教授修定的循证医学定义为：“慎重、准确和明智地应用目前可获取的最佳研究证据，同时结合临床医师个人的专业技能和长期临床经验，考虑患者的价值观和意愿，完美地将三者结合在一起，制定出具体的治疗方案”。

1. 将最佳临床证据、熟练的临床经验和患者的情况紧密结合 寻找和收集当前最佳临床证据（current best evidence）旨在得到更敏感和更可靠的诊断方法，更有效和更安全的治疗方案，力争使患者获得最佳治疗结果。考虑到患者的具体情况，根据患者对疾病的担心程度、对治疗方法的期望程度，设身处地地为患者着想，并真诚地尊重患者自己的选择。只有将这三大要素密切结合，临床医师和患者才能在医疗上取得共识，相互理解，互相信任，从而达到最佳的治疗效果。

2. 重视确凿的临床证据 传统医学包括中医学都主要根据个人的临床经验，遵从上级或高年资医师的意见，参考来自教科书和医学刊物的资料等为患者制定治疗方案。强调临床实践，强调在实践中寻找证据，在实践中积累经验。但此种实践存在局限性，因为它所反映的往往只是个人或少数人的临床活动，一些新的药物或治疗方法由于不为临床医师所了解而得不到应用；一些无效或有害的治疗方法，由于长期应用已成习惯，或从理论上、动物实验结果推断可能有效而继续被采用。因此，仅仅根据个人或少数人的临床经验和证据是不够的，一种治疗方法的实际疗效，必须经过随机对照临床试验的验证。

3. 临床证据分级 不同研究方法所获得的证据，其价值是不同的。循证医学根据论证强度对证据进行了分级，治疗性证据的论证强度从高到低依次分为五级：

一级论证强度最高，主要是大规模多中心随机对照试验和经过 Meta 分析系统评价；

二级是单个的样本量足够的随机对照试验；

三级是设有对照组，但未用随机方法分组的研究；

四级是无对照的系列病例观察；

五级论证强度最低，为专家意见。专家意见包括专家临床经验、专家论坛或评述、专家委员会报告等。

4. 应用日趋广泛 随着循证医学的快速发展，使其应用学科和领域非常广阔，目前主要有以下几个方面。

（1）临床决策：临床决策主要是诊断和治疗。大量的循证医学实践不仅提供了最可靠、最新的诊疗证据，更提供了获得证据的步骤和方法，因此循证医学在临床决策中的应用越来越广泛。

（2）药物研究：循证医学不仅可以对药物的效果做出客观的评价，还可以指导药物的更新、开发和利用。

（3）行政决策：国家或地区、部门制定的医疗卫生决策，需要依据循证医学的原则，并应用循证医学所获得的证据。

（4）管理医疗：管理医疗（managed care）是指对同类病人的治疗方法和方案进行规范性管理。对一组情况类似的病人，确定一套规范的基本医疗措施方案，从而指导医生的医疗行为，有助于提高医疗质量和控制医疗费用。这些规范性的基本医疗措施方案指南的制定必须依据循证医学的原则和应用循证医学的证据。

三、系统评价

系统评价（systematic review，SR）是以某一具体临床问题为基础，系统、全面的收集全世界所有已发表或未发表的临床研究结果，采用临床流行病学严格评价文献的原则和方法，筛选出符合质量标准的文献，进行定性或定量合成，得出综合可靠的结论，并随着新的临床研究的出现及时更新。

系统评价根据临床问题可分为：病因学研究的系统评价、诊断性试验的系统评价，治疗性研究的系统评价，预后研究的系统评价，卫生经济学研究的系统评价等。按照统计方法可分为：定量的系统评价（即含 Mata 分析）和定性的系统评价。

因其系统、全面收集所能收集到的发表或未发表的 RCT 文章，经过严格临床流行病学方法进行评价，筛选出符合质量标准的文献，应用 Meta 分析方法进行定量综合，从而提高结论把握度和正确性，对临床实践具有导向作用。

1. 系统评价的过程与步骤

（1）确定题目：一般选择在临床实践中，存在着亟待解决的问题。那些不肯定、有矛盾的重要临床问题或医疗实践中经常遇到的问题；根据单个临床试验难以确定干预措施疗效的临床问题；在临床实践中差异较大的重要临床问题。如：题目：针灸治疗急性偏头痛；研究对象：急性偏头痛患者，不考虑性别、年龄；干预措施：治疗组，采用各种方法刺激相关穴位，如针刺、针压表面电针刺激；对照组，假性针灸或标准治疗；研究结果：能否预防或缓解患者的急性偏头痛；设计方案：RCT。

（2）收集文献：针对所提出的问题设计制订正确的检索策略，系统全面收集文献。如：确定问题的关键词，并依此进行收集文献，选择数据库，一般查询 MEDLINE 数据库及相关数据库等，也就是要多渠道、多语种（避免语言偏倚）的检索。更为重要的是要全面收集已发表和未发表的文献（避免发表偏倚），所谓发表偏倚（publication bias）就是收集在期刊、出版物上的相关资料时，往往由于阳性结果易于发表，阴性结果不易被发表，从而造成的偏差。控制发表偏倚在实际操作中比较困难，目前最好的做法是采取研究的预先注册制度，建立临床试验的等级制度。

（3）选择文献：根据确定纳入与排除的标准选择文献。

文献选择应注意：多人、盲法选择；专业与非专业人员共同选择；意见有分歧时讨论解决或请第三人评判。还可以通过不同检索方法组合进行再次检索等。最好通过预试验，完善选择方法以便尽量避免偏倚。

（4）评价文献：包括：①内在真实性（internal validity）——各种偏倚因素的影响情况；②外在真实性（external validity）——结果的实用价值与推广应用的条件；③影响结果解释的因素——药物的剂量、剂型、用药途径、疗程等；④偏倚的来源——选择偏倚、实施偏倚、失访偏倚等。

①选择性偏倚（selection bias）：产生于组成各研究组发生的偏倚，在选择和分配研究对象时，造成组间基线不可比。其避免方法有：采用真正随机的方法产生分配方案和分配方案的隐藏（allocation concealment）。

②实施偏倚（performance bias）：发生在干预措施的实施进程中，除比较的措施外，对研究对象提供的其他措施在实验组和对照组不一样。避免实施偏倚的方法主要是盲法，包括对研究措施的实施者和接受措施的患者均采用盲法。

③ 测量偏倚（detection bias）：测量实验组、对照组结果的方法不一致。其控制方法为对测量人员实施盲法。

④ 失访偏倚（attrition bias）：实验组、对照组失访人数不一样或失访者情况不一样，而作者经常不报告失访情况造成的一种偏倚。控制失访偏倚的方法：从作者处获得失访信息和意向性分析，即对失访进行原因分析。

⑤ 盲法的实施情况：实施盲法的主要目的是保证基线的可比性。它对失访，以及解释不同文献结果差异的原因都是一个重要的影响因素。

⑥ 方法学质量标准与评价方法：原始研究的“方法学部分”问题包括报告不详细，缺乏真实性标准与试验结果之间相关性的证据，分配研究对象不够随机，分配方案未隐藏，对结果评价者和患者未采用盲法等等。也可采用量表（scales）和清单表（checklists），比如 Jadad scale 等评价方法。

（5）收集数据：采用计算机收集或表格收集，数据是原始文献与系统评价之间的桥梁，是分析前最重要的环节。采用双人分别独立收集、双重验证的方法，注意收集时一定要详细记录数据收集过程，并注意记录的规范性与准确性。

（6）分析数据：根据数据类型选择不同分析方法，进行定性分析与定量分析，描述研究的特征并绘制列表，描述纳入研究情况、研究方法的合格性和不同研究间的差异，定量合成结果变量。

（7）解释结果：对结果的解释应注意：证据的强度；结果的外推性、对临床实践的意义、对研究的意义；纳入研究的质量；不同临床试验及其研究效果是否一致；权衡利弊、价值；是否有明显的剂量－效应关系；是否有其他类型的证据支持系统评价的结果；结果的推广应用性（研究对象、研究场所、干预措施、其他条件是否类同；基线情况是否可比；依从性；文化背景等种族差异）等等。

（8）更新系统评价：系统评价发表后，还需定期收集新的原始研究，按步骤重新进行分析、合成提供现有的最新、最佳的证据。系统评价得以不断更新。

近年来，我国医学界积极开展循证医学研究，发表相关高质量论文200多篇，涉及中西医学各个方面，呈现出蓬勃发展的势头。

四、Meta 分析

Meta 分析（Meta analysis）是对多个具有相同研究目的且相互独立的研究结果进行定量化汇总的一类统计学方法。Meta 为希腊词，意为“after, more comprehensive, secondary”。前身源于1920年 Fisher“合并 P 值”的思想，1976年心理学家 Glass 提出“合并统计量”并首次运用，将这种综合研究方法称为 Meta 分析，该方法也有译为荟萃分析、二次分析、综合分析等。

Meta 分析不局限为一种统计方法，而是将其定义为汇总多个同类研究并对研究效应进行定量合并的分析研究过程，是一种定量的系统评价。

1. Meta 分析的基本步骤 Meta 分析的主要步骤与系统综述基本一致，参照Cochrane协作网系统工作手册（Cochrane Reviewers’ Handbook）（http：//www.cochrane－handbook.org/），基本步骤如下：

（1）提出需要解决的问题。

（2）制订检索策略，全面广泛地收集数据。

（3）确定纳入和排除标准，筛选合格文献。

（4）资料选择和提取。

（5）各试验的特征描述和质量评估。

（6）进行统计学处理：①异质性检验；②计算合并效应量并进行统计推断；③结果图示；④敏感性分析；⑤潜在偏倚的评价。

（7）阐述结果，做出结论及评价。

（8）资料的更新。

2. Meta 分析的特点

（1）提高统计分析效能：把许多具有可比性的单个研究进行合并，样本增大，把握度提高，提高了论证的强度和效应，增强结论的评估力度。

（2）分析多个同类研究的分歧和原因：对多个研究不一致或存在分歧进行了进一

步分析，通过异质性检验探究不同异质性的来源和重要性，通过对亚组分析，研究不同情况不同亚组变化范围，分析原始文献没有分析的部分结果，研究并通过统计方法控制出版偏倚。寻找有关各种原因，便于做出更科学的结论。还可以引出新见解，提出新问题，建立新的假说。

（3）有助于医学工作的开展：Meta 分析是简单快捷获取和评价大量文献的科学方法，在今天信息爆炸的时代，医学工作者都能借助 Meta 分析对相关知识进行再分析、判断与评价，从而在有限的时间内获得更多所需的信息，并且能把 Meta 的结论推导到医学实践中。

3. Meta 分析的资料合并

（1）异质性的识别与处理：纳入到同一个 Meta 分析的所有研究都存在差异，这种差异可能来自于研究过程中，各具体观察对象不同得到不同的结果，也可能来自于研究对象来自不同总体的研究间差异，即研究内差异和研究间差异。

只有同质的资料才能进行统计量合并，因此，Meta 分析必须进行异质性检验（test for heterogeneity），若差异过大就不能合并在一起，进行统计量合并。

（2）亚组分析：亚组分析是将所有数据分成更小的单元亚组，进而在各亚组进行分析比较的方法。如按照某亚型研究对象进行亚组分析，通过亚组分析对异质性进行处理，使之达到同质。

（3）多元回归分析：把每个研究的原始数据，进行统一的多元回归分析，以避免由于使用不同模型不一致导致的异质性。

此外，还有混合效应分析，Meta 回归分析等方法。在有些情况下不宜做 Meta 分析，考虑只做一般的统计描述。谨记：Meta 的目的是产生最好的证据帮助决策，误导的结果比没有结果更糟。

4. 研究结果的定量综合　在异质性检验后，进行结果的定量综合，根据数据资料不同分为以下情况。

（1）定量资料的定量合并：合并定量资料的效应指标，通常通过加权法或标化法进行数据的合并。如：加权均数差（weighted mean difference，WMD）和标准化均数差（standardized mean difference，SMD）

加权法，即是对不同研究所赋予不同权重值，如大样本研究赋权重值大，小样本研究所赋权重值小。而对于研究中采用不同量度的指标，必须进行标准化转变，目的都是变化为可作为合并的效应指标。

（2）分类资料的定量合并：合并分类资料的效应指标，通常通过选择比值比（odds ratio，*OR*）、相对危险度（relative risk，*RR*）、危险度差值、率差的倒数以及取对数的相对危险度 ln（*RR*）等，为合并统计量。

（3）合并统计量的假设检验：无论采用何种方法计算得到的合并统计量，还需要用假设检验的方法验证多个同类研究的合并统计量是否具有统计学意义，通过 Z 检验，Mantel－Haenszel 等方法检验后，若 $P \leqslant 0.05$，多个研究的合并统计量有统计学意义；

若 $P>0.05$，多个研究的合并统计量没有统计学意义。同时，若 OR 或 RR 的可信区间包含 1，WMD 或 SWM 的可信区间包含 0，相当于 $P>0.05$，即无统计学意义。

（4）敏感性分析（sensitivity analysis）：指改变某些影响结果的重要因素，如研究治疗的差异、失访情况、统计学方法等，以观察合并效能是否发生变化，从而判断结果的稳定性和强度的方法。常用的方法有：①调整纳入标准，比较剔除纳入前后，结论有无差异；②选择不同的统计模型时，合并统计量有无差异；③对文献进行分层亚组分析，结论有无差异。

如果敏感性分析结果与原结果没有冲突，那么该结果加强了原结果的可信度。如得出不同结论，提示存在有关潜在重要因素，应该进一步研究明确争议来源。

（5）发表偏倚的评估：前评估发表性偏倚的识别方法有漏斗图法、线性回归模型、自相关检验、剪补法以及失安全系数法等。

5. 形成结果报告 按照一般格式要求，前言、材料与方法，结果与分析、讨论，进行报告，尤其对分析结果，不能解决的问题，提供应用的科学依据，偏倚和异质性都要进行认真讨论。

6. RevMan 软件 RevMan（review manager）软件是国际 Cochrane 协助网专门设计免费运用于 Meta 分析的系统评价软件，该软件可以制作和保存 Cochrane 系统评价的计划书和全文；可对录入的数据进行 Meta 分析并以森林图的形式展示分析的结果。具体操作参见有关书籍。

（熊光轶）

第六节 数据处理与分析

医学研究的主要对象是人群健康状况与疾病及其影响因素。人群研究的变异很大，如同日出生的 3 周岁健康女童，其身长值和体重的正常值变异范围很大；各种影响因素也错综复杂。揭露隐藏在偶然现象后的必然性，正是统计学所要解决的问题。

统计学（statistics）是研究如何收集准确可靠的资料和选择正确的方法进行资料整理与分析的科学，是一门认识事物数量特征的工具学科。医学统计学（medical statistics）是认识医学现象数量特征的重要工具，它运用概率论与数理统计的基本原理和方法，结合医学实际，研究医学科研设计与医学数据的搜集、整理与分析的学科。医学统计学是医学科研工作中的重要组成部分。

一、医学统计学中的几个基本概念

（一）同质与变异

1. 同质 研究对象具有同样背景、条件、属性称为同质（homogeneity）。在医学研究中，指标影响较大的，较易控制的因素尽可能相同，将这些因素相同的个体可以看成是同质的个体。如研究儿童的生长发育，规定同性别、同年龄、同地区、同民族的健康儿童即为同质的人群。

2. 变异 同一性质的事物，其个体观察值之间的差异称为变异（variation）。如上述同质的儿童，由于生物之间个体的变异（遗传、营养等因素的影响）其身高有高有低，各不相同，可看作身高的变异。统计学的任务就是在同质的基础上，对个体的变异进行分析，揭示同质事物内在的本质和规律。

（二）变量与变量值

1. 变量 每一个观察对象也称观察单位（observation unit），观察单位的某项特征如观察指标或项目就称为变量（variablc）。

2. 变量值 变量的测量结果有可能有不同的取值，这个值即称为变量值（value of variable）。例如，测量某地幼儿园儿童的身高，每一个被测量儿童是一个观察单位，而儿童的身高则称为变量，身高的测量值就称为变量值。

（三）总体与样本

1. 总体 根据研究目的确定的同质的所有观察单位某种变量值的集合，称为总体（population）。例如，调查某地 2010 年正常成年男子的红细胞数。该地 2010 年全部正常成年男子的红细胞数即构成总体。这样的总体包括的观察单位是有限的，有明确的时间和空间范围，这类总体称为有限总体。另外一类总体，其观察单位是无限的，无明确的时间和空间范围，这类总体称为无限总体。

2. 样本 总体中遵循一定抽样原则抽取的具有代表性的部分观察单位，其变量值的集合，称为样本（sample）。医学研究与实践中，要直接研究无限总体通常是不可能的，即使是有限总体，考虑人力、物力、时间和条件等的限制，有时是不可能或不必要的，而只是随机抽取部分观察单位组成样本进行调查，用样本信息来推断总体特征。例如，2010 年从该地区随机抽取 1000 名成年男子，这些对象测得的红细胞数即为样本。

（四）参数与统计量

1. 参数 反映总体分布特征的统计指标，称为参数（parameter）。例如，总体均数（μ）、总体率（π）、总体标准差（σ）等。

2. 统计量 反映由总体中随机抽取的样本的统计指标，称为统计量（statistical）。如样本率（P）、样本标准差（s）。总体参数通常是未知的，不易获得的，而样本的统计量是容易获得的，抽样研究的目的就是用样本的统计量来推断总体的参数。

（五）误差

测量值与真实值之差称为误差（error）。任何周密设计的科学研究，都不可避免误差。它分为以下三大类。

1. 随机测量误差 在搜集资料过程中，即使方法统一、仪器及试剂已经校正，但由于偶然因素的影响，造成同一对象多次测定的结果不完全一致，这种误差称为随机测量误差（random measure error）。此误差常常未固定倾向，不能避免，但可通过增加仪器性能及操作方法的稳定，统计学处理或多次测量，使其控制在一定允许范围。

2. 抽样误差 抽样研究中，由于个体变异的存在，样本指标与总体指标之间往往存在差异，这种差异即为抽样误差（sampling error）。抽样误差虽不可避免但仍有一定规律性，研究和运用抽样误差的规律，进行调查或实验设计与资料分析，可以使其控制在一定允许范围之内。

3. 系统误差 在搜集资料过程中，由于实验设计问题，仪器不准，标准试剂未经校正，使观察值成倾向性的偏高或偏低，这种差异即为系统误差（systematic error）。系统误差可以力求避免，但如已经发生，则不能消除，需要查明原因，校正结果。

（六）频率与概率

1. 频率 指在相同条件下，进行 n 次重复试验，某随机事件（A）发生次数（m）与试验次数（n）的比值称为频率（frequency）。

2. 概率 描述某随机事件 A 发生可能性大小的度量，常记作 P，可用小数或百分数表示，其值 $0 \leqslant P \leqslant 1$。从概率的统计学定义可以得到，必然事件的概率等于 1，不可能事件的概率等于 0，随机事件概率在 0 和 1 之间。事件的概率越接近 0，表示该事件发生的可能性越小。习惯上认为当 $P \leqslant 0.05$ 或 $P \leqslant 0.01$ 时，此事件发生性很小，称为小概率事件。这种小概率事件不是不可能事件，而是一般认为在一次实验中不会发生，这就是小概率原理。

二、统计资料的类型

医学统计资料是由医学科学研究产生的一系列观测结果组成，可分为计量资料、计数资料和等级资料三种类型。不同类型的资料应采取不同的统计方法分析处理。

1. 计量资料 对每个观察单位用定量的方法测定某项指标数量的大小所得的资料称为计量资料（measurement data），又称为定量资料或数值变量资料。其变量值表现为连续变化的数值大小，一般有度量衡单位。如调查某地某年 12 周岁男童的身体发育情况，以 12 周岁男童为观察单位，男童的身高（cm）、体重（kg）、血压（kPa）等资料都属于计量资料。这类资料的统计指标是平均数、标准差等，统计分析方法有 t 检验、u 检验，方差分析、相关与回归等。

2. 计数资料 将观察单位按某一性质或类别进行分组计数，然后清点各组观察单位数获得的资料称为计数资料（enumeration data），又称为定性资料或无序分类变量资料。其变量值表现为属性或类别的差异，称为无序分类变量。若变量的观察结果表现为具有相互独立的两种情况，称为二项分类变量。例如观察对象的性别，艾滋病检验结果表现为阳性、阴性。若变量的观察结果表现为相互独立的多种情况，则称为多项分类变量。例如，人的血型分为 A 型、B 型、O 型、AB 型，职业构成等。这类资料的统计指标是相对数指标如率、构成比等，统计分析方法有 χ^2 检验、u 检验等。

3. 等级资料 将观察单位按某一属性的不同程度分组计数，得到各组观察单位数，称为等级资料（ranked data）。其变量值表现为属性或类别的差异，但不同类别间有程度上的差异。例如，临床上判断某种治疗方法可分为无效、好转、显效和治愈 4 级。

等级资料与计数资料相比，它属性的分组有程度上的差别，所以又称为有序分类变量资料（ordinal categorical）；与计量资料相比，它数量上的差别不确切，所以又称为半定量资料（semi－quantitative）。根据研究分析需要，三种资料可以互相转化。

三、统计工作的基本步骤

医学统计工作的基本步骤，可分为计划与设计、搜集资料、整理资料和分析资料四个步骤。这四个步骤是互相联系不可分割的，任何步骤的缺陷都会影响医学统计分析的结果。

（一）计划和设计

计划和设计是医学统计工作的首要环节，也是科研工作的前提和保证。它是指对医学研究工作的全过程做出一个全面的、总体的设想和安排。它主要包括以下几方面内容：研究目的、技术路线、研究方法、预期目标、预期分析结果、工作进度安排、经费及人员组织等。根据研究中是否对观察单位施加处理因素分为调查设计和实验设计。一个良好的统计设计，应做到科学、周密、简明，用尽可能少的医疗卫生资源，获得尽可能多的与研究有关的数据。

（二）搜集资料

按科研设计的要求搜集到完整准确的原始资料是统计分析工作的基础。

1. 资料的分类 医学统计资料主要来自四个方面：

（1）常规统计报表：医疗卫生工作统计报表是根据国家规定的报表制度，由医疗卫生机构定期逐级上报的数据。如疫情报表、医院工作报表、职业病报表等。

（2）医疗卫生工作记录：门诊病历、住院病历、卫生监测记录等都是统计工作的重要原始资料，分析时应注意其局限性。

（3）专题调查或实验：这是开展科研工作的主要资料来源。当上述两种资料不能满足研究需要时，可组织专题调查或实验研究。

（4）统计年鉴和统计数据专辑：可在各种相关出版物中查询。

2. 资料的要求

（1）统计资料的搜集要遵循完整、准确、及时的原则。

（2）搜集足够的数据，以保证个体变异不影响最终数据结果；但因为调查数据越多，势必消耗越多的人力、物力和财力，故并非越多越好。

（3）应注意资料的代表性和可比性。抽样时应按照不同具体情况，遵循抽样的随机化原则，选择适合的抽样方式，确保抽取的样本的代表性；在进行统计比较时，各对比组之间，应除观察问题或实验因素不同外，其他一切条件都要求尽量一致，即同质比较。

（三）整理资料

整理资料的目的是把分散的原始资料有目的、有计划地系统化和条理化，以便进一步的统计分析。

资料整理主要包括原始资料的检查与核对，即查漏补缺、纠正错误和资料的初步分组。医学统计资料的初步分组常有两类：按事物的性质或类型分组，称为质量分组，适用于计数资料；按观察值大小进行分组，称为数量分组，适用于计量资料。在实际医学科研中，常将质量分组和数量分组结合起来，在质量分组的基础上进行数量分组。

（四）分析资料

分析资料是根据研究目的和资料特征，运用适当的统计分析方法计算相关数据，得出资料的内在联系和规律。它包括两个方面：使用一些统计指标、统计表、统计图等手段来描述数据的数量特征，称为统计描述；用样本信息来估计总体特征，称为统计推断。统计推断包括区间估计和假设检验。最后，结合专业知识分析统计结果的实际意义。

四、统计表与统计图

统计表（statistical table）和统计图（statistical graph）是统计描述的重要方法，也是科研论文中数据表达的主要工具。

（一）统计表

统计表是指将要统计分析的事物或指标以表格的形式列出来，以代替繁琐文字描述的一种表现形式。一份好的统计表能够简明扼要地表达资料的特点，代替冗长的文字描述，给人留下深刻的印象。

1. 统计表的结构 统计表一般由五部分构成

（1）标题：即表的名称，位置在表格的最上方，应包括时间、地点和需表达的主要内容。

（2）标目：用于说明表格内的项目。又分为横标目和纵标目。横标目说明每一行要表达的内容，相当于句子的主语；纵标目说明每一列要表达的内容，相当于句子的谓语。

（3）线条：统计表包括三条基本线，即顶线、底线和纵标目分隔线。不宜有斜线和竖线。表格中如有合计则常用横线隔开。

（4）数字：表格内的数字必须准确无误地列出。同一指标的小数位数要相同，上下对齐；数据缺失时用“-”或者“- - -”表示，不能留空格。

（5）备注：如需对表格中某项指标或者数字加以说明，则可在该项指标或者数字右上角以“*”等符号表示，再在表的下方注出。

2. 统计表的分类 统计表按其分类特征的多少，可分为简单表和复合表。

（1）简单表：即按单一特征或标志分组的统计表。如表2-5，按性别不同进行分组。

表2-5 某市2010年不同性别儿童蛔虫感染率

性别	受检人数	阳性数	阳性率（%）
男	3982	385	9.67
女	4018	275	6.84
合计	8000	660	8.25

（2）复合表：又称为组合表，即按两个或两个以上特征或标志分组的表。如表2-6，根据不同的年龄组和性别结合起来分组，反映不同年龄组，性别的发病率。

表2-6 某地某年男女各年龄组急性传染病发病率（%）

年龄组	男			女		
（岁）	调查人数	发病人数	发病率	调查人数	发病人数	发病率
0~	835	34	4.07	985	28	2.84
10~	1289	108	8.38	1316	99	7.52
20~	812	60	7.39	634	38	5.99
30~	589	56	9.51	582	47	8.08
40~	475	25	5.26	398	20	5.03
50~	248	12	4.84	192	5	2.6
60~	121	5	4.13	101	3	2.97
70~	118	4	3.39	124	6	4.84
合计	4487	304	6.78	4332	246	5.68

3. 统计表的制作原则 重点突出，即一张表一般只包括一个中心内容；其次主谓分明，层次清楚，即主谓语的位置正确，标目的安排及分组层次清楚符合逻辑，便于比较分析；最后结构简单，一切文字、数字和线条都尽量从简。

（二）统计图

统计图是用点的位置、线段的升降、直条的长短或图形面积的大小来表达统计资料的一种形式。统计图具有直观、形象、生动、具体等特点，可以使复杂的统计数字简单化、通俗化、形象化，使人一目了然，便于理解和比较。常用的统计图有条图、百分条图、圆形图、线图、直方图、散点图等。

1. 制图的基本要求

（1）根据资料的性质和分析的目的选择相应的图形。

（2）统计图通常由标题、标目、刻度和图例四部分组成。图标题一般放在图的下方中间位置；标目分为横标目和纵标目，分别表示横轴和纵轴上的含义，有单位的需注明；刻度数值通常按从小到大排列，纵轴由下至上排列，横轴由左向右，纵横轴比例一般以5∶7为宜；绘制几种不同的事物时，需使用不同的线条或颜色表示，并附图例说明。

2. 常用统计图的绘制

（1）条图：用等宽直条的长短来表示相互独立的各指标的数值的大小。条图又可以分为单式条图和复式条图两种。

①单式条图：按一个统计指标，一个因素分组的条图。通常横轴安排相互独立的事物，纵轴表示拟比较的指标，各直条的宽度相等，间隔一般与直条等宽或为其一半。例图2－2，直观地描述了某市某年四个地区肠道传染病发病率的差异。

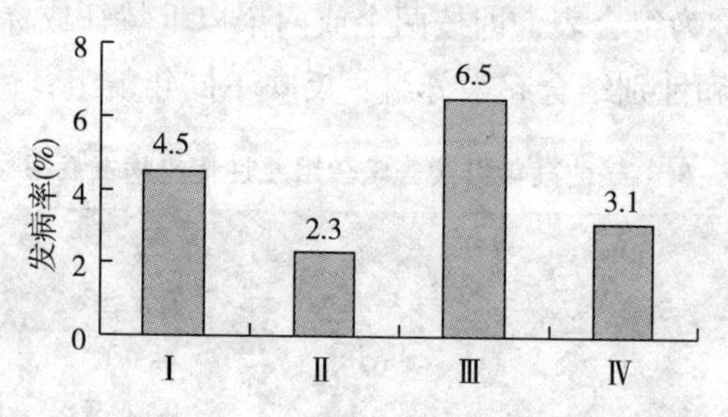

图2－2　某市某年各区肠道传染病发病率

②复式条图：按一个统计指标，两个因素分组的条图。例图2－3，描述了某地1954年和1978年三种疾病的死亡率之间的差异。复式条图实际上是对单式条图的扩展，并且通常用于同一指标下两组或多组之间数值大小的比较。

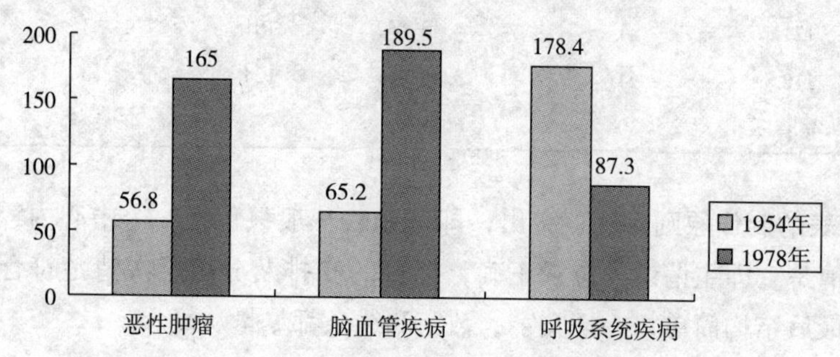

图2－3　某地两年三种疾病的死亡率（1/10万）

（2）构成比图：用于表示各构成部分所占的比重。按各个构成部分不同的百分比（构成比）的大小，用颜色或各种图案将不同比例表示出来。一般有百分条图和圆形图两种。下面以某地区某年五种主要死因（表2－7）为例，分别绘制出百分条图和圆形图。

表2－7　某地区某年五种主要死因分布情况

死因	例数	构成比（%）
心血管疾病	1324	36.64
呼吸系统疾病	1082	29.94
恶性肿瘤	681	18.84
消化系统疾病	340	9.41
泌尿系统疾病	187	5.17
合计	3614	100.00

①百分条图：以直条全长作为100%，按资料各构成部分所占的百分比将直条划分为相应的百分组成段份，直条旁必须标出百分比例尺，各段份直条含义应附图例说明。如图2－4。

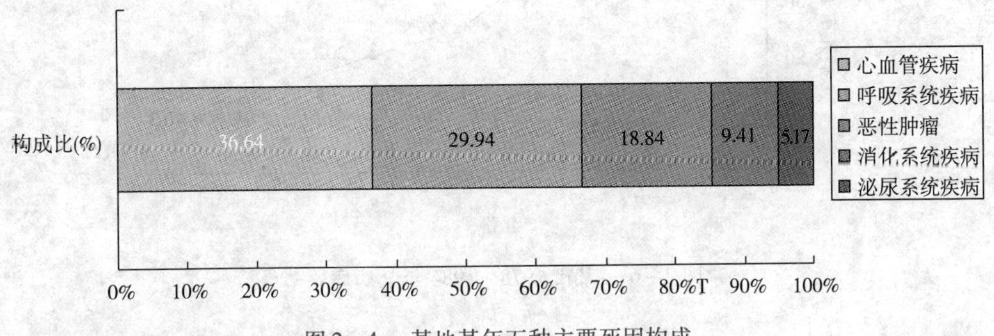

图2－4　某地某年五种主要死因构成

②圆形图：是以圆的面积作为100%，每3.6°圆心角扇形面积为1%，将资料的各部分百分比乘以3.6即得到圆心角度数，将各部分圆心角大小按顺序绘制成扇形面积即可。圆形图一般按顺时针方向，从12点开始，顺序由大到小。如图2－5。

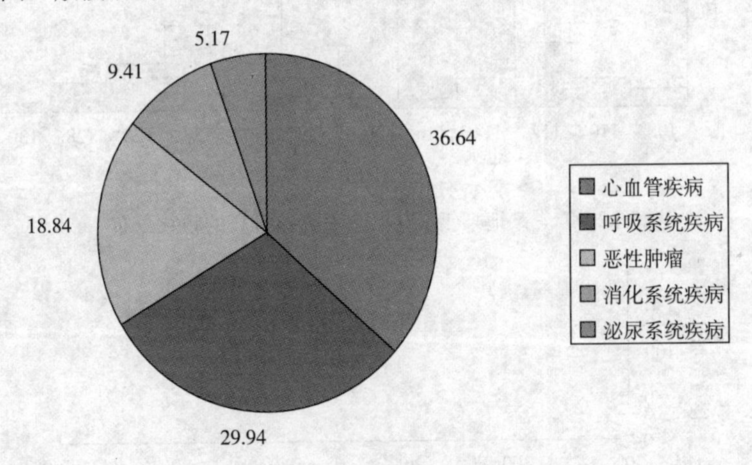

图2－5　某地某年五种主要死因构成构成比（%）

（3）线图：用线段的升降来表示某事物随时间而变化的趋势，或某现象随另一现象而变迁的情况，适用于连续性变量的资料。如图2－6，横坐标表示年份，纵坐标表示某病的病死率。此图直观的显示，某市1978～1984年间，某病的病死率随着时间逐年下降的变化趋势。

（4）直方图：由一系列高度不等的纵向条纹或线段表示数据分布情况的图形。一般用横轴表示被观察的对象，用纵轴表示频数或频率。直方图常用于表示连续性变量的频数或频率分布。如图2－7反映了某地某年120名7岁男孩身高的分布情况，横轴表示各个身高段，纵轴表示各个身高段的频数。

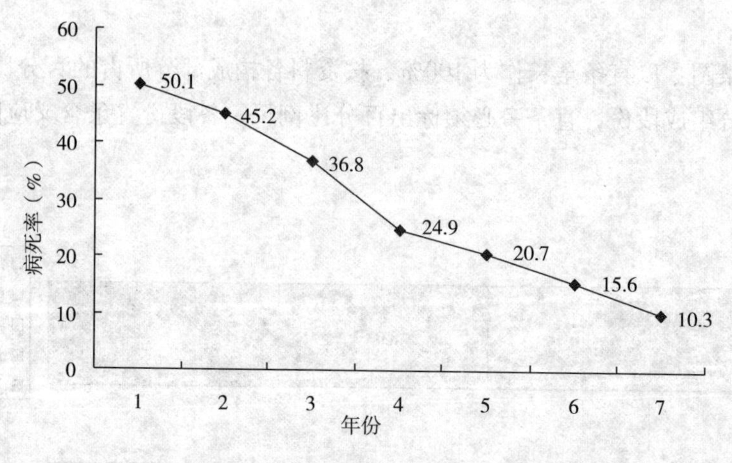

图 2－6　某市 1978～1984 年某病病死率

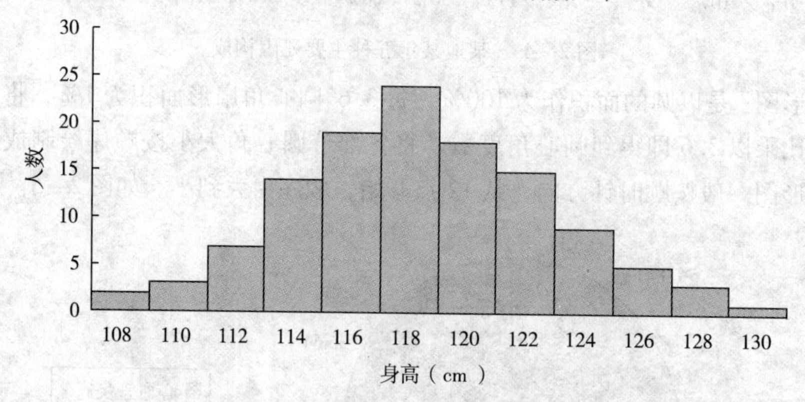

图 2－7　某地某年 120 名 7 岁男孩身高的频数分布

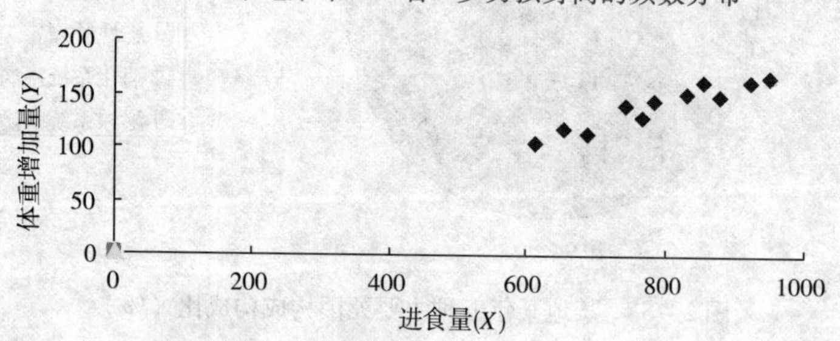

图 2－8　大白鼠进食量与体重增加的关系

（5）散点图：用点的密集程度和趋势表示两种现象或变量之间的相互关系。在绘制时，横轴与纵轴各代表一种现象。如图 2－8，利用大白鼠进食量与体重增加量的 11 对数据绘制散点图，横轴表示大白鼠的进食量（X），纵轴表示大白鼠的体重增加量（Y），图中的 11 个点表示 11 对数据。从散点图中可以看出，X（进食量）越大，Y（体重）增加亦越多，说明大白鼠的进食量和体重增加量之间可能有关联。

（唐晓君）

第七节 预防医学基本方法应用

通过调查或实验收集到的原始资料，经过初步的资料整理后，需描述资料的特征和作进一步的统计分析。不同资料的类型其统计分析方法不同，本节主要介绍计数资料和计量资料的基本统计分析方法。

一、计量资料的统计分析方法

（一）计量资料的统计描述

统计描述是用统计图或统计表和统计指标来描述资料的分布规律及其数量关系。本节主要介绍反映集中趋势的指标（均数、几何均数、中位数）、离散趋势的指标（全距、标准差、方差、变异系数）和正态分布及其应用等。

1. 集中趋势指标 平均数是分析计量资料的基本指标，表示一组同质变量值的集中趋势或平均水平。常用的平均数有算术均数、几何均数和中位数。

（1）算术均数：算术均数简称均数，适用于资料呈对称分布或近似对称分布，总体和样本的均数分别用 μ 及 $\overline{X}$ 表示。

①直接计算法：即将所有变量值相加除以变量值的样本量。常用于变量值样本量较小时。计算公式为：

$$\overline{X} = \frac{X_1 + X_2 + + \cdots + X_n}{n} = \frac{\sum X}{n} \quad \text{（式 2 - 12）}$$

其中，X_1，X_2，…，X_n 为变量值，表示所有变量值之和，n 表示样本量。

②加权法：当样本量较多（$n>50$）或用于描述频数表资料时，常用加权法（又称频数表法）进行计算。计算公式为：

$$\overline{X} = \frac{f_1X_1 + f_2X_2 + \cdots + f_kX_k}{f_1 + f_2 + \cdots + f_k} = \frac{\sum fX}{\sum f} \quad \text{（式 2 - 13）}$$

其中，$\sum fx$ 表示各组段的组中值（X_1，X_2，…，X_k）乘以该组段的频数（f_1，f_2，…，f_k）之和；组中值 =（组段下限 + 组段上限）/2。由于频数 f 有权数的作用，频数越大，权数也就越大，对均数的影响也就越大；反之，对均数的影响也就越小，所以此种方法被称为加权法。

（2）几何均数：几何均数适用于经对数转换后呈对称分布的资料或变量值呈倍数或等比级的资料。如医学研究中的免疫学指标抗体滴度，细菌计数等，宜用几何均数（简记 G）表示其平均水平。

①直接计算法：将各变量值的乘积开 n 此方。常用样本量不多时。计算公式为：

$$G = \sqrt[n]{X_1 \cdot X_2 \cdots X_n} \quad \text{（式 2 - 14）}$$

或写成对数形式为：$G = \lg^{-1}\left(\frac{\sum \lg X}{n}\right)$ （式 2 - 15）

②频数表法：用于样本量较多或用于频数表资料描述。计算公式为：

$$G = \lg^{-1}\left(\frac{\sum f\lg X}{\sum f}\right) \qquad （式2－16）$$

计算几何均数时应注意：变量值中不能有0；不能同时有正值和负值；如果资料中全是负值，计算时可把负号去掉，得出结果后再加上负号。

（3）中位数：中位数指一组按大小顺序排列的变量值，位次居中的变量值，常用 M 表示。其适用范围较广泛，常适用于分布类型不清楚；变量值呈明显的偏态分布资料和变量值的一端（或两端）无确定数值的开口型资料。

①直接法：当变量值例数较少时，先将变量值由小到大排序，再按下述公式计算。

$$M = X_{\frac{n+1}{2}} \quad （n\ 为奇数） \qquad （式2－17）$$

$$M = \frac{X_{\frac{n}{2}} + X_{(\frac{n}{2}+1)}}{2} \quad （n\ 为偶数） \qquad （式2－18）$$

②频数表法：当变量值样本含量较多时，不易采用直接法进行计算，故将数据整理成频数表资料进行计算。计算公式为：

$$M = L + \frac{i}{f_m}\left(\frac{n}{2} - \sum f_L\right) \qquad （式2－19）$$

式中 L 表示为中位数所在组段的下限，为中位数所在组段的组距，f_m 表示中位数所在组段的频数，$\sum f_L$ 表示中位数所在组段之前一组段的累计频数，n 表示总频数。

2. 离散趋势指标 描述一组变量值的数量特征，除了反映集中趋势的指标外，还需计算反映离散趋势即变异程度的指标。离散指标即是用来描述一组同质变量值相互之间参差不齐的程度的，也称变异程度指标。常用的描述离散趋势的指标有全距、四分位数间距、方差、标准差和变异系数。

（1）全距（range，R）：又称极差，即一组变量值中最大值与最小值之差。

全距越大，观察值的离散程度越大；全距虽然计算简单，但仅考虑了资料的最大值和最小值，不能反映组内其他数据的变异程度。所以只能用来粗略地说明变量值的变动范围。

（2）方差（variance）：反映所有观察值与均数的平均离散程度，又称为均方差，总体方差用 σ^2 表示，计算公式为：

$$\sigma^2 = \frac{\sum (X-\mu)^2}{N} \qquad （式2－20）$$

其中 μ 为总体均数，N 为总体中个体例数，$\sum (X-\mu)^2$ 称为离均差平方和，是总体内所有观察值与总体均数差值的平方之和。方差越大，其观察值的离散程度越大；方差较全面的考虑了一组变量值中的每一个数据，缺点是将变量值的单位进行了平方。

在实际应用中，总体均数常常是未知的。数理统计证明：用样本例数 n 代替 N，计算所得的样本方差比 σ^2 偏小，需用 $n-1$ 代替 n，样本方差用 S^2 表示，计算公式为：

$$S^2 = \frac{\sum (X - \overline{X})^2}{n - 1} \quad （式 2-21）$$

（3）标准差（standard deviation）：是方差的算术平方根，其单位与变量值相同。总体标准差用 σ 表示，样本标准差用 S 表示，计算公式为：

$$\sigma = \sqrt{\frac{\sum (X - \mu)^2}{N}} \quad （式 2-22）$$

$$S = \sqrt{\frac{\sum (X - \overline{X})^2}{n - 1}} \quad （式 2-23）$$

标准差越大，说明变量值的变异程度越大，即变量值围绕均数的分布越分散；均数的代表性也越差。相反，标准差越小，说明变异程度越小。

（4）变异系数（coefficient of variation，CV）：对于对称分布的资料，标准差反映变量值的绝对变异程度。当两组变量值单位不同或两均数相差较大时，不宜直接用标准差比较其变异程度的大小，需要用变异系数作比较。计算公式为：

$$CV = \frac{S}{\overline{X}} \times 100\% \quad （式 2-24）$$

其中 S 为样本标准差，$\overline{X}$ 为样本均数。变异系数越大，则变异程度亦越大。

3. 正态分布及其应用

（1）正态分布的概念：正态分布（normal distribution）又称为高斯分布，是医学和生物学常见的一种连续性分布。其特点是：频数分布以均数为中心，左右基本对称，靠近均数两侧的频数较多，而距均数较远时，频数逐渐减少。如 120 名 12 岁男孩的身高频数分布，如绘制成直方图，可见频数分布是以均数为中心，左右基本对称的分布。

如果将频数逐渐增多，组段不断分细，图中矩阵逐渐变窄，其顶端逐渐接近于一条光滑的曲线，这条曲线形态呈钟形，两头低，中间高，左右对称，近似于数学上的正态分布，这条曲线称为正态曲线。如图 2-9 所示。

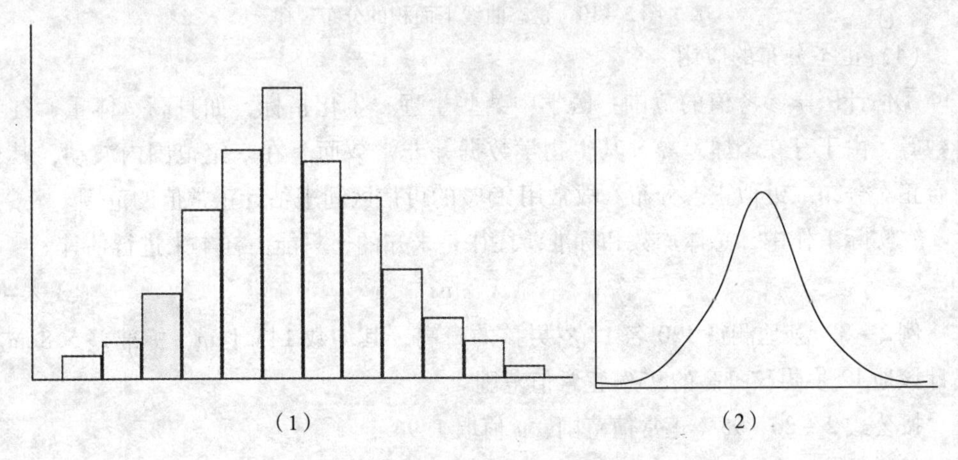

图 2-9　频数分布逐渐接近正态分布示意图

（2）正态分布的特征

①集中性和对称性：正态曲线的高峰位于正中央，即均数所在的位置。且以均数为中心，左右对称，曲线两端与 X 轴永不相交。

②正态分布有两个参数：即均数和标准差。均数 μ 描述了正态分布集中趋势的位置；标准差 σ 描述了正态分布离散趋势的程度。σ 越小，正态曲线越陡峭；σ 越大，曲线越平坦。一般以 N（μ，σ^2）表示均数为 μ，标准差为 σ 的正态分布。

③标准正态分布：正态分布是一个分布族，不同的参数 μ 和 σ 会产生不同的位置。为应用方便，将正态变量 X 进行变换，使原始变量 X 转换成 u 值。

$$u = \frac{X - \mu}{\sigma} \qquad \text{（式2－25）}$$

数理统计证明：当 $\mu=0$，$\sigma=1$，即将 μ 的位置移到零点，横轴尺度以 σ 为单位则正态分布变换为标准正态分布，记为 N（0，1）。

（3）正态曲线下面积的分布规律：整个正态曲线下的面积为1或100%，$\mu \pm 1\sigma$，$\mu \pm 1.96\sigma$ 和 $\mu \pm 2.58\sigma$ 的区间面积分别占总面积的68.27%，95%和99%。如图2－10所示。

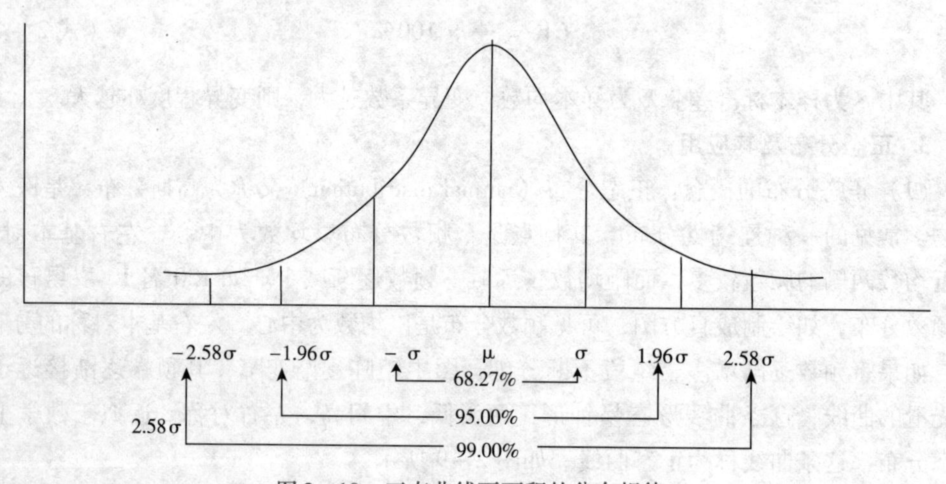

图2－10　正态曲线下面积的分布规律

（4）正态分布的应用

①估计医学参考值的范围：医学中某些生理、生化指标，如身高、体重、红细胞计数等，由于存在个体差异，其生物学数据并非常数而是在一定范围内波动，其分布符合正态分布或近似正态分布。故常用95%的可信区间来估计正常值的范围。

在实际工作中，总体均数和标准差往往是未知的，只能由样本来进行估计。

$$\overline{X} \pm us \qquad \text{（式2－26）}$$

例2－3　某地测得120名12岁男孩的身高，其均数143.1cm，标准差5.8cm。试估计该地12岁男孩身高的95%正常值范围。

按公式2－26，95%正常值范围，u 值取1.96

下限为　$\overline{X} - 1.96s = 143.1 - 1.96 \times 5.8 = 131.7$

上限为　$\overline{X} + 1.96s = 143.1 + 1.96 \times 5.8 = 154.5$

②质量控制：如为了控制某些实验检查中的误差，常以 $\overline{X}+2s$，$\overline{X}+3s$ 划分等级。这里的 $2s$，$3s$ 可视为 $1.96s$，$2.58s$ 的近似值。

（二）计量资料的统计推断

所谓的统计推断是指从总体中随机抽取一定数量的样本进行抽样研究，最后由样本资料推断总体的情况。主要包括参数估计和假设检验两方面的内容。

1. 均数的抽样误差与标准误 在医学研究中，由于大多数研究总体是无限大的，而且由于受到人力、物力、财力等的影响，我们往往是通过抽样研究了解总体的特征。由于个体的差异性，样本均数与总体均数之间或各样本均数之间存在差异，这种差异即为均数的抽样误差。

在抽样研究中，虽然由于个体的差异性导致的抽样误差是不可避免，但抽样误差具有一定的规律。数理统计理论研究表明：从正态总体 $N(\mu, \sigma^2)$ 中，随机抽取样本含量为 n 的多个样本，要求样本量 n 足够大，样本均数的分布仍服从正态分布或近似正态分布。样本均数的总体均数为，标准差为 σ，则 $\sigma_{\overline{X}}$ 的计算公式为：

$$\sigma_{\overline{X}} = \frac{\sigma}{\sqrt{n}} \qquad \text{（式 2－27）}$$

样本均数的标准差又称为标准误（standard error，SE），用来表示。由公式 2－27 可知，标准误与标准差成正比，与样本含量的平方根成反比。标准误表示样本均数间的离散程度，反映的是抽样误差的大小。$\sigma_{\overline{X}}$ 越小，说明抽样误差越小，表示样本均数越接近总体均数，说明样本均数代替总体均数的可靠性越大；反之，亦成立。

在实际工作中，由于总体标准差 σ 未知，故常用样本标准差 s 来估计标准误，其公式为：

$$S_{\overline{X}} = \frac{S}{\sqrt{n}} \qquad \text{（式 2－28）}$$

2. t 分布 t 分布（t－distribution）又称为 Student 分布，在 1908 年由英国统计学家 W. S. Gosset 以“Student”的笔名发表。主要用于总体均数的区间估计和 t 检验等（详见统计相关书籍）。

3. 总体均数的估计 参数估计指用样本统计量推断总体参数，主要分为点估计（point estimation）和区间估计（interval estimation）两种。

（1）点估计：即用样本统计量直接作为总体参数的估计值，但未考虑到抽样误差的大小。

（2）区间估计：也称为可信区间（confidence interval，CI）或置信区间，即按预先给定的概率（$1-\alpha$），估计未知总体均数 μ 的范围，常取 95% 或 99%。在一般情况下，常取双侧 95%。

（3）总体均数可信区间的计算：体均数可信区间与总体标准差 σ 是否已知、样本量的大小均有关，当 σ 已知或 σ 未知但 n 足够大（如：$n>50$ 或 100），则总体均数的可信区间分别为：

若σ已知：

$$(\overline{X}-u_{\alpha}\cdot\frac{\sigma}{\sqrt{n}},\overline{X}+u_{\alpha}\cdot\frac{\sigma}{\sqrt{n}}) \quad (式2-29)$$

若σ未知，但n足够大：

$$(\overline{X}-u_{\alpha}\cdot\frac{S}{\sqrt{n}},\overline{X}+u_{\alpha}\cdot\frac{S}{\sqrt{n}}) \quad (式2-30)$$

例2-4 某年某市随机抽取200名成年女性，测得其血红蛋白平均浓度为139.8g/L，标准差为10.7g/L。求该地成年女性血红蛋白平均值95%的可信区间。

本例σ未知，但n=200，可采用正态近似的方法计算可信区间。因为$\overline{X}$=139.8g/L，S=10.7g/L，$u_{0.05}=1.96$，则采用公式2-30，求得95%的可信区间为：

$$(139.8-1.96\times\frac{10.7}{\sqrt{200}},139.8+1.96\times\frac{10.7}{\sqrt{200}})$$

即为 （138.32，141.28）

故该地成年女性血红蛋白平均值95%的可信区间为（138.32，141.28）g/L。

（4）均数的可信区间与参考值范围的区别：在实际运用过程过，常常将可信区间和参考值范围两者混淆，以下简要介绍两者之间的区别。

①两者的意义不同：均数的可信区间主要是指该区间包含总体均数的可能性有1-α，通常α取值为0.05或0.01；参考值范围主要是指“正常人”某项指标的波动范围。

②两者的计算公式不同：均数的可信区间按σ未知、σ已知、σ未知但n足够大的情况，分三种情况计算公式；参考值范围按正态分布、偏态分布两种情况，分为两种计算公式。

③两者的用途不同：均数的可信区间主要用来估计总体均数；而参考值范围主要用来判断观察对象的指标是否正常。

4. 均数的假设检验

（1）假设检验的基本原理：假设检验即显著性检验，是统计推断的重要内容，其基本原理可用下例来说明。

例2-5 一般人的脉搏均数为78次/分，检查慢性四乙铅中毒患者共50名，其脉搏均数为66次/分，样本标准差为6.1次/分。问慢性四乙铅中毒患者的脉搏均数是否与正常人相同？

本例主要是要判断未知总体均数μ与已知总体均数μ_0的关系。之所以会造成以上的差异，可能有两种原因：①来自同一总体$\mu=\mu_0$，由于抽样误差所致；②来自两不同总体$\mu\neq\mu_0$，由于毒物因素所致。具体是由哪种原因导致的这种差异的可能性更大呢？按照逻辑推理，如果第一种可能性更大，可以接受它，统计上称差异无统计学意义；如果第一种可能性较小时，可以拒绝它而接受后者，统计上称差异有统计学意义。通常我们很难直接判断，那么就需要进一步采用统计学当中的假设检验来进行专业地判断。

（2）假设检验的基本步骤

①建立假设检验：其中假设检验包括无效假设 H_0 和备择假设 H_1 两种。

H_0：$\mu=\mu_0$——称为无效假设，又叫检验假设或零假设。

H_1：$\mu\neq\mu_0$——称为备择假设，又叫对立假设；若采用单侧检验，H_1：$\mu>\mu_0$（或 $\mu<\mu_0$）。

②确定检验水准 α：即显著性水准，它是判断差异有无统计学意义的概率水准。通常 α 取值越大，用样本来推断总体的可靠性越低，故根据需要设置不同的检验水准；在实际工作中，我们通常取检验水准 α 为 0.05。

③计算检验统计量：根据研究设计的类型和统计推断的目的选择不同的检验方法。两样本均数的比较，可以采用 t 检验；样本含量较大时（$n>100$），可用 u 检验；多个样本均数的比较采用 F 检验。

④确定概率 P 值并作出推断结论：P 值即在所规定的总体中做随机抽样，获得等于及大于（或小于）现有统计量（t 值、F 值等）的概率。

计算统计量如 t 值、F 值等，可以根据其自由度 v 等统计量查相应的界值表，然后得其概率 P 值，最后将其查得 P 值与检验水准 α 做比较，看是否为小概率事件。在推论结论中，常常只能说其差异有无统计学意义，并不能说其专业上有无意义。如果 $P>\alpha$，则接受 H_0，拒绝 H_1，可以认为两样本所代表的总体某指标间的差异无统计学意义，其差异是由随机抽样过程中的抽样误差所导致的；如果 $P\leqslant\alpha$，则拒绝 H_0，接受 H_1，可以认为两样本所代表的总体某指标间的差异有统计学意义，其差异不是由抽样误差所导致的。如果还须进一步判定其统计结果是否属实，还应该结合专业进行判断。

5. 均数的 t 检验 计量资料中最常用的假设检验就是 t 检验，然而 t 检验是以 t 分布为基础的。t 检验使用条件是：σ 未知且 n 较小，样本来自正态分布的总体；两样本均数比较时，其总体须具有方差齐性（方差齐性检验等详见相关统计学书籍）。本节将主要介绍单个样本的 t 检验、配对资料的 t 检验、两独立样本 t 检验及 t 检验的相关注意事项。

（1）单个样本均数的 t 检验：单个样本均数的 t 检验适用于样本均数（$\overline{X}$）代表的未知总体均数（μ）与已知总体均数（μ_0）的比较。单样本 t 检验的应用条件是资料服从正态分布，其统计量 t 计算公式为：

$$t=\frac{\overline{X}-\mu_0}{S_{\overline{X}}}=\frac{\overline{X}-\mu_0}{S/\sqrt{n}} \qquad \text{（式 2-31）}$$

在例 2-5 中，具体假设检验的步骤如下：

①建立假设，确定检验水准：

H_0：$\mu=\mu_0$，即慢性四乙铅中毒患者的脉搏均数与正常人相同

H_1：$\mu\neq\mu_0$，即慢性四乙铅中毒患者的脉搏均数与正常人不同

双侧检验水准 $\alpha=0.05$

②计算检验统计量：因为脉搏服从正态分布，在 $\mu=\mu_0$ 成立的条件下，按公式 2-31 计算为：

$$t=\frac{\overline{X}-\mu_0}{S_{\overline{X}}}=\frac{66-78}{\frac{6.1}{\sqrt{50}}}=-9.27$$

③确定 P 值，作出推断结论：本例自由度为：$v=n-1=50-1=49$

查 t 界值表，得 $t_{0.05(49)}$ 界于2.009和2.021之间，$|t|=|-9.27|=9.27$。

因为 $|t|>t_{0.05(49)}$，所以 $P<0.05$，说明差异有统计学意义，按 $\alpha=0.05$ 水准拒绝 H_0，接受 H_1，可以认为慢性四乙铅中毒患者的脉搏均数与正常人不同。

（2）配对样本的 t 检验：配对样本的 t 检验，主要用于医学研究中常用到的配对设计的计量资料。应用配对设计主要是针对两个样本进行的，并且这种方法可以更有效地提高检验效能。主要有两种情况：①两种同质对象各自接受一种不同处理方法，如在临床试验中观察一种药品的疗效，常常给年龄、性别、病情等相同的病人配成一对，一组给予临床用药，一组给予安慰剂；②同一研究对象分别接受不同的处理方法或同一研究对象接受处理因素的自身前后比较。

配对样本 t 检验中，若研究对象处理的效应相同，即 $\mu_1=\mu_2$，则 $\mu_1-\mu_2=0$（即已知总体均数 $\mu_d=0$）。配对样本的 t 检验是研究对象效应差值的样本均数 $\overline{d}$ 所代表的未知总体均数 μ_d 与已知总体均数 $\mu_0=0$ 的比较，其公式为：

$$t=\frac{\overline{d}-\mu_d}{S_{\overline{d}}}=\frac{\overline{d}-0}{S_d/\sqrt{n}}=\frac{\overline{d}}{S_d/\sqrt{n}},v=n-1 \quad \text{（式 2－32）}$$

式中 d 为每对数据的差值，$\overline{d}$ 为差值样本的均数，S_d 为差值样本的标准差，$S_{\overline{d}}$ 为差值样本均数的标准误，n 为配对资料中的对子数。

（3）两样本的 t 检验：两样本 t 检验是指完全随机分配的两组受试对象，其每组患者给予不同的处理方法，对两组间平均效应进行比较。然而，在比较两组样本所代表的总体均数 μ_1、μ_2 时，还应该考虑 σ_1^2、σ_2^2 是否具有齐性，若两总体方差具有齐性，直接采用 t 检验；若两总体方差不具有齐性，可采用 t' 检验或秩和检验或进行变量变换。

$$t=\frac{\overline{X}_1-\overline{X}_2}{\sqrt{S_c^2\left(\frac{1}{n_1}+\frac{1}{n_2}\right)}} \quad \text{（式 2－33）}$$

$$S_c^2=\frac{\sum x_1^2-\frac{\left(\sum x_1\right)^2}{n_1}+\sum x_2^2-\frac{\left(\sum x_2\right)^2}{n_2}}{n_1+n_2-2} \quad \text{（式 2－34）}$$

上式中，$S_{\overline{X}_1-\overline{X}_2}$ 为两样本均数之差的合并标准误，S_c^2 为合并方差。

6. 均数的 u 检验 两样本 u 检验适用于两样本含量较大（如均大于50或100）时完全随机设计的两样本均数的比较。计算公式为：

$$u=\frac{|\overline{X}_1-\overline{X}_2|}{\sqrt{\frac{s_1^2}{n_1}+\frac{s_2^2}{n_2}}} \quad \text{（式 2－35）}$$

7. 方差分析 对于多个样本均数的比较，应用方差分析。详见统计相关书籍。

8. 假设检验中的注意事项

（1）资料要来自严密的抽样研究设计：即要求样本是按随机抽样的原则从同一研究总体中获取，并且组间除了研究因素不同以外，研究对象的其他因素应尽量保持一致，如年龄、性别、疾病类型等，只有这样才能保证研究对象的可比性，其研究结果也才具有一定的可靠性。

（2）选用假设检验的方法应符合应用条件：如前面的单样本 t 检验、配对样本 t 检验等所述，每一种假设检验的方法都有一定的适用条件。在实际工作中，我们应该根据研究目的、样本量等选择适合的方法。

（3）正确理解差别有无统计学意义的统计涵义：在过去，常用有无显著性来判断其有无差异性，而常常错误地判断为其差异的大小。从前面的例题中，可以看出，统计结论往往只是判断是否有差异，而不能判断其差异的大小；其差异的大小需要依据专业知识来判断。

（4）假设检验的结论不能绝对化：据前面内容所述，假设检验的结论无论是拒绝还是接受 H_0，都有可能出现第Ⅰ类错误（假阳性错误）或第Ⅱ类错误（假阴性错误）；其次，假设检验的统计结论也与检验水准 α 的高低有关，检验水准 α 取值不同，其结论也不同。α 取值越小，其统计结论越具有可靠性。

（5）双侧检验或单侧检验：主要是指备择假设 H_1 成立时有一种可能，还是有一种以上的可能。如果出现前者，则选择单侧检验，此时需要根据专业知识来判断；如果出现后者或没有任何依据而不能判定时，通常选择的是双侧检验。

二、计数资料的统计分析方法

（一）计数资料的统计描述

计数资料整理后，得到的数据通常是绝对数，如某病的发病人数、治愈人数、死亡人数等，但绝对数通常不具有可比性，如甲乙两地肺癌的死亡人数，甲地为 120 人，乙地为 150 人，乙地比甲地多 30 人，但比较两地的死亡严重程度，还需考虑两地的人口数。因此需在绝对数的基础上计算相对数，如某病的发病率、治愈率、死亡率等，相对数的性质取决于其分子和分母的意义。

1. 常用相对数 相对数是两个有联系的指标之比，是计数资料常用的统计描述指标。常用的相对数包括率、构成比与相对比。

（1）率（rate）：又称频率指标，说明某现象发生的频率或强度。计算公式为：

$$率 = \frac{发生某现象的观察单位数}{可能发生某现象的观察单位总数} \times K \quad （式2-36）$$

其中，K 是比例基数，可取 100%、1000‰、10000/万、100000/10 万等。

（2）构成比（constituent ratio）又称构成指标：表示某一事物内部各组成部分所占的比重或分布。计算公式为：

$$构成比 = \frac{某一组成部分的观察单位数}{同一事物各组成部分的观察单位总数} \times 100\% \quad （式2-37）$$

（3）相对比（relative ratio）：表示两个有关指标之比，常以倍数或百分比表示。计算公式为：

$$相对比 = \frac{A\ 指标}{B\ 指标} \quad （式 2-38）$$

（4）应用相对数时的注意事项

①计算相对数时分母不宜过小，如果观察单位过少，则相对数不稳定，很容易造成较大误差。如用某药治疗某病患者，5 例中有 4 例治愈，即报道治愈率为 80%，显然这个治愈率很不稳定，此时最好直接用绝对数表示。如果必须用率表示时，可同时列出可信区间。

②资料分析时不能以构成比代替率，构成比说明事物内部各组成部分的比重或分布，率则说明某现象发生的频率或强度。

③资料的对比应注意其可比性　在比较相对数时，除研究因素外，其他的重要影响因素应尽可能相同或相近。

④对样本率（或构成比）的比较应作假设检验，抽样研究中，因为率或构成比同样存在抽样误差，所以需进行假设检验。

2. 率的标准化法

（1）标准化法的基本思想与意义：当比较两个或多个组的率时，如果两组或多组资料的内部构成（如年龄、性别、病情等）存在明显不同，这时各组的总率不能直接进行比较，而应考虑采用率的标准化法，加以校正。标准化法的基本思想就是采用统一的标准（统一的内部构成）计算出消除内部构成不同影响后的标准化率，简称标化率（standardized rate），然后再进行比较。

标准化法的关键是选择一个“标准”，通常选择的方法有三种：①任选两组其中之一的资料作为“标准”；②将两组资料各部分的人口数合并作为共同的“标准”；③在两组之外另选一个群体，如采用全国、全省或本地的人口构成作为“标准”。

（2）应用标准化法时的注意事项

①标准化率已不再反映当地的实际水平，仅表明相互比较资料的相对水平，供比较之用。

②选用的标准不同，算得的标准化率也不同，但所得结论一致。

③样本标准化率同样存在抽样误差，若要进行比较，应进行假设检验。

（二）计数资料的统计推断

计数资料的统计推断是将计数资料样本信息推论总体特征的过程，主要包括参数估计和假设检验。

1. 率的抽样误差和标准误　在计量资料（又称数值变量资料）的抽样研究中存在抽样误差，前已叙述。同样在计量资料（又称分类变量资料）的抽样研究中，由于个体变异的存在，从某个总体中随机抽取一个样本，所得样本统计量与相应总体参数之间也存在差异，这种差异称为率的抽样误差。率的抽样误差即是由抽样所造成的样本率与总体率之间及样本率之间的差异。率的抽样误差用率的标准误来表示。

若样本量为 n，总体率为 π，率的标准误 σ_P 为：

$$\sigma_P = \sqrt{\frac{\pi(1-\pi)}{n}} \qquad (式2-39)$$

率的标准误愈小，用样本率估计总体率的可靠性愈好，反之，标准误愈大，用样本率估计总体率的可靠性愈差。

此外，在实际中，总体率 π 一般是未知的，常用样本率 p 来近似地代替，得到率的标准误的估计值为

$$S_p = \sqrt{\frac{p(1-p)}{n}} \qquad (式2-40)$$

由以上公式可见，率的标准误与样本量 n 的平方根成反比，说明增加样本含量可减少样本率的抽样误差。

2. 总体率的估计 参数估计分为点估计（point estimation）和区间估计（interval estimation）。

（1）点估计：与总体均数的估计相同，总体率的点估计是指直接用样本率 p 作为总体率 π 的点估计值。因点估计方法简单，但未考虑到样本率的抽样误差，故应结合区间估计得到较为完整的估计信息。

（2）区间估计：根据样本含量和样本率的大小，总体率的区间估计可采用以下两种常用的方法。

①查表法：当样本含量较小，如 $n \leqslant 50$，尤其当 p 非常接近0或100%时，可通过查附表来直接确定总体率 π 的95%或99%可信区间。详见相关统计学书籍。

②正态近似法：当样本量足够大，且 np 及 $n(1-p)$ 均大于5时，样本率 p 的抽样分布近似正态分布，总体率 π 的双侧 $(1-\alpha)$ 可信区间近似地等于：

$$(p-u_{\alpha/2}S_p, p+u_{\alpha/2}S_p),或\ p \pm u_{\alpha/2}S_p \qquad (式2-41)$$

3. 总体率的假设检验

（1）χ^2 检验：χ^2 检验或称卡方检验，是一种用途较广的假设检验方法，常用于检验两个或多个样本率及构成比之间差别的显著性；还用于配对计数资料及两种属性或特征之间是否有联系等。

1）χ^2 检验的基本思想：以两样本率比较的 χ^2 检验为例，说明 χ^2 检验的基本思想。

例2-6 某研究用A、B两种药物治疗急性下呼吸道感染，结果见表2-8。问两药有效率是否有差别？

表2-8 两种药物治疗急性下呼吸道感染有效率比较

组别	有效例数	无效例数	合计	有效率（%）
A药组	68（64.28）a	6（9.18）b	74（$a+b$）	91.89
B药组	52（55.28）c	11（7.82）d	63（$c+d$）	82.54
合计	120（$a+c$）	17（$b+d$）	137（n）	87.59

两样本率的比较可选用率的 u 检验，也可选用 χ^2 检验；对于同一份资料，$u^2=\chi^2$。

χ^2 检验的基本计算公式为：

$$\chi^2 = \sum \frac{(A-T)^2}{T} \qquad \text{（式 2-42）}$$

式中：A 为实际频数（actual frequency），即每个格子的实际观察频数；T 为理论频数（theoretical frequency），是根据检验假设 H_0 推算的。其计算公式为：

$$T_{RC} = \frac{n_R n_C}{n} \qquad \text{（式 2-43）}$$

式中：R 表示行（row），C 表示列（column），T_{RC} 为第 R 行第 C 列所对应格子的理论频数，n_R 为相应第 R 行的合计数，n_C 为相应第 C 列的合计数，n 为总例数。从公式 7-24 可以看出 χ^2 值反映了实际频数与理论频数的吻合程度。若假设检验 H_0 成立，实际频数与理论频数的差值不会很大，χ^2 值也不会很大；反之，若 H_0 不成立，实际频数与理论频数的差值会很大，χ^2 值也会很大。

χ^2 检验中自由度由为：

$$\upsilon = (R-1)(C-1) \qquad \text{（式 2-44）}$$

式中，R 为行数，C 为列数。

例 2-6 的 χ^2 检验过程如下：

①建立检验假设，确定检验水准

H_0：$\pi_1=\pi_2$，即两种药的总体有效率无差别

H_1：$\pi_1\neq\pi_2$，即两种药的总体有效率有差别

$\alpha=0.05$

②计算检验统计量

$$\chi^2 = \frac{(68-64.818)^2}{64.818} + \frac{(6-9.182)^2}{9.182} + \frac{(52-55.182)^2}{55.182} + \frac{(11-7.818)^2}{7.818} = 2.74$$

$$\upsilon = (R-1)(C-1) = (2-1)(2-1) = 1$$

③确定 P 值，作出推断结论

查 χ^2 界值表，$\chi^2_{0.05,1}=3.84$，$\chi^2<3.84$，得 $P>0.05$。按 $\alpha=0.05$ 的检验水准不拒绝 H_0，差别无统计学意义，尚不能认为两种药的有效率不同。

2）四格表资料的 χ^2 检验：

对于两样本率比较的资料，还可用四格表的专用公式计算 χ^2 值，其计算公式为：

$$\chi^2 = \frac{(ad-bc)^2 n}{(a+b)(c+d)(a+c)(b+d)} \qquad \text{（式 2-45）}$$

式中 a，b，c，d 为四格表的实际频数，n 为总例数。

在上例 2-6 中，由四格表资料 χ^2 检验的专用公式，则

$$\chi^2 = \frac{(68\times 11-52\times 6)^2\times 137}{120\times 17\times 74\times 63} = 2.74$$

χ^2 分布本是一种连续型分布，而四格表资料属离散型分布，为改善四格表资料的连续性，可将实际频数 A 与理论频数 T 之差的绝对值减去 0.5 以作连续性校正，校正的基本公式为：

$$\chi^2 = \sum \frac{(|A - T| - 0.5)^2}{T} \qquad (\text{式}2-46)$$

连续性校正的四格表专用公式为：

$$\chi^2 = \frac{(|ad - bc| - n/2)^2 n}{(a+b)(c+d)(a+c)(b+d)} \qquad (\text{式}2-47)$$

四格表 χ^2 检验的注意事项：

①$n \geqslant 40$ 且所有 $T \geqslant 5$ 时，用非校正公式计算 χ^2 值；若所得 P 值小于且接近检验水准，则改用确切概率法。

②$n \geqslant 40$ 但有 $1 \leqslant T < 5$ 时，用连续性校正公式计算 χ^2 值。

③$n < 40$ 或有 $T < 1$ 时，用四格表资料的 Fisher 确切概率法。

（3）行×列表资料的 χ^2 检验：计数资料分析的表格行数或列数大于 2 即称为行×列表或称 $R \times C$ 表资料。用于两个以上的率或构成比的比较检验及按两种属性分类的频数表资料（双向无序分类资料）的关联性分析，是四格表（2×2 列联表）χ^2 检验的推广。行×列表 χ^2 检验仍可用式 2－42 这个通用公式，但需先计算每个格子的理论频数，故可将计算理论频数的公式代入通用公式后，化简即得行×列表 χ^2 检验的专用公式：

$$\chi^2 = n\left(\sum \frac{A^2}{n_R n_C} - 1\right) \qquad (\text{式}2-48)$$

$$\upsilon = (R-1)(C-1)$$

（4）配对四格表资料的 χ^2 检验：配对四格表资料的 χ^2 检验的设计特点是对样本中各观察单位分别用两种方法处理，然后观察两种处理方法的某二分类变量的计数结果。观察结果有四种情况，可整理成表 2－9 的形式：两种检验方法均为阳性的对字数为 a；两种检验方法均为阴性的对子数为 d；甲法为阳性而乙法为阴性的对字数为 b；甲法为阴性而乙法为阳性的对字数为 c。显然，分析两种处理方法有无差别，只考虑结果不同部分的差异，即 b 和 c 的对字数。若两种处理方法无差别，即总体的 $B = C$，但由于抽样误差的影响，可能样本的 $b \neq c$，为此，需进行假设检验。

表 2－9　两种检验方法检验结果比较

甲法	乙法		合计
	+	−	
+	a	b	$a+b$
−	c	d	$c+d$
合计	$a+c$	$b+d$	n

配对四格表 χ^2 检验的专用公式为

$$\chi^2 = \frac{(b-c)^2}{b+c}, v = 1 \quad \text{（式 2－49）}$$

若 $b+c<40$，则需要对式（2－49）进行校正，校正公式为

$$\chi^2 = \frac{(|b-c|-1)^2}{b+c}, v = 1 \quad \text{（式 2－50）}$$

（5）率的 u 检验：样本率与总体率比较的 u 检验的基本原理是假定样本率 p 服从正态分布 $N(\mu_0, \sigma_p^2)$，其中 π_0 为已知的总体率，σ_p^2 为统计量 p 的总体方差。只有当 n 较大时，且 np 及 $n(1-p)$ 均大于 5 时，样本率的分布近似服从正态分布。

样本率与总体率比较的 u 检验，比较的目的是推断该样本所代表的未知总体率 π 与已知的总体率 π_0 是否有差别。检验统计量 u 值的计算公式为：

$$u = \frac{|p-\pi_0|}{\sigma_p} = \frac{|p-\pi_0|}{\sqrt{\frac{\pi_0(1-\pi_0)}{n}}} \quad \text{（式 2－51）}$$

（唐晓君）

第三章　环境与健康

要点导航

1. 掌握环境的概念和构成要素；环境污染的概念、种类和来源；环境污染对健康的影响；生活饮用水基本卫生要求与水的消毒原理。

2. 熟悉生态平衡与食物链的概念；环境污染物的转归；大气、水、土壤和室内空气污染来源及对健康的影响。

3. 了解人类与环境的辨证关系。

人类同其他生物一样，生活在环境之中，和环境构成了一个不可分割的辨证整体。祖国医学在数千年前即提出了“天人合一”、“人与日月相应，与天地相参”等观点，认为人类依靠天地之气和水谷精微而生存，随着四时温热寒凉、生长收藏的规律以及地理环境的变迁而生活着。人类每时每刻都在与环境进行着物质、能量和信息的交换；人类生存与发展的历史，就是一个与环境既相互对立、相互制约，又相互依存、相互转化的历史。

第一节　人类与自然环境

一、环境的概念

人类与环境的关系十分密切。在长期的进化过程中，环境创造了人类。环境因素与遗传因素相互作用的结果，使得人类表现为健康或疾病状态。

1. 环境（environment）　环境是指以人类为主体的外部世界，是地球表面的物质现象与人类发生相互作用的各种自然及社会因素所构成的统一体。世界卫生组织公共卫生专家委员会定义，环境是在特定时刻由物理、化学、生物及社会心理的各种因素构成的整体状态，这些因素可能对生命机体或人类活动直接或间接地产生现时或远期的作用。

按其因素属性和系统构成，环境可分为自然环境和社会环境；根据人类活动对其影响程度，又可分为原生环境和次生环境。原生环境（primitive environment）是天然形成的，与人类活动没有直接的关系、未受或少受人为因素影响的环境。次生环境（secondary environment）是由于人类的生产、生活等活动对自然界造成不同程度的污染所致。社会环境又称为非物质环境，是指人类在生产、生活和社会交往等活动中形成的生产关系、阶级关系和社会关系。受社会环境因素影响的心脑血管疾病、恶性肿瘤、心身疾病、公害病等已逐渐成为危害人群健康的突出问题。

2. 生物圈（biosphere） 是指地球表层适宜于人和一切生物生存的一个范围，主要由气圈（aerosphere）、水圈（hydrosphere）、土壤圈（pedosphere）和岩石圈（geosphere）组成，其范围包括下至11km深的地壳、海洋，上至15km以内的大气层，为人类生命活动提供必需的物质基础。

3. 生态系统（ecosystem） 是指人类或生物群落与周围环境相互作用，通过物质循环和能量交换所共同构成的生物与环境的结合体，它由生产者、消费者、分解者和非生物物质构成。小到一个池塘，大到一个城市，都可以构成一个生态系统。

4. 生态平衡（ecological balance） 指在一定时间内，生态系统中的生产者、消费者和分解者、生物群落与非生物环境之间，物质和能量的输出和输入、生物性种群和数量以及各种群之间的比例，始终保持着一种动态平衡关系。生态平衡是生物生存、活动和繁衍得以正常进行的基础。

5. 食物链（food chain） 在生态系统中，一种生物被另一种生物吞食，后者再被第三种生物所吞食，这种生物间以食物连接起来的链锁关系称为食物链。食物链是生态系统中物质、能量及信息流动、传递、交换和循环的一种重要方式，对环境中物质的转移和蓄积有重要影响，主要通过生物转化或生物富集作用来实现；在维持生态平衡中起着重要作用。

二、环境的构成因素

1. 物理因素 适宜的微小气候（空气的温度、湿度、气流和热辐射等）、充足的阳光是人类生存的必要条件。但如果超过一定强度或者接触时间过长，也会导致人体健康受到损害。

2. 化学因素 大气、水和土壤等自然环境中含有各种天然或人工合成的无机和有机化学物质，其成分复杂、种类繁多。含量适宜、组成相对稳定的化学成分是保证人类生存和正常生命活动必不可少的前提条件。

3. 生物因素 整个自然环境是一个以生物体为主，由有机界和无机界构成的整体。生物体包括动植物和昆虫、微生物和寄生虫等。

4. 社会心理因素 包括了政治、经济、文化、教育、家庭和生活方式等诸多方面的内容，往往会通过对自然环境的影响及其相互作用而影响人类健康。

构成自然环境的物理因素、化学因素和生物因素，是保证人类生存和正常生命活动必不可少的前提条件。而一些自然现象和多种人为活动的影响，可以使得环境中的物质组成发生变化，甚至危害人类健康。

三、人类与环境的辨证关系

人类与环境是一个对立统一的整体。人类在不断地适应环境的基础上，也在主动地改造环境。

1. 人与环境的统一性 新陈代谢是生命活动的重要形式。人体从环境介质中摄入生命必需物质以满足自身的需要，同时又通过新陈代谢与周围环境不断地进行着物质、能量和信息的交换，保持动态平衡。两者成为不可分割的统一体，从而实现了人与环境的统一。

2. 人对环境的适应性 在人类长期进化发展过程中，各种环境条件是不断变动的，多种环境因素呈现出相加、独立、协同、拮抗或加强等联合作用。当环境条件发生对人体“有利”或“有害”的改变时，人体通过一定的调节功能以适应环境状态的变动。这种适应是一个渐进的过程，同时也是有一定限度的。如果环境条件发生剧烈的异常变化（如气象条件的剧变，自然的或人为的污染等），超越了人类正常的生理调节范围，就会引起人体某些功能、结构的异常反应，使人体产生疾病，甚至造成死亡。

3. 人改造环境的主观能动性 人类不但具有有目的、有意识地适应环境、认识环境的主观能动性，而且能够利用环境中的有利因素，避免不利因素，丰富人类生活，改善生存环境，提高生命质量。但这种主观活动也会对环境造成一些不良影响，导致环境质量下降、恶化。

因此，应在科学发展观指导下，坚持环境保护的基本国策，通过行政、法律和科技的手段与方法，在合理利用自然资源的同时，注意保护自然环境，合理开发，达到人类与环境的和谐共处，实现经济、社会、资源和环境的可持续协调发展。

四、环境质量评价

环境质量评价（environmental quality assessment）是从环境与健康的关系出发，以人为中心，按照一定的评价标准和方法对一定区域范围内各种环境要素的质量进行客观的定性和定量描述、分析、评价和预测。评价过程包括环境评价因子的确定、环境监测、评价标准、评价方法、环境识别等。

环境效应评价包括环境质量对生物群落、人群健康和社会经济等方面的影响，其中对人群健康的影响尤为重要。环境质量健康效应评价可采用环境流行病学调查和环境健康危险度评价方法。

（饶朝龙）

第二节 环境污染与人类健康

在生物圈中，人类与其他生物以食物为纽带，保持着非常密切的联系。人类在适应环境的同时，也在努力地改造环境。在这样一个过程中，由于人类生产、生活活动的影响，可以造成环境质量的下降，甚至发生环境污染。

一、环境污染及污染物的转归

（一）环境污染、环境污染物、公害

1. 环境污染（environmental pollution） 由于人为的或各种自然的有害因素进入环境，超过了环境的自净能力，使环境的组成或状态发生改变，扰乱和破坏了生态系统和人类生产生活条件，对人群或生物的健康造成了直接、间接或潜在的有害影响，称为环境污染。

2. 环境污染物（environmental pollutant） 进入环境并能够引起环境污染的物质。

3. 公害（public nuisance） 严重的环境污染，导致环境的质量恶化以至环境被破坏，对公众的健康、安全、生命及公私财产等造成的严重危害。

表3－1　20世纪著名的公害事件

时间	名称	地点	主要污染物	后果
1930年	马斯河谷烟雾事件	比利时	二氧化硫和粉尘	一周内近60人死亡，上千人发生呼吸系统疾病
1943年	洛杉矶光化学烟雾事件	美国	强烈日照下的汽车尾气	大量居民出现眼睛红肿、流泪等症状
1948年	多诺拉烟雾事件	美国	二氧化硫、氮氧化物及粉尘	5900多人患病，17人死亡
1952年	伦敦烟雾事件	英国	烟尘和二氧化硫	死亡1万多人
1961年	四日市哮喘病	日本	石油冶炼产生的废气	许多居民患上哮喘病，多人死亡
1953～1956年	水俣病	日本	甲基汞污染的鱼、贝等水生生物	造成大量居民中枢神经中毒，60多人死亡
1955～1972年	痛痛病	日本	镉水、镉米	死亡一百多人
1968年	米糠油事件	日本	多氯联苯	患者超过1万人，16人死亡
1984年	异氰酸甲酯事件	印度	异氰酸甲酯	20多万人中毒，5万多人失明，2500多人死亡
1986年	切尔诺贝利核电站事件	乌克兰	放射性物质	233人受核辐射损伤，31死亡

（二）环境污染物的种类

1. 物理性污染物 如气象灾害、极端天气、噪声、振动、热、微小气候、电离辐射、非电离辐射等物理因素，均可能造成不同程度的环境污染。

2. 化学性污染物 现代社会中，人们接受化学物质的途径和机会越来越多，主要来源于化妆品、洗涤剂、消毒杀虫剂、保鲜防腐剂，尤其是各种人工合成的物质如服装、建材、药物等；主要种类包括有害气体、重金属、农药、化肥、有机或无机化学

物等。目前，化学性污染物是全球环境污染的主要来源。

3. 生物性污染物 主要包括细菌、真菌、病毒、衣原体、支原体、原虫、寄生虫及虫卵、有毒动植物和生物性变应原（如植物花粉、真菌孢子、尘螨和动物皮屑）等。

根据污染物是否在环境中发生变化，环境污染物可分为一次污染物（primary pollutant）和二次污染物（secondary pollutant）。前者是指直接进入环境的污染物，其理化性质没有发生过任何变化，如铅、SO_2 等；后者是指一次污染物在环境中发生了理化性质的变化，形成的新污染物，如有机汞、酸雨等。

（三）环境污染物的来源

1. 生产性污染 包括工业“三废”（废水、废气和废渣）、农药、化肥残留等。

2. 生活性污染 包括生活“三废”（人畜粪便、生活垃圾、生活污水）等。随着人口数量的不断增长和消费水平的提高，包括塑料制品、废旧电池等在内的生活性污染物的产量不断上升，成为城市污染的重要来源。

3. 其他污染 包括交通、医源性（如医用垃圾、医院排放废水）、电离辐射和非电离辐射，以及森林火灾、水灾、火山爆发和泥石流等。

（四）环境污染物的转归

环境污染物的转归（lapse）指污染物排放到环境后，经过物理、化学和生物学作用，在环境中发生迁移、转化和降解的过程。

环境自身并不是消极被动地承受污染物，而是有净化、调节的能力，可以在一定限度内避免污染的发生。但如果污染物持续存在或大量出现，就会超过环境自净能力的限度而发生污染。环境污染物可以首先通过扩散和对流等方式在单一介质（大气、土壤或水）内迁移，然后进入其他环境介质和生物体内，进行不同介质间的迁移和生物性迁移。环境污染物的生物性迁移主要通过食物链和食物网进行，在这一逐级转移过程中，生物体内化学物质的浓度会随着营养级的提高而逐步增加，即为生物放大作用（biomagnifications），也称生物富集作用（biological concentration），尤其对处于高位营养级的生物，危害作用就更大。

少量的污染物进入环境，可以通过物理、化学或生物的自净作用（self - purification）得到稀释、分解，使环境恢复原状。在土壤的自净过程中，微生物的作用具有很重要的意义。

化学物在环境介质中，还可以通过化学或生物学作用转变成另一物质，即化学物的转化。包括两种主要方式：

1. 化学转化 指化学污染物通过氧化、还原、中和或水解反应发生的转化。大多数化学污染物可通过化学转化从毒性高的物质变成毒性较低的物质，如醛类可以通过还原反应生成毒性较低的醇类。但化学作用也可能出现增毒效果，如“洛杉矶光化学烟雾事件”就是一类典型的由光化学反应所引起的大气污染公害事件，其污染源是汽车所排放尾气在强烈日照作用下，经光化学反应而形成的具有强烈刺激性气味的光化学烟雾。

2. 生物转化 指环境化学物通过生物体内相应酶系统的催化作用所发生的变化。生物转化一方面可使大部分物质的毒性降低，另一方面也可以使一部分物质的毒性增强，或形成更难降解的或更容易被机体吸收和蓄积的物质。如典型化学致癌物苯并芘，需要在体内经代谢活化后才具有致癌作用。

二、环境污染对健康的影响

环境污染物作用于人体可以引起机体的应答反应和调节适应；但是，如果其持续作用超出了人类的正常生理调节范围时，机体就可能发生功能及结构的变化。环境污染物作用于人群，但并不是所有人的反应程度均相同，呈现金字塔形分布，这与个体条件（年龄、性别、健康状况、遗传因素等）有关。

1. 急性毒性作用 机体一次性大剂量接触或在24小时内多次接触环境化学毒物引起的快速而强烈的急性中毒反应。此类毒性作用多属于突发事件，如生产车间的泄漏事故，或由于天气、地理等因素而导致的环境条件急剧变化而致。如2003年发生于重庆市开县的12.23特大天然气井喷事件，造成了附近居民中毒、死亡以及巨大的财产损失。

2. 慢性毒性作用 指低浓度环境化学物在人或动物生命周期的大部分时间，甚至终生作用于机体所引起的损害作用，表现为非特异性危害和特异性危害。非特异性损害主要表现为人体抵抗力的下降、常见多发性慢性疾病发病率的升高、劳动能力的下降。常见的特异性慢性疾患如慢性支气管炎、支气管哮喘、肺气肿等，临床上统称为慢性阻塞性肺病（COPD）。由于环境污染的特征，此类作用在环境污染的危害中更为常见。同时，由于污染物浓度往往较低，起病缓慢，作用不明显，因而很容易被忽视。慢性作用多由于毒物本身在体内的蓄积（物质蓄积，material accumulation）或毒物对机体的微小损害的逐次累积（功能蓄积，functional accumulation）所致。

3. 特殊毒作用 包括致癌、致畸、致突变、免疫功能受损四个方面。

（1）“三致”作用 即致突变作用、致畸作用和致癌作用：①致突变作用（mutagenesis）：是指突变的发生及其过程，可分为基因突变和染色体畸变。突变发生后，其遗传学后果取决于毒物所作用的靶细胞是体细胞还是生殖细胞。体细胞突变，出现异常增殖，其后果有肿瘤、衰老、动脉粥样硬化及致畸等；而生殖细胞突变则可引起遗传病和生殖毒性，表现为不孕、早产、胚胎死亡、畸胎、胚胎功能不全及生长迟缓等。②致畸作用（teratogenesis）：指母体受孕后因受到外界环境的影响而导致胎儿畸形或其他缺损胎儿。环境因素对生殖细胞遗传物质的损伤、对胚胎发育过程的干扰和对胚胎的直接损害等对出生缺陷的发生也具有不可忽视的作用。③致癌作用（carcinogenesis）：是一个多因素、多基因参与、多步骤、多途径的综合过程。已获证明的环境致癌因素有物理因素、化学因素和生物因素等；其中化学因素的比例可以高达90%左右。

（2）免疫损害：环境污染物对机体免疫功能的损害作用，除了能引起自身免疫反应外，还可能引起机体的免疫功能抑制或变态反应性疾病。化学污染物进入人体后，可以作为抗原而与体内其他物质结合形成致敏原，从而引起机体发生变态反应性疾病。如生产车间的粉尘、染料、显影剂等。

4. 环境内分泌干扰物危害 环境内分泌干扰物（environmental endocrine disrupting chemicals，EDCs）指具有类似激素作用，可模拟或对抗天然激素生理、生化作用，干扰或抑制生物体内分泌、神经和免疫系统等诸多环节的功能，从而对机体或后代产生可逆或不可逆有害效应的一类天然或人工合成的外源性物质。目前认为EDCs与生殖障碍、出生缺陷、发育异常、代谢紊乱以及某些癌症（如乳腺癌、睾丸癌、卵巢癌等）的发生发展有关。已被证实或疑为EDCs的环境化学物有上百种，包括邻苯二甲酸酯类、多氯联苯类、有机氯杀虫剂、除草剂、烷基酚类、双酚化合物类、植物和真菌激素、金属类等。2004年5月17日正式生效的斯德哥尔摩公约（Stockholm Convention）规定了12种优先控制或消除的持久性有机污染物（persistent organic pollutants，POPs）。

环境污染物的累积和迁移转化可以衍生多种环境效应。除了上述直接作用于人体产生的危害外，还可以通过温室效应、臭氧层破坏、酸雨、生物多样性锐减（遗传多样性、物种多样性和生态系统多样性）等间接效应对生态系统和人类社会造成危害。

三、环境污染对健康影响的基本特征

环境污染具有多样性、广泛性和长期性的特点。其对人类健康的影响呈现出以下特征：

1. 受害人群广泛。无论老、弱、病、残、孕，整个人类都生活在环境之中，与环境发生相互作用；尤其是高危人群和高暴露人群。

2. 对健康的影响时间长。人类终生生活在环境之中，每时每刻都会与多种环境因素接触。

3. 污染物来源广，种类多。

4. 污染物对人体的作用复杂，既可以作用于局部，也可以造成全身反应；作用方式有急性作用，也有慢性作用。

5. 污染物浓度往往较低，慢性作用的因果关系不明显，且混杂因素太多，所以真正的致病因素很容易被忽视。

（饶朝龙）

第三节 大气与健康

大气是人类赖以生存的外界环境因素之一，在通常情况下，每人每日平均吸入10～15L空气。因此，空气的清洁程度及其理化性状与人类健康关系十分密切。我国部分地区存在的空气污染严重威胁人体健康。大气环境与健康问题已经成为关系民生的重大社会发展问题。

一、大气污染与健康

大气污染（air pollution）是指由于各种人为或自然的原因，使大气中有害物质的浓度超出了大气的自净能力，对居民健康造成了直接、间接或潜在影响的现象。

（一）大气污染的主要来源

1. 工业生产过程的排放 生产过程的各个环节，从原料、中间体、半成品到成品都可能排放废弃物，其排放量与生产设备状态、工艺流程、管理制度等有密切关系。

2. 燃料的燃烧 主要是工业用煤和石油做燃料燃烧引起。生活炉灶和采暖锅炉是采暖季节大气污染的重要原因。

3. 交通运输 主要指汽车、飞机、火车、轮船等交通工具排放的废弃物，包括CO、NO_x、碳氢化合物、SO_2、颗粒物、炭黑、焦油、多环芳烃及四乙基铅等。

（二）大气污染物的种类

大气污染物按其属性，一般分为物理性、化学性和生物性三类，其中以化学性污染物种类最多、污染范围最广。根据污染物在大气中的存在状态分为气态和颗粒物。

1. 气态污染物 共有5类：①含硫化合物，包括SO_2、SO_3和H_2S等；②含氮化合物，包括NO、NO_2和NH_3等；③碳氧化合物，包括CO和CO_2；④碳氢化合物，包括烃类、醇类、酮类、酯类等；⑤卤素化合物，如HCl、HF和SiF_4等。

2. 大气颗粒物 按粒径大小一般可分为以下几类：

（1）总悬浮颗粒物（total suspended particulates，TSP）：是指粒径≤100μm的颗粒物，包括液体、固体或者液体和固体结合存在的，并悬浮在空气介质中的颗粒。

（2）可吸入颗粒物（inhalable particle，IP或PM_{10}）：指粒径≤10μm的颗粒物，因其能进入人体呼吸道而命名之，又因其能够长期漂浮在空气中，也被称为飘尘。

（3）细颗粒物（fine particle；fine particulate matter，$PM_{2.5}$）：是指粒径≤2.5μm的细颗粒。$PM_{2.5}$在空气中悬浮的时间较长，易于滞留在终末细支气管和肺泡中。$PM_{2.5}$进入肺泡后，直接影响肺的通气功能，使机体容易处于缺氧状态。$PM_{2.5}$吸附在肺泡上是不可逆的，其中某些较细的组分还可穿过肺泡进入血液。$PM_{2.5}$更易吸附各种有毒有害的重金属元素和有机物，从而加重对健康的损害。$PM_{2.5}$与肺癌、哮喘等疾病发生可能具有相关性。全球$PM_{2.5}$污染最重的地区是北非以及中国的华北、华东和华中全部。中国大部分地区$PM_{2.5}$平均浓度接近80μg/m^3，超出世界卫生组织规定的污染浓度的8倍。

二、大气污染物对健康的主要损害

（一）直接危害

1. 急性中毒 短时间大量接触高浓度的大气污染物可造成急性中毒，按引起中毒的原因可分为烟雾事件和生产事故。

（1）烟雾事件：分为光化学烟雾事件和煤烟型烟雾事件。光化学烟雾是汽车尾气中氮氧化物和碳氢化合物在强烈紫外线照射下，经过一系列光化学反应产生的一种浅蓝色烟雾，主要成分是臭氧、醛类以及过氧酰基硝酸酯类（peroxyacyl nitrates，PANs）。煤烟型烟雾事件是由于煤烟和工业废气大量排入大气且得不到充分扩散而引起的，主要污染物为 SO_2、烟尘以及硫酸雾。

（2）生产事故：生产事故引起的急性中毒事件国内外曾多次发生，并造成严重后果。如印度博帕尔毒气泄漏事件造成2500 人因急性中毒死亡；前苏联切尔诺贝利核电站爆炸事件造成13 万居民急性暴露，31 人死亡，233 人受伤，经济损失达35 亿美元。

2. 慢性危害

（1）影响呼吸系统功能：大气中的 SO_2、NO_x、硫酸雾、硝酸雾及颗粒物不仅能产生急性刺激作用，还可长期反复刺激机体引起咽炎、喉炎、眼结膜炎和气管炎甚至慢性阻塞性肺疾患（COPD）。

（2）引起心血管疾病：大气污染可引起心血管疾病死亡率、住院率、急诊率等增加。

（3）降低机体免疫力：大气污染可使机体的免疫功能降低。大气污染严重的地区，居民唾液溶菌酶和 SIgA 的含量均明显下降，血清中的其他免疫指标也有下降。

（4）引起变态反应：除花粉等变应原外，大气污染物可通过直接或间接的作用机制引起机体的变态反应。德国的一项研究观察到大气污染物 NO_2、$PM_{2.5}$ 以及煤烟与1岁幼儿夜间干咳发生之间有显著的关联。

（5）肺癌：大气污染是肺癌发生的危险因素之一，大气污染程度与肺癌的发生和死亡率呈正相关关系。空气污染物中可含有致癌物质如苯并（a）芘［B(a)P］，汽车废气中的放射性钋、石棉和砷、镍，铬等重金属颗粒物也可能含有促癌物质。

（二）大气污染的间接危害

1. 温室效应 大气层中的某些气体如 CO_2、甲烷（CH_4）、氧化亚氮（N_2O）和含氯氟烃等能吸收地表发射的热辐射，使大气增温，从而对地球起到保温作用，称为温室效应（greenhouse effect）。这些气体统称为温室气体，CO_2 是最主要的温室气体。

温室效应的危害：①气候变暖有利于病原体及有害生物的繁殖，从而引起生物媒介传染病的分布发生变化，扩大其流行的程度和范围，加重对人群健康的危害；②气候变暖可导致与暑热相关疾病的发病率和死亡率增加；③气候变暖还会使空气中的一些有害物质如真菌孢子、花粉等浓度增高，导致人群中过敏性疾患的发病率增加；④全球气候变暖可使两极冰川融化，海平面上升，陆地和海洋生态系统受到影响，植物群落、浮游生物发生改变，土壤趋于干燥；⑤由于气候变暖引起的全球降水量变化，最终导致洪水、干旱以及森林火灾发生次数的增加。

2. 酸雨 酸雨（acid rain）指 pH 小于 5.6 的酸性降水。酸雨的形成受多种因素影响，其主要前体物质是 SO_2 和 NO_x，可被氧化转变为硫酸和硝酸。其中 SO_2 对全球酸沉降的贡献率为60% ~70%。其主要危害有：①使土壤酸化，农作物产量降低；②影响水生生态系统，浮游动物种类减少，鱼贝类死亡增加；③对人类健康产生影响；④酸雨可腐蚀建筑物、文物古迹、腐蚀输水管材。

3. 臭氧层破坏 消耗臭氧层的物质主要有 N_2O、CCl_4、CH_4、溴氟烷烃类（哈龙类，Halons）以及 CFCs 等，破坏作用最大的是 CFCs 和哈龙类物质。其主要危害有：导致人群皮肤癌、白内障、雪盲、电光性眼炎等发病率增加。

三、大气中几种常见污染物对健康的影响

（一）二氧化硫

一切含硫燃料的燃烧都能产生 SO_2。大气中的 SO_2 主要来自固定污染源，如火力发电厂燃煤污染，有色金属冶炼、钢铁、化工、炼油和硫酸厂等生产过程。小型取暖锅炉和民用煤炉是地面低空 SO_2 污染的主要来源。

主要健康危害：SO_2 是水溶性的刺激性气体，易被上呼吸道和支气管黏膜的富水性黏液所吸收并转化为亚硫酸盐或亚硫酸氢盐后吸收入血迅速分布于全身。SO_2 可刺激呼吸道平滑肌内的末梢神经感受器，使气管或支气管收缩，气道阻力和分泌物增加，从而使人在暴露较高浓度的 SO_2 后，很快会出现喘息、气短等症状。SO_2 可增强 B(a)P 的致癌作用。

（二）颗粒物

颗粒物是我国大多数城市的首要污染物，是影响城市空气质量的主要因素。颗粒物的污染主要来源于人类的生产和生活活动中使用的各种燃料如煤、液化石油气、煤气、天然气和石油等；其次是钢铁厂、有色金属冶炼厂、水泥厂和石油化工厂等的工业生产过程。这些来源的颗粒物常含有特殊的有害物质，如铅、氟和砷等。此外，公路扬尘、建筑扬尘也是我国一些城市大气中颗粒物的重要来源之一。

不同粒径的颗粒物在呼吸道沉积部位不同，大于 5μm 的多沉积于上呼吸道，小于 5μm 的多沉积于细支气管和肺泡。空气动力直径≤2.5μm 的气溶胶称为细颗粒物（fine particles matter，$PM_{2.5}$），75% 的 $PM_{2.5}$在肺泡内沉积，与人类健康密切相关。

主要健康危害：大量的颗粒物进入肺部对局部组织有堵塞作用，可使局部支气管的通气功能下降，细支气管和肺泡的换气功能丧失。吸附着有害气体的颗粒物可以刺激或腐蚀肺泡壁，长期作用可使呼吸道防御机能受到损害，发生支气管炎、肺气肿和支气管哮喘等。

（三）氮氧化物

大气中的氮氧化物（NO_x）主要指 NO_2 和 NO。火力发电、石油化工、燃煤工业等排放 NO_x 的量很大，硝酸、氮肥、炸药、染料等生产过程排出的废气中也含有大量的 NO_x。机动车尾气是城市大气 NO_x 污染的主要来源之一。

主要健康危害：NO_2 的毒性比 NO 高 4～5 倍，是引起健康损害的主要氮氧化物。NO_2 较难溶于水，可引起肺泡表面活性物质的过氧化，损害细支气管的纤毛上皮细胞和肺泡细胞，破坏肺泡组织的胶原纤维，严重时引起肺气肿。

（四）多环芳烃

多环芳香烃（polycyclic aromatic hydrocarbon，PAH）是指含有两个或两个以上苯环

并以稠环形式连接的芳香烃类化合物的总称，又称稠环芳烃。目前已发现的多环芳烃类化合物共有400余种，其中约20种对实验动物有致癌作用，由于B(a)P是第一个被发现的环境化学致癌物，而且致癌性很强，故经常以B(a)P作为PAH的代表。多环芳烃主要来自各种含碳有机物的热解和不完全燃烧，例如煤，木材、烟叶以及汽油、柴油，重油等各种石油馏分的燃烧，烹饪油烟，以及各种有机废弃物的焚烧等。

主要健康危害：①PAH可与大气中的其他污染物反应形成二次污染物，如PAH与O_3作用，生成多种具有直接致突变作用的氧化物；②与大气中的NO_2或HNO_3形成硝基多环芳烃，后者有直接致突变作用；③PAH中四到七环的稠环化合物多有强致癌性；④一些PAH还有免疫毒性、生殖和发育毒性。

（张青碧）

第四节　水环境与健康

水不仅为人的生理功能所必需，还与人们的日常生活关系密切，水在保持个人卫生、改善生活居住环境和促进人体健康等方面起着重要作用。成人每日的生理需水量约为2.5～3L，通过饮水摄入的水量约占1/2。“十一五”期间，我国地表水国控断面水质优于Ⅲ类的比重由40%提高到52%，城市污水处理率由52%提高到72%，2.15亿农村人口饮水不安全问题得到解决。但我国环境状况总体恶化的趋势尚未得到根本遏制，一些重点流域、海域水污染严重，农村环境污染加剧，重金属、化学品、持久性有机污染物以及土壤、地下水等污染显现。水环境污染将导致水资源枯竭，严重影响经济发展和人民生活。

一、水体污染

水体污染（water pollution）是指由于人类各种活动排放的污染物进入河流、湖泊、海洋或地下水等水体中，使水体的物理、化学性质发生变化而降低了水体的使用价值，乃至危害人体健康或破坏生态环境的现象。

（一）水体污染的主要来源

1. 工业废水　是水污染的主要原因。工业废水的水质和水量因生产品种、工艺和生产规模等的不同而有很大差别。除冷却水外，都含有生产原料、中间品和终产品。对水体污染影响较大的工业废水主要来自冶金、化工、电镀、造纸、印染、制革等企业。

2. 生活污水　指人们日常生活产生的洗涤废水和粪尿污水等。水中主要有害物质为有机物、肠道致病菌、病毒和寄生虫等，粪便是水中氮的主要来源。由于含磷洗涤剂的大量使用，使水中磷含量大量增加，是水体富营养化的重要原因。来自医疗单位的污水包括病人的生活污水和医疗废水，含有大量的病原体及各种诊断、治疗用物质，是一类特殊的生活污水。

3. 农业污水 指农牧业生产排出的污水及降水或灌溉水流过农田或经农田渗漏排出的水。农业污水主要含有氮、磷、钾等化肥、农药、粪尿等有机物及人畜肠道病原体等。

（二）水体污染物的类型

1. 生物性污染物 生活污水、医院污水、畜牧和屠宰场的废水及垃圾和地面径流都可能带有大量病原体和其他微生物。此外，磷、氮等污染物引起水体富营养化而导致藻类污染也属于生物性污染。

2. 化学性污染物 是最主要的水体污染物，其种类多，组成复杂，数量大，危害重。可以分为有机污染和无机污染两大类。最常见的无机污染物如铅、汞、镉、铬、砷、氮、磷、氰化物及酸、碱、盐等，有机污染物如苯、酚、石油及其制品等。

3. 物理性污染物 有热污染、放射性污染和悬浮物质污染。热污染：来自各种工业过程的冷却水，若不采取措施，直接排入水体，可能引起水温升高、溶解氧含量降低、水中存在的某些有毒物质的毒性增加等现象。放射性污染：由于原子能工业的发展、放射性矿藏的开采、核试验和核电站的建立，以及同位素在医学、工业、研究等领域的应用，使放射性废水、废物显著增加，造成一定的放射性污染。

二、水污染引起的健康危害

（一）生物性污染

1. 介水传染病（water – borne communicable diseases） 由存在于人类粪便、污水和垃圾中的病原体污染水源，人们接触或饮用后所导致的传染病。其病原体主要有伤寒杆菌、霍乱弧菌、痢疾杆菌等细菌类；甲型肝炎病毒、脊髓灰质炎病毒和腺病毒等病毒类；贾第氏虫和溶组织阿米巴原虫等原虫类。

2. 水体富营养化（eutrophication） 水体中氮、磷等物质大量增加，远远超过正常含量，导致原有的生态系统破坏，使藻类和某些细菌的数量激增，其他生物种类减少的现象。受污染的水面可呈现绿色、红色、棕色等优势藻类的颜色，这种现象出现在江河湖泊中称为水华（algalbloom），出现在海湾中称为赤潮（redtide）。其危害：①影响水体的水质；②水中溶解氧降低，造成鱼类等水生生物大量死亡；③藻类的黏液可黏附于水生动物的腮上导致水生动物窒息死亡；④有些藻类能产生毒素如麻痹性贝毒、腹泻性贝毒、神经性贝毒等，人食用毒化了的贝类后可发生中毒甚至死亡；⑤因富营养化水中含有硝酸盐和亚硝酸盐，人畜长期饮用这些物质含量超过一定标准的水，也会中毒致病。

（二）化学性污染

1. 引起急慢性中毒 饮用受污染的水或食用水产品和浇灌的农作物后可引起中毒和疾病，如硫化氢中毒、农药中毒、砷中毒、酚中毒、多氯联苯中毒等。发生在日本的骨痛病就是人们长期食用镉污染的河水与稻米造成的。此外，由于生物富集作用的存在，会使食物链上高营养级生物机体中重金属或难分解化合物的浓度大大超过环境中的浓度，导致生物累积性中毒和疾病。

2. 致癌 水体中某些污染物如铬、镉、镍、亚硝酸盐、硝酸盐、多环芳烃、卤代有机物、放射性物质等具有致癌作用。人们长期饮用含有这类物质的水或食用体内蓄积这类物质的生物产品，就有可能诱发癌症。铅可对肾脏、神经系统造成危害，并具致癌性；砷对皮肤、神经系统等造成危害，致癌性已被证实。

3. 饮水氯化消毒副产物与肿瘤 氯化消毒副产物（chlorinated disinfection by - products）系指在氯化消毒过程中氯与水中的有机物反应所产生的卤化烃类化合物。其中许多氯化副产物在动物实验中证明具有致突变性和（或）致癌性（如氯仿、溴仿可引起肝、肾和肠道肿瘤），有的还有致畸性和/或神经毒性作用。

（三）物理性污染

1. 热污染 主要危害：①由于水温过高，使水体溶解氧浓度降低，生物耗氧速度加快，水质恶化，造成鱼类和水生生物因缺氧而死亡；②水温升高会加快藻类繁殖，从而加快水体富营养化的进程；③水温升高会导致水体中的化学反应加快；④由于水温升高，加速细菌的生长繁殖，增加后续水处理的费用。

2. 放射性污染 水体中的放射性核素可通过多种途径进入人体，使人受到放射性伤害（近期效应：头痛、头晕、食欲下降、睡眠障碍等；远期效应：出现肿瘤、遗传障碍等）。例如，^{235}U 对肝脏、骨髓和造血机能的损害，^{90}Sr 可引起骨肿瘤和白血病等。

三、生活饮用水卫生要求

我国《生活饮用水卫生标准》（GB 5749 - 2006）规定生活饮用水水质卫生要求应符合九条基本要求，以保证饮用安全。其中前五条为原则性的：①生活饮用水中不得含有病原微生物；②生活饮用水中化学物质不得危害人体健康；③生活饮用水中放射性物质不得危害人体健康；④生活饮用水的感官性状良好；⑤生活饮用水应经消毒处理。《生活饮用水卫生标准》的106项指标包括42项常规指标和64项非常规指标。

四、水的净化和消毒

饮水净化的目的是改善水体感官性状，除去悬浮物质；消毒的目的是杀灭水中病原微生物，保证流行病学上安全，防止介水传染病的发生与流行。水质较好的地下水一般只需消毒即可。

（一）水的净化

1. 沉淀 水中的悬浮物质和胶体物质由于重力作用下沉，可使水体初步澄清，称为自然沉淀。但颗粒小的悬浮物质与水中胶体微粒，因带负电荷而相互排斥，不易下沉，需加混凝剂进行混凝沉淀，才能加以去除，此过程称为混凝沉淀。

2. 过滤 过滤的原理是：①阻留作用；②沉淀作用；③吸附作用。水通过过滤可除去80% ~90%的悬浮物和细菌。滤掉寄生虫卵，使水体澄清、脱色，达到饮用水感官性状标准。

（二）水的消毒

水消毒的方法有两大类。一类是物理法，如煮沸、紫外线照射、超声波杀菌等；另一类是化学消毒法，利用化学消毒剂的杀菌作用杀灭水中的细菌。目前我国广泛采用的是氯化消毒法。

1. 氯化消毒的原理 液态氯、漂白粉、漂白粉精等含氯消毒剂在水中均可水解生成次氯酸。次氯酸分子体积小，电荷中性，又是一种强氧化剂，能透过细菌的细胞膜在细胞内抑制磷酸丙酮脱氢酶的活性，使细菌糖代谢发生障碍而死亡。

2. 影响氯化消毒效果的因素

（1）水的pH：次氯酸在水中浓度受pH影响。pH低时，主要以次氯酸的形式存在，随着pH的增高，次氯酸逐步解离，含量减少，而次氯酸根离子增多。次氯酸的杀菌效力比次氯酸根离子高80倍。所以，pH偏低时杀菌效力高，pH偏高时杀菌效力低。

（2）水温：水温增高时杀菌速度快。0～5℃时的杀菌速度是20℃时的1/3；所以当水温低时要适当延长消毒时间，以保证消毒的效果。

（3）水的浑浊度：水的浑浊度高时，水中有机物、无机物多，能消耗一定量的有效氯，而且附着在悬浮物上面的细菌不易受到消毒剂的作用，影响消毒效果。因此，浑浊度大的水必须先净化处理后再消毒。

（张青碧）

第五节　地质环境与健康

一、生物地球化学性疾病

生物与其所处环境是在相互适应的条件下发展起来的，一些元素在生物体与地质环境中保持着动态平衡。在自然界中，目前已知天然存在的化学元素有92种，在人体内已发现81种。人体的化学元素组成，在种类和含量上都与地壳表层的元素组成密切相关。某些元素具有明显的营养作用及生理功能，是维持机体健康所必需的；而有些元素是有害的，机体摄入过多会引起疾病。

1. 概念 由于自然的或者人为的原因，地球的地质化学条件存在着区域性差异，如地壳表面元素分布的不均一性、局部地区的气候差别等。如果这种区域性的差异超出了人类和其他生物所能适应的范围，就可能使当地的动物、植物及人群中发生特有的疾病，称为生物地球化学性疾病（biogeochemical disease），俗称地方病（endemic disease）。

2. 流行病学特点

（1）明显的地区性分布：如我国自东北至西南有一条宽阔的缺硒地带，与缺硒有关的克山病和大骨节病在该地区有不同程度的流行；在我国北方十多个省区的干旱、半干旱地区，由于浅层地下水含氟量较高，多有饮水型地方性氟中毒的流行。

（2）疾病的发生与环境中某些元素水平相关：生物地球化学性疾病人群流行强度与某种化学元素的环境水平有着明显的剂量－反应关系；此种相关性在不同的时间、地点和人群之间都表现得十分明显，且能用现代医学理论加以解释。例如碘缺乏病病区环境介质中碘水平普遍偏低，尤以水碘为甚。疾病流行强度与水碘含量在一定的浓度范围内（40mg/L以下）呈负相关。

二、常见的生物地球化学性疾病

（一）碘缺乏病

1. 概念 碘缺乏病（iodine deficiency disorders，IDD）是指由于自然环境碘缺乏而造成胚胎发育到成人期由于摄入碘不足所引起的一组有关联疾病的总称。它包括地方性甲状腺肿、克汀病、地方性亚临床克汀病、单纯性聋哑、流产、早产、死胎、先天性畸形等，最主要的危害是缺碘影响胎儿的脑发育，导致儿童智力和体格发育障碍。

2. 发病原因

（1）缺碘：缺碘是引起本病流行的主要原因，当碘摄入量低于40μg/d或水中含碘量低于10μg/L时，可能发生地方性甲状腺肿的流行。

（2）致甲状腺肿物质：致甲状腺肿物质是指除碘缺乏外，干扰甲状腺激素的合成，引起甲状腺肿大的所有物质，如硫葡萄糖甙、邻苯二甲酸、硝酸盐等。

3. 流行特征 本病分布广，全世界约有110个国家都有此病的流行。据估计全球受碘缺乏威胁的人群约为16亿。我国除上海外，全国各省市、自治区都有不同程度的流行，估计约有7亿多人群居住在缺碘地区。

（1）地区分布：主要流行在山区、丘陵以及远离海洋的内陆，但平原甚至沿海也有散在的病区。

（2）人群分布：发病年龄一般在青春期，女性早于男性；碘缺乏病流行越严重的地区发病年龄越早。成年人的患病率，女性高于男性，但在严重流行地区，男女患病率差别不明显。

（3）时间趋势：采取补碘干预后，可以迅速改变碘缺乏病的流行状况。

4. 影响发病的因素

（1）自然地理因素：容易造成流行的自然地理因素有远离海洋、山高坡陡、土地贫瘠、植被稀少、降雨集中和水土流失等。第四纪冰川期溶解的冰层将地球表层的碘冲刷到海洋，可能是大部分地甲病流行区缺碘的原因。

（2）膳食因素：①人体碘的供给有近60%来自植物性食品，如土壤中缺碘可影响植物性食品的含碘量；②低蛋白、低热量可使血清中T_3、T_4降低，血清促甲状腺素（TSH）升高，促使缬氨酸分泌减少，减少碘的有机化；③低蛋白、高碳水化物可影响甲状腺对碘的吸收和利用；④食物中的硫氰酸盐（如木薯、玉米、小米、黄豆、花生、生姜、杏仁都含有硫氰酸盐），在胃肠道可逆转化成SCN^-，可竞争性地抑制碘离子向甲状腺的输送，使碘排出增多；⑤蔬菜如甘蓝、卷心菜、芜青、大头菜、芸苔、芥菜等含硫葡萄糖苷的水解产物，可抑制碘的有机化过程；⑥食物中的钙可妨碍碘的吸收，抑制甲状腺素的合成，加速碘的排泄。

（3）水碘含量：饮水碘含量与甲状腺肿的发病率有关。

5. 预防措施

（1）碘盐：食盐加碘是预防碘缺乏病的首选方法，该法简便、经济、安全、可靠、易坚持。世界卫生组织推荐碘和盐的比例为1/10万。我国《食盐加碘防治地方性甲状腺肿办法》中规定为1/2万到1/5万。碘盐应该干燥、严防日晒以免碘化物损失。由于碘缺乏和过多都可引起地方性甲状腺肿的发生，因此WHO/UNICEF/ICCIDD（国际控制碘缺乏病理事会）建议正常人每日碘摄入量在1000μg以下是安全的。2000年中国营养学会制定的《中国居民膳食营养素参考摄入量》，成人碘推荐摄入量为150μg，可耐受最高摄入量为1000μg。根据我国高碘性甲状腺肿的发病情况，当人群（儿童）尿碘达800μg/L，则可造成高碘性甲状腺肿的流行。缺碘地区应用加碘食盐后1~3年内，碘性甲亢发病率上升，而后降至加碘前的水平。可见补碘时，碘摄入量不宜过高、不宜过快提高剂量，补碘后其尿碘水平应低于300μg/L。

（2）碘油：是以植物油如核桃油或豆油为原料加碘化合物制成的。碘油分肌内注射和口服两种。尽管碘油是防治碘缺乏病的有效措施，但不能代替碘盐。

（二）地方性氟中毒

1. 概念 地方性氟中毒（endemic fluorosis）指在特定的地理环境中，人们通过饮水、食物（包括氟污染食物）等介质长期摄入过量的氟而导致的以氟骨症和氟斑牙为主要特征的一种慢性全身性疾病，又称地方性氟病。

2. 发病原因 主要病因是饮水污染、燃煤污染和砖茶污染。

（1）饮水型地氟病：主要是人们通过饮用含氟量过高的水源，而导致的地方性氟中毒。

（2）燃煤污染型地氟病：我国主要分布于四川、云南、贵州、湖北、山西、重庆等十三个省（自治区、直辖市），主要原因是由于敞灶或者敞炉烧高氟煤以取暖、做饭或烘烤食物，从而污染了室内的空气、粮食和其他食物。

（3）饮茶型地氟病：主要是高氟砖茶。主要发生于有长期大量饮用砖茶生活习惯的少数民族。砖茶含氟量高的原因是所用的材料为茶树的老叶，茶叶有富集氟的特性，老茶叶的生长时间长，含氟量是嫩茶叶的数百倍至上千倍。

3. 流行特征 氟斑牙主要发生在正在生长发育中的恒牙，乳牙一般不发生。而氟骨症发病主要在成年人，发生率随着年龄增长而升高，且病情严重；一般无明显性别差异；在病区居住年限越长，氟骨症患病率越高，病情越重。

4. 影响发病的因素 ①摄氟量：摄氟量高，发病率高，病情严重。②营养条件：蛋白质、钙和维生素有抗氟保护机体的作用。③饮水中的化学成分及硬度：饮水中的钙和镁可降低人体对氟的吸收，促进氟从体内排泄，减少氟对机体的危害。饮水硬度高，患病率降低。饮水的碱度增强可使氟的活性增强，有利于氟的吸收和增加氟的毒性。④抗氟元素的摄入量：镁、铝、硼、锌、硒、铜、钼、铁可促进氟由体内排出或增强某些酶的活性，提高机体抗氟能力，降低氟的毒性。⑤生活、饮食习惯：生活、饮食习惯与燃煤污染型和饮茶型地方性氟中毒有着极为密切的关系。⑥个体差异：与个体的生理、敏感性、健康状况有关。

5. 预防措施

（1）饮水型氟中毒：改换水源，包括打低氟深井水、引用低氟地面水、收集降水等；饮水除氟如电渗析、反渗透、活性氧化铝吸附法、铝盐或磷酸盐混凝沉淀法、骨炭吸附法等。

（2）燃煤污染型氟中毒：不用或少用高氟劣质煤；改良炉灶，安装烟囱；不敞盖烧煤，经常清理保持烟道通畅；玉米和辣椒要采用日晒或屋外挂晾；不直接在煤火上烘烤和保存食物，不敞炉取暖。

（3）饮茶型氟中毒：研制低氟砖茶和降低砖茶中氟含量，并在饮砖茶习惯病区增加其他低氟茶种代替砖茶。

三、土壤污染引起的健康危害

（一）土壤污染的概念

人类活动产生的污染物进入土壤并积累到一定程度，引起土壤质量恶化，影响农作物生长，并直接或间接危害到人类健康的现象称为土壤污染。

土壤被污染的程度主要取决于进入土壤的污染物的数量、强度和土壤自身的净化能力大小，当进入量超过净化力，就将导致土壤污染。

（二）土壤污染的来源及其对健康的危害

土壤污染的主要来源为工业污染、生活污染和农药残留，不同来源的污染物对人群健康影响亦不尽相同。土壤污染对健康的影响往往是潜在的、间接的。

1. 工业污染 工业污染物可随废气、废水或废渣进入土壤，再通过污染的农作物或地下水对人体健康产生危害。工业污染物种类很多，有的是有毒有害物质，也有致突变物、致癌物和致畸物。它们可以是单个毒物或多种毒物联合对健康产生危害，如由于炼钢厂、炼铝厂氟污染引起氟中毒；含镉工业废水污染土壤，生产出镉米，人食用镉米引起痛痛病。

2. 生活污染 未经处理的人粪尿及畜禽排出的废物施于土壤，会引起土壤严重的生物污染。城市垃圾的不合理处置是居民生活引起土壤污染的另一个主要途径。随着城市化进程的不断发展，城市生活垃圾产生量迅速增长，由于缺乏足够的处理设施，大量的生活垃圾被集中堆放在城市的周围，对周边土壤、水和大气环境造成严重威胁。土壤生活污染可引起肠道传染病、寄生虫病、钩端螺旋体病、炭疽病、破伤风和肉毒中毒。

3. 农药污染 农药对土壤的污染是由于农业和植物保护以及卫生目的而进行的杀

虫、灭鼠、消毒等所造成。农药在土壤中的生物化学降解十分缓慢，土壤微生物对农药瞬间很难发挥降解作用，尤其没有能迅速破坏有机氯农药的微生物，这就使得这类农药在土壤中能够普遍存留。农药土壤污染可引发急性中毒，可造成免疫功能改变、内分泌系统、生殖危害，可产生致癌、致畸、致突变作用。

（三）土壤污染的基本特点

1. 隐蔽性 从土壤污染到健康危害通常要经过较长的时间，并且是以慢性、间接危害为主。如日本富山县的“痛痛病”，从含镉废水灌溉农田污染土壤，迁移至稻谷并在人体蓄积而致病，经历了漫长的过程。

2. 累积性 一些重金属毒物进入土壤后，可被吸附或络合为难溶的盐，并且不断积累达到很高的浓度，长久地保存在土壤中，表现为很强的累积性。

3. 不可逆性 重金属污染物对土壤环境的污染基本上是一个不可逆转的过程。持久性有机污染物不仅在土壤环境中很难被降解，而且可能产生毒性较大的中间产物。

（四）土壤污染的预防措施

1. 执行国家有关污染物的排放标准。

2. 建立土壤污染监测、预测与评价系统。

3. 发展清洁生产。

（五）污染土壤的治理措施

1. 重金属污染土壤的治理措施 土壤中重金属的显著化学行为是不移动性、累积性，具有不可逆性的特点。因此，对受重金属污染土壤的治理要根据污染程度的轻重进行改良，从降低重金属的活性，减小它的生物有效性入手，加强土、水管理。

2. 有机物（农药）污染土壤的防治 对于有机物、农药污染的土壤，除合理施用农药、采用病虫害综合防治，改进农药剂型等以预防为主的系列技术措施外，对污染土壤的治理应从加速土壤中农药的降解入手。包括采取以下措施：①增施有机肥料，提高土壤对农药的吸附量，减轻农药对土壤的污染。②调控土壤 pH 和 Eh，加速农药的降解。

（张青碧）

第六节　室内环境与健康

“室内”主要指住宅居室内部环境，但从广义上已经包括了各种室内公共场所和室内办公场所。房屋装修已成为现代生活的必需内容之一，在给人们带来舒适的同时，也给人们的健康带来潜在的危险。导致室内污染的物质种类繁多、成分复杂，目前已知的有几千种。其中最主要的化学物质污染，已确定的有毒有害物就有 500 多种，很多具有致癌性和致突变性。目前我国每年由于室内空气污染引起的死亡人数已达 11.1 万人，直接和间接经济损失高达 107 亿美元。随着科学技术的发展和人民生活水平的提高，室内环境污染物的来源和种类日益增多（新型建筑材料、装饰材料、日用化学品如驱蚊剂、香水、空气清新剂等），室内污染问题日趋突出。人们在经历了“煤烟型污染”、“光化学污染”后，正进入以“室内空气污染”为标志的第三污染时期。如何评估室内环境污染物对人类健康的潜在危害已成为世界各国关注的重要问题之一。

一、室内空气污染的主要来源

1. 室内装修材料 生产室内装修胶合板、刨花板等人造板材所用的胶黏剂中含有甲醛，部分残留的甲醛会逐渐释放出来，成为室内空气的主要污染物。同时，在装修过程中使用的油漆、涂料及其添加剂和稀释剂、胶黏剂、防水剂、溶剂等，都含有苯、甲苯、二甲苯等挥发性有机物。

2. 建筑材料 建筑材料自身释放的有害物主要是氨和氡。氨产生于建筑施工中使用的混凝土外加剂。释放氡的建筑材料主要包括建筑石材、砖、土壤、泥沙等。

3. 室内家具及办公用品 室内家具释放的游离甲醛，主要来源于人造板的胶黏剂。在家具制造过程中使用的胶、漆、涂料含有大量的苯、甲苯、二甲苯，会在室内缓慢释放。家具涂装时所用的添加剂和增白剂大部分都含有氨水，氨会释放到空气中。计算机、复印机、打印机等现代化的办公设施也会释放污染物质。

4. 人类活动 烹调产生的污染物主要有油烟和燃烧烟气两类。在烹调过程中，由于热分解作用产生大量有害物质，目前已经测定出的物质包括醛、酮、烃、芳香族化合物等共计220多种。城镇居民以煤、液化石油气或天然气作燃料，这些燃料在燃烧过程中会产生CO、NO_x、CO_2、丙烯醛、SO_2和未完全燃烧的烃类，以及悬浮颗粒物。在室内吸烟，会造成严重的室内空气污染，香烟烟雾的成分极其复杂，目前已经检测出3800多种物质，主要成分是焦油及烟碱（尼古丁），每支香烟产生0.6~3.6mg尼古丁，焦油中含有大量的致癌物质。

5. 人们的日常活动 人体通过呼吸、谈话、大小便、汗液等活动排出的代谢产物是室内空气污染的常见来源；此外，人体感染的各种致病微生物，如流感病毒、SARS病毒、结核杆菌也会通过咳嗽、打喷嚏等排出。

6. 生物性污染源 室内空气生物性污染因子的来源具有多样性，主要来源于患有呼吸道疾病的病人、动物等。此外，环境生物污染源也包括床褥、地毯中孳生的尘螨，厨房的餐具以及卫生间的浴缸、面盆和便具等，都是细菌和真菌的孳生地。

7. 室外来源 主要包括通过门窗、墙缝等开口进入的室外污染物和人为因素从室外带至室内的室外污染物。

二、室内空气主要污染物对健康的危害

1. 甲醛 甲醛是一种无色，有强烈刺激型气味的气体，易溶于水、醇和醚。35%~40%的甲醛水溶液叫做福尔马林。甲醛是室内的主要污染物之一，主要来源于燃料的燃烧、吸烟、建筑装修材料、家用化工产品等。甲醛的主要危害：呼吸道强烈刺激、咽喉烧灼痛、呼吸困难、眼睛刺激、咳嗽、发冷等，有的人出现过敏性皮疹和

神经失调等症状。长期低剂量接触甲醛，可降低机体免疫水平，引起神经衰弱，出现嗜睡、记忆力减退等症状，严重者可出现精神抑郁症。呼吸道长期受到刺激后，可引起肺功能下降。

2. 挥发性有机物（volatile organic compound，VOCs） 是一类重要的室内污染物，主要成分有：烃类、卤代烃、苯系物、醇、醚、酯、酸和石油烃化合物等。室内VOCs主要来自燃煤和天然气等燃烧产物、吸烟、采暖和烹调等的烟雾，建筑和装饰材料、家具、家用电器、清洁剂和人体本身的排放等。VOCs对健康的影响主要表现为刺激作用，尤其对眼、鼻、咽喉及头、颈和面部皮肤，引起头痛、头晕、神经衰弱和皮肤、黏膜的炎症。近年研究表明，在已确认的900多种室内化学物质和生物性物质中，VOCs至少有350种以上，其中20多种为致癌物或致突变物，如苯、甲苯能损伤造血系统，引起白血病。

3. 一氧化碳（CO） 是无色无味气体。室内CO主要来源于吸烟、含碳燃料的不完全燃烧等。CO能与血红蛋白结合形成碳氧血红蛋白（COHb），但是CO与血红蛋白的结合能力是O_2的200倍。CO可对心脏、肺和神经系统产生有害影响，当COHb的浓度为10%时，主要引起心血管疾病，导致中枢神经紊乱；当浓度为2.5%时，可加重胸痛病人的症状。

4. 可吸入颗粒PM_{10} 主要来自木材和煤球燃烧、吸烟等，以及室外空气污染和渗入等。粒径大于10μm的颗粒物大部分被阻挡在上呼吸道（鼻腔和咽喉部），而粒径小于10μm的可吸入颗粒物能穿过咽喉部进入下呼吸道，特别是粒径小于2.5μm的细颗粒物能沉积在肺泡内，对人体健康危害更大。颗粒物的化学组成非常复杂，同时细颗粒物富集了空气中的有毒金属、酸性氧化物、有机污染物，并载有细菌、病毒等，进入人体，危害人体健康和安全。对人体健康的危害包括：对呼吸道的毒害作用，损害下呼吸道和肺泡的功能，影响机体的免疫功能；吸附有害气体产生协同毒害作用，吸收太阳辐射产生致突变性和致癌性等。

5. 致病微生物性污染 主要来自气悬灰尘、花粉、人和动物的皮、毛、屑等。可引起流行性感冒、麻疹、结核病等疾病的传播。另外，军团菌病和尘螨是室内致病性微生物污染的主要疾病。

6. 氡 氡（^{222}Rn）是一种无色、无味、无臭的惰性气体，在自然界中有3种放射性同位素存在，通常所指的氡以^{222}Rn为主。氡在衰变过程中放出α、β、γ粒子后衰变为各种氡子体，氡及其子体均为放射性粒子，其产生的辐射剂量占天然辐射源的54%，主要来自地基、石材、花岗岩、石膏等。装修材料中析出的氡是对人体造成辐射危害的主要来源。若氡衰变过程中释放的α粒子通过呼吸进入人体，则会破坏细胞组织的DNA，从而诱发癌症。

7. 氨 氨为无色气体，有强烈的刺激性臭味。易溶于水中，水溶液呈弱碱性。氨对健康影响主要表现为上呼吸道刺激和腐蚀作用，严重中毒时可出现喉头水肿、声门狭窄、窒息、肺水肿。轻度中毒时，会出现鼻炎、咽炎、气管炎、咽喉痛、咳嗽、咯血、胸闷、胸骨后疼痛等，还能刺激眼结膜水肿、角膜溃疡、虹膜炎、晶状体浑浊，甚至角膜穿孔。

三、室内空气污染的防治策略

（1）建立我国室内空气质量控制的法规体系，完善管理体制。

（2）避免或减少室内污染源。

（3）正确处理室内污染源。

（4）使用治理室内空气污染的空气净化设施。

（5）推广绿色建材，逐步实现绿色建筑。

（张青碧）

第四章　职业环境与健康

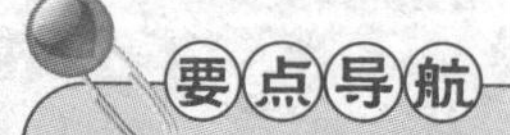

1. 掌握职业性有害因素的概念和分类，职业病的概念、工作有关疾病的概念、职业病的特点；职业病诊断、报告、处理及预防管理。

2. 熟悉物理性有害因素及其对健康的危害；化学性有害因素及其对健康的危害；生物性有害因素及其对健康的危害；不良生理、心理性有害因素及其对健康的危害。

3. 了解职业人群健康监护、医学监护及职业环境监测医学的概念。

随着我国工农业生产的快速发展，生产环境和劳动过程中存在的有害因素越来越多，职业危害日趋严重。我国职业危害广泛分布在工业、农业、第三产业等30多个行业。我国职业危害接触人数，职业病患者，职业病危害行业分布等都位居世界首位，2007年末全国就业劳动力人口近7.7亿，暴露于各种职业危害因素者超过2亿。因此做好职业性危害的预防与控制对保护并促进职业人群的健康具有重要意义。

第一节　职业有害因素与职业性损害

一、职业有害因素概念及其分类

在生产环境和劳动过程中存在和产生的可能危害职业人群健康和劳动能力的各种因素称为职业性有害因素（occupational hazardous factor）。职业性有害因素按其来源分为三类。

（一）生产工艺过程中产生的有害因素

1. 化学因素

（1）生产性化学毒物：如铅、汞、镉、砷等金属及类金属；苯的氨基和硝基化合物；SO_2、CO等刺激性与窒息性气体；农药及一些高分子化合物如丙烯腈等。

（2）生产性粉尘：如硅尘、煤尘、水泥尘、电焊尘等。

2. 物理因素

（1）异常气象条件：如高温、寒冷、阴暗、潮湿等不良生产环境。

（2）异常气压：高气压（潜水或潜海作业）、低气压、低氧环境（海拔3000m以上高山、高原、高空或宇航作业）。

（3）电离辐射：如α、β、γ和X射线等。

（4）非电离辐射：如紫外线、红外线、激光、射频辐射（包括高频电磁场和微波）等。

（5）噪声与振动。

3. 生物因素

（1）致病微生物：如炭疽杆菌、布氏杆菌、森林脑炎病毒等。

（2）寄生虫：职业卫生学意义比较大的主要有钩虫、螨类。

（3）某些动植物产生的有刺激性、毒性和变态反应性的生物活性物质：如蚕丝、花粉、松毛虫和桑毛虫的毒性产物等。

（二）劳动过程中存在的有害因素

1. 劳动组织和制度的不合理 如劳动时间过长，劳动休息制度不健全或不合理等。

2. 劳动中的精神（心理）过度紧张

3. 劳动强度过大或劳动安排不当 如安排的作业与劳动者的生理状况不相适应，或生产定额过高，或超负荷的加班等。

4. 个别器官或系统过度紧张 如由于光线不足而引起的视力紧张等。

5. 不良体位 长时间处于某种姿势，或使用不合理的工具设备等。

（三）生产环境中存在的有害因素

1. 生产场所设计不符合卫生要求或卫生标准 如厂房矮小、狭窄、车间布置不合理（有毒和无毒工段安排在一个车间）等。

2. 缺乏必要的卫生工程技术设施 如没有通风换气或照明设备，或未加净化而排放污水；缺乏防尘、防毒、防暑降温、防噪声等措施。

3. 自然环境中的因素 如寒冷、炎热、太阳辐射等。

4. 卫生防护设备缺乏或使用维护不当。

二、职业性损害的概念及其分类

职业性有害因素在一定条件下对劳动者的健康和劳动能力产生不同程度的损害，称为职业性损害（occupational adverse effect）。职业性损害包括：职业性外伤、职业病、工作相关疾病。

1. 职业性外伤 职业性外伤是指工人在生产劳动过程中因操作失误、违反操作规程或防护措施不当而发生的突发性意外伤害。职业性外伤性质的确定及伤残程度评定，由国家指定机构做出。

2. 职业病 职业病（occupational disease）有广义和狭义之分。广义上的职业病泛指职业有害因素作用于人体的强度与时间超过一定限度时，造成的损害超出了机体的代偿能力，从而导致一系列的功能性和（或）器质性的病理变化，出现相应的临床症状和体征，影响劳动能力。狭义的职业病，即法定职业病（reportable occupational disease），它是指企业、事业单位和个体经济组织的劳动者在职业活动中因接触粉尘、放射性物质和其他有毒、有害物质等因素而引起的，由国家以法规形式规定并经国家指定的医疗机构确诊的疾病。

3. 工作相关疾病 由于生产环境及劳动过程中某些不良因素，造成职业人群常见病发病率增高、潜伏的疾病发作或现患疾病的病情加重等，这类疾病统称为工作相关疾病（work－related disease）。其共同特点是：①职业有害因素不是直接的唯一的病因；②职业有害因素不直接导致疾病发生而是使疾病加重或增多；③切断有害因素的接触，疾病可缓解但不可消除。

第二节 职业病及预防策略

一、职业病的特点

（1）病因明确，其病因就是职业有害因素，如果这些因素得到消除或控制，就可以防止或减少职业病的发生。

（2）所接触的危害因素（病因）通常是可以检测和识别的，只有接触量超过一定限度才能致病，一般存在接触水平（剂量）－反应关系。

（3）在接触同样职业危害因素的人群中，常常有一定人数发病，很少只出现个别病人。

（4）大部分的职业病目前无特效药或治疗方法，发现早，恢复快，发现越晚，疗效越差。

（5）职业病是可以预防的，如采取改革工艺、改善劳动条件等控制职业性有害因素的措施，即可预防职业病的发生。

二、职业病的分类

2001 年 10 月第九届全国人民代表大会常务委员会第 24 次会议通过了《中华人民共和国职业病防治法》，并于 2002 年 5 月 1 日开始实施。该法对于保护劳动者的身心健康与合法权利，以及对于我国职业病防治的法制化管理均产生了重要影响。根据《中华人民共和国职业病防治法》的规定，我国对职业病名单进行了重新调整和统计，并颁布了《职业病目录》。该目录列出了由各种职业有害因素引起的法定职业病名单，包括 10 大类共 115 种。10 大类分别为：

1. 尘肺 包括矽肺、石棉肺、煤尘肺等，共 13 种。

2. 职业性放射病 包括急慢性放射病、放射性肿瘤、放射性皮肤病等，共 11 种。

3. 职业中毒 包括一氧化碳中毒、苯中毒、铅中毒等，共 56 种。

4. 物理因素所致职业病 包括中暑、减压病、高原病等，共 5 种。

5. 生物因素所致职业病 包括炭疽、森林脑炎、布氏杆菌病 3 种。

6. 职业性皮肤病 包括接触性皮炎、电光性皮炎、黑病变等，共8种。

7. 职业性眼病 包括化学性眼部灼伤、电光性眼炎、职业性白内障3种。

8. 职业性肿瘤 包括氯甲醚所致肺癌、苯所致白血病、联苯胺所致膀胱癌等，共8种。

9. 职业性耳鼻喉口腔疾病 包括噪声聋、铬鼻病及牙酸蚀病3种。

10. 其他职业病 包括金属烟热、职业性哮喘、棉尘病等5种。

三、职业病诊断

职业病诊断是对某种疾病的本质、病情程度及其与职业有害因素有无因果关系所作出的判断结论。这是一项政策性和科学性很强的工作，因为它关系到职工的健康和国家劳动保护政策的贯彻执行。因此，必须根据国家颁布的职业病诊断标准及有关规定，由具有职业病诊断权的职业病防治机构作出集体诊断。任何医生个人无权诊断职业病，以防误诊、漏诊。

（1）职业史：职业接触史是职业病诊断的首要条件。主要指接触职业病危害因素的职业经历，内容包括接触职业病危害因素起止时间、工种、岗位、操作过程、所接触的职业病危害因素的品种及其浓度（强度）、实际接触时间、防护设施、个人防护情况等。

（2）现场生产环境监测与调查：深入工作场所或事故现场，巡视、询问、查阅职业卫生资料，检测职业病危害因素浓度或强度，了解既往职业病健康检查情况和职业病患病情况，旨在进一步了解职业病危害的品种、性质、来源、职业病危害防护设施和个人防护情况、同工种人群的接触情况和健康状况等。

（3）临床表现：根据患者的症状和体征，分析各种症状出现的时间、发展顺序、严重程度，特别是要了解症状发生与接触有害因素之间的时间先后关系。

（4）实验室检查：对职业病的诊断具有重要意义。检查的内容主要有两方面的指标。一是反映毒物接触的指标，包括测定生物材料中的毒物及其代谢产物，如尿铅、血铅、血苯、尿酚等；二是反映毒物作用于机体产生的效应指标，如有机磷农药中毒时血中胆碱酯酶的活性变化。

为保证职业病诊断的科学、客观与公正，职业病诊断机构在进行职业病诊断时要有3名或3名以上具有职业病诊断资格的执业医师进行集体诊断。参加诊断的执业医师应当依据职业病诊断原则，按照职业病诊断标准提出诊断意见。最后由职业病诊断机构出具诊断证明书，参与诊断的医师需共同署名，并加盖诊断机构公章，以明确诊断机构及诊断医师应承担的法律责任。

四、职业病预防策略

（一）三级预防

1. 一级预防 是通过采用工程技术、改善劳动条件等措施来消除、减少职业病危害因素，使劳动者尽可能不接触职业性有害因素。

2. 二级预防 是指职业性有害因素开始损害职业者健康时，应尽早发现，早诊断、早治疗，及早脱离职业有害因素，防止病损的进一步发展。

3. 三级预防 对已发展成职业性疾患或工伤的患者，实施综合治疗，防止病情恶化和并发症，促进康复。

（二）基本职业卫生服务

即世界卫生组织和国际劳工组织（ILO）积极倡导的公共卫生建设、公共卫生服务理念。基本职业卫生服务功能包括：工作环境监测、工人健康监护、安全健康风险评估、工作场所健康危害因素和风险信息告知、职业病和工作相关疾病诊断等。

（三）职业卫生安全立法和执法

我国已颁布出台了《中华人民共和国职业病防治法》，它最广泛地覆盖了我国从事职业活动的劳动者，充分体现出预防为主、防治结合的方针，明确了用人单位、职业卫生服务机构和政府行政主管部门在职业病防治工作中的义务和责任及劳动者的权利。该法为全国的职业病防治工作奠定了法律依据。

第三节　常见职业病及危害

一、金属及类金属中毒

（一）铅中毒

1. 理化特性 铅（Pb）灰白色金属，熔点327℃，沸点为1525℃，加热至400～500℃时，即有大量铅蒸气生成，铅不溶于水，但溶于稀盐酸、碳酸和有机酸。

2. 接触机会 铅矿开采及冶炼、熔铅作业、铅及其氧化物的使用。

3. 毒理

（1）吸收、分布和排泄：铅主要是通过呼吸道途径进入人体，其次是消化道，完整的皮肤不能吸收。进入血液的铅90%与红细胞结合，其余以磷酸氢铅（$PbHPO_4$）以及铅与蛋白质复合物的形式存在于血浆中。数周后，95%的$PbHPO_4$成为稳定而不溶的磷酸铅（Pb_3PO_4），沉积于骨、毛发、牙等。铅主要通过尿液排泄，少量的铅可通过粪便、唾液、汗液、乳液排出。

（2）中毒机制：铅作用于全身各系统和器官，主要累及血液及造血系统、神经系统、消化系统、血管及肾脏。卟啉代谢紊乱是铅中毒重要和较早的变化之一。卟啉代谢和血红素合成是在一系列酶促作用下发生的。

4. 临床表现

（1）急性中毒：主要是胃肠道症状，如恶心、呕吐、腹泻等，少数出现中毒性脑病。

（2）慢性中毒：职业性铅中毒多为慢性，主要表现有神经、血液和消化系统三方面的症状。

神经系统症状主要表现为神经衰弱综合征、周围神经病，严重者出现中毒性脑病。消化系统症状主要表现为食欲不振、恶心、隐性腹痛、腹胀、腹泻或便秘，严重者可出现腹绞痛。血液及造血系统可有轻度贫血，多呈低色素正常细胞型贫血。其他：口腔卫生不好者，在齿龈与牙齿交界边缘上可出现由硫化铅颗粒沉淀形成的暗蓝色线即铅线；部分患者有肾脏的损害；女工可引起月经失调、流产等。

5. 诊断 根据职业性慢性铅中毒诊断标准（GBZ37－2002）把铅中毒分为轻度中毒、中度中毒、重度中毒三级。

6. 处理原则

（1）治疗原则：可用金属络合剂如依地酸二钠钙、二巯基丁二酸钠等驱铅治疗，同时辅以对症疗法。

（2）其他处理：①铅吸收者可继续原工作，3～6个月复查一次；②轻度中毒者驱铅治疗后可恢复工作，一般不必调离铅作业；③中度中毒者驱铅治疗后原则上调离铅作业；④重度中毒者必须调离铅作业，并根据病情给予治疗和休息。

7. 预防 降低生产环境空气中铅浓度，使之达到卫生标准是预防的关键；同时应加强个人防护。

（1）降低铅浓度：用无毒或低毒物代替铅；加强工艺改革；加强通风；控制熔铅温度，减少铅蒸汽逸出。

（2）职业禁忌证：①明显贫血；②神经系统器质性疾病；③明显的肝、肾疾病；④心血管器质性疾病；⑤妊娠和哺乳期妇女。

（二）汞中毒

1. 理化特性 汞又称水银，银白色液态金属，常温下易蒸发，气温越高蒸发越快，比重为空气的6倍，不溶于水和有机溶剂，可溶于热硫酸、硝酸和类脂质。

2. 接触机会 汞矿石开采、运输、加工、冶炼；有色冶金；含汞仪表的制造、使用和维修；化工生产、轻工生产、军火工业；口腔医学中用银汞合金填充龋洞等。

3. 毒理

（1）吸收、分布和排泄：主要是以汞蒸气经呼吸道进入人体，经消化道吸收极少，但汞盐和有机汞易被消化道吸收，完整的皮肤基本上不吸收。汞进入机体后，在血液中经过氧化氢酶氧化成二价汞离子（Hg^{2+}）分布于红细胞和血浆；数小时后，转移到肾脏，肾的含汞量可达70%～80%，主要分布于肾的皮质，以近曲小管含量最多；汞可以通过血脑屏障；也可经胎盘进入胎儿体内。汞主要由肾脏排出，但较缓慢；少量汞可随粪便、呼气、汗液、乳汁等排出。

（2）中毒机制：汞氧化生成Hg^{2+}，Hg^{2+}与体内的蛋白质巯基（－SH）有特殊的亲和力，而巯基是体内许多重要酶的活性部分，巯基被结合后，这些酶便会丧失活性，影响机体的代谢，细胞表面的巯基与汞结合，细胞膜的形态结构、功能也会发生改变。

4. 临床表现

（1）急性中毒：很少发生，多见于意外事故。患者起病急促，出现头痛、头晕、全身酸痛、乏力、寒战、发热等全身症状和呼吸道、胃肠道和口腔炎等症状。

（2）慢性中毒：常见，初期出现类神经征，病情进一步发展则出现易兴奋症、震颤、口腔炎等典型表现。此外，汞还可以引起肾脏损害、生殖功能异常、汞毒性皮炎和影响免疫功能。

5. 诊断 根据职业性汞中毒诊断标准（GBZ89－2007）慢性职业性汞中毒分为：轻度中毒、中度中毒、重度中毒三级。

6. 处理原则

（1）急性中毒：急性中毒者应脱离汞接触作业，进行驱汞及对症治疗。空服汞盐患者不应洗胃，需尽快服蛋清、牛奶或豆浆等，以使汞与蛋白质结合，保护被腐蚀的胃壁，也可用活性炭吸附汞；驱汞治疗主要应用巯基络合剂，肌内注射二巯基丙磺钠或二巯丁二钠。对症处理与内科相同。

（2）慢性中毒：用二巯基丙磺钠或二巯丁二钠、二巯基丁二酸驱汞治疗；对症处理与内科相同。

（3）其他处理：观察对象应加强医学监护，可进行药物驱汞；急性和慢性轻度中毒者治愈后从事正常工作；急性和慢性中度及重度中毒者治愈后，不宜再从事接触汞及其他有害物质的作业。

7. 预防

（1）改革工艺及生产设备，控制工作场所空气汞浓度。

（2）保持工作环境清洁，防止汞沉积，加强个人防护。

（3）职业禁忌证：患有明显口腔疾病，胃肠道和肝、肾器质性疾病，神经精神性疾病。妊娠和哺乳期女工应暂时脱离汞接触。

二、苯中毒

1. 理化特性 苯（bezene，C_6H_6）在常温下是无色透明具有芳香气味的易燃液体，沸点为80.1℃，易挥发、蒸汽比重2.77，易沉积在车间空气的下方。苯微溶于水、易溶于酒精、乙醚、氯仿、丙醇等有机溶剂。

2. 接触机会

（1）苯的制造：焦炉气、煤焦油的分馏、石油的裂化重整。

（2）化工原料：苯是有机化学合成的常用原料，如制造苯乙烯、苯酚、药物、农药、合成橡胶、塑料、洗涤剂、染料、炸药等。

（3）溶剂、萃取剂或稀释剂：用于生药的浸渍、提取、重结晶以及油漆、油墨、树脂、人造革、黏胶剂等的制造。

（4）燃料：如工业汽油中苯的含量可高达10%以上。

3. 毒理

（1）吸收、分布、排泄：苯在生产环境中以蒸气状态存在，主要由呼吸道进入人体；皮肤吸收很少，高浓度苯蒸汽对黏膜和皮肤有一定的刺激作用；经消化道吸收完全，但实际意义不大。一次大量吸入高浓度的苯，大脑、肾上腺与血液中的含量最高；中等量或少量长期吸入时，骨髓、脂肪和脑组织中含量较多；蓄积在体内的苯主要分布在骨髓、脑及神经系统等富含类脂质的组织，尤以骨髓中含量最多，约为血液中的20倍。进入体内的苯，50%以原形由呼吸道呼出；40%左右在肝脏代谢；10%以原形贮存在体内各组织，部分氧化代谢经肾排出，部分呼出。

（2）中毒机制：尚未完全阐明。目前认为：急性中毒是因苯的亲脂性，附于神经细胞表面，抑制生物氧化，影响神经递质，麻醉中枢神经系统。慢性毒作用主要是苯及代谢产物酚类所致造血系统损害。

4. 临床表现

（1）急性中毒：轻度中毒出现兴奋和醉酒状态，常伴有黏膜刺激症状；重度中毒出现谵妄、震颤、抽搐、昏迷和血压下降、脉搏细速，以致呼吸和循环衰竭，常因呼吸中枢麻痹而死亡。

（2）慢性中毒：对造血系统的损害是慢性苯中毒的主要特征。有近5%的轻度中毒者无自觉症状，但血象检查发现异常。重度中毒者常因感染而发热，齿龈、鼻腔、黏膜与皮下出血，眼底检查可见视网膜出血。最早和最常见的血象异常表现是持续的白细胞减少，主要是粒细胞减少。中度中毒者可见红细胞计数减少；重度中毒者红细胞计数、血红蛋白、白细胞（主要是中性粒细胞）、血小板、网织细胞都明显减少，淋巴细胞百分比相对增高。

5. 诊断　依据职业性苯中毒诊断标准（GBZ68－2008），根据短期内吸入大量高浓度苯蒸气，临床表现有意识障碍，并排除其他疾病引起的中枢神经功能改变，方可诊断急性苯中毒。

6. 处理原则

（1）急性苯中毒：应迅速将中毒患者移至空气新鲜处，立即脱去被苯污染的衣服，用肥皂水清洗被污染的皮肤，注意保暖；急性期应卧床休息；急救原则与内科相同，可用葡萄糖醛酸，忌用肾上腺素。病情恢复后，轻度中毒可安排适当工作，中度中毒原则上调离原工作，重度中毒一经确定诊断，应调离接触苯及其他有毒物质的工作。需进行劳动能力鉴定者，按GB/T16280处理。

（2）慢性苯中毒：无特效解毒药，治疗根据造血系统损害所致血液疾病对症处理。

7. 预防

（1）以无毒或低毒的物质代替苯；生产工艺改革和通风排毒。

（2）对苯作业现场进行定期劳动卫生学调查，监测空气中苯的浓度；作业工人要加强个人防护；进行就业前体检和定期体检；女工怀孕期及哺乳期必须调离苯作业。

（3）职业禁忌证：血象指标低于或接近正常值下限者，各种血液病，严重的全身性皮肤病，月经过多或功能性子宫出血。

三、窒息性气体中毒

（一）一氧化碳中毒

1. 理化特性 一氧化碳（CO）为无色、无味、无臭、无刺激性的气体；比重为0.967，几乎不溶于水，易溶于氨水，易燃易爆，在空气中爆炸极限为12.5%～74%，不易为活性炭吸附。

2. 接触机会 含碳物质的不完全燃烧过程均可产生一氧化碳。主要有：①冶金工业中的炼焦、炼钢、炼铁；②机械制造工业中的铸造、锻造车间；③化学工业中作为原料；工业使用的窑炉、煤气发生炉等。

3. 毒理 CO经呼吸道进入血液循环，主要与血红蛋白（Hb）结合，形成碳氧血红蛋白（HbCO），使之失去携氧功能。CO与血红蛋白的亲和力比氧与血红蛋白的亲和力大240倍，而HbCO的解离速度比氧合血红蛋白（HbO_2）的解离速度慢3600倍，故Hb不仅本身无携带氧的功能，而且还影响（HbO_2）的解离，阻碍氧的释放。由于组织受到双重缺氧作用，导致低氧血症，引起组织缺氧，其效应器官是脑组织。

4. 处理原则

（1）迅速将患者移离中毒现场至通风处，松开衣领，注意保暖，密切观察意识状态。

（2）及时进行急救与治疗：①轻度中毒者，可给予氧气吸入及对症治疗。②中度及重度中毒者应积极给予常压口罩吸氧治疗，有条件时应给予高压氧治疗。重度中毒者视病情应给予消除脑水肿、促进脑血液循环，维持呼吸循环功能等对症及支持治疗。加强护理、积极防治并发症及预防迟发脑病。③对迟发脑病者，可给予高压氧、糖皮质激素、血管扩张剂或抗帕金森病药物与其他对症与支持治疗。

（3）其他处理：①轻度中毒经治愈后仍可从事原工作；②中度中毒者经治疗恢复后，应暂时脱离一氧化碳作业并定期复查，观察2个月如无迟发脑病出现，仍可从事原工作；③重度中毒及出现迟发脑病者，虽经治疗恢复，皆应调离一氧化碳作业；④因重度中毒或迟发脑病治疗半年仍遗留恢复不全的器质性神经损害时，应永久调离接触一氧化碳及其他神经毒物的作业。

（二）硫化氢中毒

1. 理化特性 硫化氢（H_2S）带有臭鸡蛋样气味的气体，易溶于水，分子量34.8，熔点－82.9℃，沸点－60.7℃。

2. 接触机会 石油工业、冶金工业、化学工业、染料工业、化纤工业、环卫和其他行业。

3. 毒理 硫化氢与氧化型细胞色素氧化酶中的二硫键或与三价铁结合，使之失去传递电子的能力，造成组织细胞内窒息，以神经系统最为敏感。H_2S还能使脑和肝中的三磷酸腺苷活性降低；高浓度H_2S可作用于颈动脉窦及主动脉的化学感受器引起反射性呼吸抑制，且可直接作用于延髓的呼吸及血管运动中枢，使呼吸麻痹，造成“电击型”死亡。

4. 处理原则

（1）迅速脱离现场，吸氧、保持安静、卧床休息，严密观察，注意病情变化。

（2）抢救、治疗原则：以对症及支持疗法为主，积极防治脑水肿、肺水肿，早期、足量、短程使用肾上腺糖皮质激素。对中、重度中毒，有条件者应尽快安排高压氧治疗。对呼吸心跳骤停者，立即进行心、肺复苏，待呼吸、心跳恢复后，有条件者尽快高压氧治疗，并积极对症、支持治疗。

（3）其他处理：轻度、中度中毒者痊愈后可恢复原工作，重度中毒者经治疗恢复后应调离原工作岗位，需要进行劳动能力鉴定者按 GB/Tl6180 处理。

（三）氰化氢中毒

1. 理化性质 无色，有苦杏仁的特殊气味；易溶于水、乙醇和乙醚；氰化氢在空气中可燃烧，空气中含量5.6%～12.8%（v/v）时具有爆炸性。

2. 接触机会 化工工业、染料工业、电镀、冶金工业、农业、也用于战争毒剂。

3. 毒理 氰化氢主要经呼吸道进入人体。氰化氢以及氰化物的毒性主要是其在体内解离出的氰离子（CN^-）引起。CN^-可抑制多种酶的活性，但它与细胞呼吸酶的亲和力最大，能迅速与细胞色素氧化酶的 Fe^{3+} 结合，使细胞色素失去传递电子的能力，呼吸链中断，组织不能摄取和利用氧，引起细胞内窒息。此时，血液为氧所饱和，但不能被组织利用。

4. 处理原则 基本原则是立即脱离现场，就地及时治疗；脱去污染衣服，清洗被污染的皮肤；同时就地应用解毒剂；呼吸、心跳骤停者，按心脏复苏方案治疗。

四、尘肺

（一）生产性粉尘

生产性粉尘（productive dust）是指在生产过程中形成的，并能长时间漂浮在空气中的固体微粒。

1. 生产性粉尘的分类 生产性粉尘的分类方法很多，按其性质可分为三类：

（1）无机粉尘：包括矿物性粉尘如石英、石棉、煤等；金属性粉尘如铅、锰等及其化合物；人工无机粉尘如水泥、玻璃纤维等。

（2）有机粉尘：包括动物性粉尘如皮毛、丝、骨粉尘；植物性粉尘如棉、麻、谷物粉尘；人工有机粉尘如有机染料、农药、合成树脂等。

（3）混合粉尘 在生产环境中，两种及以上粉尘混合存在称之为混合性粉尘。

2. 生产性粉尘的理化特性及卫生学意义

（1）化学成分、浓度和接触时间：粉尘的化学成分和浓度是直接决定其对人体危害性质和严重程度的重要因素。化学成分不一样，粉尘导致的危害不一样；同一种粉尘，作业环境空气中浓度越高，暴露时间越长，对人体危害越严重。

（2）分散度：粉尘分散度是指物质被粉碎的程度，以粉尘粒径大小（μm）的数量或质量组成百分比来表示。分散度的卫生学意义：①粉尘粒子分散度越高，其在空气中漂浮的时间越长，沉降速度越慢，被人体吸入的机会就越多。分散度越高，比表面积越大，越易参与理化反应，对人体危害越大。②粉尘粒子的直径、比重、形状不同，在呼吸道的行动也不同。为便于测量和相互比较，采用空气动力学直径来表示。

（3）硬度：坚硬的尘粒可能引起呼吸道黏膜机械损伤。进入肺泡的尘粒，由于质量小，环境湿润，并受肺泡表面活性物质影响，对肺泡的机械损伤作用可能并不明显。

（4）溶解度：铅、砷等有毒性粉尘可在呼吸道溶解吸收，其溶解度越高，对人体毒作用越强。无毒粉尘如面粉溶解度高易于吸收和排出，对人体危害反而减少。

（5）粉尘的荷电性：物质在粉碎过程和流动中相互摩擦或吸附空气中离子而带电。同性电荷相斥增强了空气中粒子的稳定程度，异性电荷相吸使尘粒撞击、聚集并沉降。

（6）粉尘的爆炸性：煤、面粉、糖、亚麻等可氧化的粉尘，在适宜的浓度下，一旦遇到明火、电火花和放电时，会发生爆炸。

3. 生产性粉尘对健康的影响

（1）呼吸系统疾病：①尘肺（pneumoconiosis）：是由于在职业活动中长期吸入较大量的生产性粉尘而致的以肺组织纤维化病变为主的全身性疾病。按其病因分为5类：矽肺、硅酸盐肺、炭尘肺、混合性尘肺、其他尘肺；其中矽肺是最常见的一类尘肺。②粉尘沉着症：有些生产性粉尘（如钡、铁等）吸入后，沉积于肺组织中，呈现一般异物反应，可继发轻微的纤维性改变，对健康无明显危害，脱离粉尘作业后，病变无进展，X线胸片阴影可逐渐消退。③有机粉尘引起的肺部病变：吸入棉、亚麻、大麻等粉尘可引起棉尘症；吸入被霉菌、细菌或血清蛋白污染的有机扬尘可引起职业性变态反应性肺炎；吸入聚氯乙烯、人造纤维粉尘可引起非特异性慢性阻塞性肺病等。④呼吸系统肿瘤：石棉、放射性矿物、镍、铬、砷等粉尘均可致肺部肿瘤。⑤粉尘性支气管炎、肺炎、哮喘性鼻炎、支气管哮喘等。

（2）局部作用：粉尘产生的刺激作用，可引起上呼吸道炎症；对皮肤的影响可致阻塞性皮脂炎、毛囊炎等；日光下接触沥青粉尘可致光感性皮炎，金属磨料可致角膜外伤及角膜炎等。

（3）中毒作用：吸入铅、砷、锰等粉尘可在呼吸道黏膜很快溶解吸收，导致中毒。

（二）矽肺

1. 矽尘及矽尘作业　矽尘一般指游离二氧化硅粉尘，以石英为代表。矽尘作业指接触含游离二氧化硅10%以上的粉尘作业。

2. 矽肺的定义　矽肺（silicosis）是在生产过程中长期吸入游离二氧化硅含量较高的粉尘而引起的以肺组织弥漫性纤维化为主，伴有矽结节形成为特征的全身性疾病。矽肺的发病较缓慢，一般在持续性吸入矽尘5～10年后发病，有的可长达15～20年。

3. 影响矽肺的发病因素

（1）游离二氧化硅的含量和类型：粉尘中游离二氧化硅含量越高，发病时间越短，病变越严重。晶体结构不同，致纤维化能力各异，依次为结晶型>隐晶型>无定型。

（2）肺内粉尘蓄积量：肺内粉尘蓄积量主要取决于粉尘浓度、分散度、接尘时间和防护措施。空气中粉尘浓度越高，分散度越大，接尘工龄越长，再加上防护措施差，吸入并蓄积在体内的粉尘量就越大，越易发生矽肺，病情越严重。

（3）联合作用：在生产环境中很少有单纯石英粉尘存在，大部分情况下是多种粉尘同时存在。因此，必须考虑混合性粉尘的联合作用。例如，开采铁矿时，粉尘中除含有游离二氧化硅外，还有铁、氧化铝、镁、磷等；煤矿粉尘中除包括游离二氯化硅外，还有煤和其他元素。

（4）个体素质：工人的个体因素和健康状况对尘肺的发生也起一定作用。既往有肺结核、尤其是接尘期间患有活动性肺结核，其他慢性呼吸系统疾病者易罹患矽肺。

4. 诊断 据《尘肺病诊断标准》（GBZ70－2009），主要诊断依据包括：有确切的接触矽尘职业史；生产场所职业卫生调查资料和质量合格的X线胸片；参考动态观察及流行病学调查资料，结合临床表现和实验室检查，排除其他肺部类似疾病后可做出诊断。

5. 处理原则 一经确诊，不论其期别，都应及时调离接尘岗位。应依据其期别、肺功能损伤程度和呼吸困难程度进行职业病致残程度鉴定，并给予治疗。由于目前尚无根治办法，治疗原则主要是采取药物、营养、适当体育锻炼等综合医疗保健措施，以提高患者抗病能力，防治并发症，消除或改善症状，保护呼吸功能，延长寿命，提高生命质量。

6. 预防

（1）组织措施：根据有关防尘条例和《职业病防治法》规定，加强组织领导和防尘管理工作。

（2）技术措施：采用“革、水、密、风”等综合措施，做好防尘、降尘工作，是防治尘肺最根本的预防措施。

（3）个人防护措施：粉尘作业的个人防护，比较常用的防护措施是戴防尘口罩或普通纱布口罩，必要时应用送风式防尘头盔。

（4）卫生保健措施：根据“粉尘作业工人医疗预防措施办法”规定，从事粉尘作业工人必须进行就业前和定期健康检查。对上岗（含转岗准备接尘）的职工，必须进行就业前的体检。一方面可建立职工的基础健康资料，另一方面可排除活动性结核、慢性肺支气管疾病、严重的心血管病等职业禁忌证。对在岗和离岗的粉尘作业职工应视情况不同，每年进行一次健康检查，重点是X线胸片检查，以早期发现尘肺病变。

（张青碧　汤　艳）

第五章　食物与健康

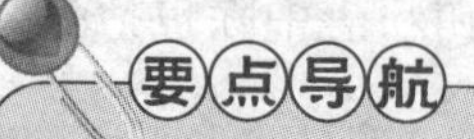

1. 掌握营养的相关概念；合理营养及平衡膳食的概念与基本要求。

2. 熟悉食物营养成分的特点；特殊人群营养、中国居民膳食指南和中国居民平衡膳食宝塔；食物中毒分类及其预防的主要内容。

3. 了解食物与营养相关疾病的关系；食物中毒的处理原则；食品安全与食品中常见的污染物及其危害。

食物（food）是为生物体提供热能及营养物质的重要载体和物质基础。人体需要不断从食物中获得营养成分以保持人体与外环境的能量和物质代谢平衡，维持人体的健康。营养（nutrition）是指人体摄取、消化、吸收和利用食物中营养物质以满足机体生理需要并排除废物的生物学过程。合理营养可以保证机体正常的生理功能，促进生长发育，提高机体的抵抗力和免疫力，有利于预防疾病，增进健康。

第一节　食物营养成分及能量

营养素（nutrient）是指通过食物获取并能被人体所利用、具有供给能量、构成组织及调节生理功能的物质，包括蛋白质、脂类、碳水化合物、无机盐、维生素和水六大类。蛋白质、脂肪和碳水化合物的摄入量较大，称为宏量营养素（macronutrient），且其在机体内经过氧化分解释放出一定能量，满足人体的需要，又称为产能营养素。

一、蛋白质

蛋白质（protein）是一切生命的基础，是构成人体组织、调节各种生理功能不可缺少的物质，可促进机体生长发育，参与许多重要生理活动，并供给热能。体内的蛋白质始终处于不断分解和合成的动态平衡之中，借此可达到组织蛋白不断地更新和修复的目的，故每天供应足够的蛋白质是非常重要的。缺乏可能会导致生长发育迟缓、贫血、易疲劳、易感染、病后恢复缓慢等；严重缺乏时可致营养不良。

1. 与蛋白质相关的概念

（1）必需氨基酸（essential amino acid，EAA）：蛋白质的基本单位是氨基酸。构成人体蛋白质的氨基酸有 20 种，分为必需氨基酸、半必需氨基酸和非必需氨基酸三种。

必需氨基酸是指人体自身不能合成或合成速度不能适应机体需要，必须由食物供给的氨基酸，共有8种：亮氨酸、异亮氨酸、赖氨酸、蛋氨酸、苯丙氨酸、苏氨酸、色氨酸和缬氨酸，对于婴幼儿，组氨酸也是必需氨基酸；半胱氨酸和酪氨酸在体内分别由蛋氨酸和苯丙氨酸转变而成，如果膳食能直接提供这两种氨基酸，则人体对蛋氨酸和苯丙氨酸的需要量可分别减少30%和50%，所以半胱氨酸和酪氨酸称为半必需氨基酸，或条件必需氨基酸。

（2）氨基酸模式（amino acid pattern，AAP）：指食物蛋白质中各种必需氨基酸的相互比值。人体对各种必需氨基酸的需求有固定模式，而不同食物蛋白质所含必需氨基酸的种类和数量各异，任何必需氨基酸的缺乏或过剩都将影响其在体内的利用，因此当食物蛋白质氨基酸模式与人体蛋白质氨基酸模式越接近，必需氨基酸被机体利用的程度就越高，食物蛋白质的营养学价值也就越高。鸡蛋蛋白质与人体蛋白质氨基酸模式最接近，在实验中常被作为参考蛋白。

（3）限制氨基酸（limiting amino acid，LAA）：指将某种食物蛋白质的氨基酸构成与人体所需要的氨基酸模式相比较，其中含量不足的一种或几种必需氨基酸。为了提高蛋白质的营养价值，往往将两种或者两种以上的食物混合食用，其中所含有的必需氨基酸取长补短，相互补充，达到较好的比例，从而提高蛋白质利用率，这种作用称为蛋白质的互补作用（complementary action）。如肉类和大豆类蛋白可用于弥补粮谷类蛋白质中赖氨酸的不足。

（4）完全蛋白质、半完全蛋白质和不完全蛋白质：根据蛋白质所含必需氨基酸的种类和比值，可以将蛋白质分为：①完全蛋白质（优质蛋白质），所含必需氨基酸种类齐全、数量充足、比例适当，不但能维持成人的健康，并能促进儿童生长发育；②半完全蛋白质（半优质蛋白质），所含必需氨基酸中有限制性氨基酸，若作为蛋白质的惟一来源，只可维持生命，不能促进生长发育；③不完全蛋白质（非优质蛋白质），蛋白质中缺乏数种必需氨基酸，若作为蛋白质的惟一来源，既不能维持生命，更不能促进生长发育。

2. 生理功能 ①人体组织的构成成分；②调节机体生理过程；③供给机体能量。

3. 食物来源 蛋白质的主要来源分为动物性蛋白质、植物性蛋白质。其中鸡、鸭、鱼、肉、蛋、奶及其制品等动物性食品以及植物性食品中的豆类是优质蛋白质的来源。

4. 供给量 蛋白质的供给量是根据机体的生理需要量决定的，而生理需要量一般是通过观察机体摄入氮与排泄氮的平衡状态而确定的，营养学把这一平衡状态称为氮平衡（nitrogen balance，NB），其关系式如下：

氮平衡 = 摄入氮 -（粪氮 + 尿氮 + 皮肤排泄氮）

每克蛋白质在体内完全氧化可供机体16.736kJ的能量，成人每日所需能量约10% ~15%来自蛋白质。能维持机体氮代谢平衡状态（最好增加5%）的蛋白质量即为蛋白质生理需要量。我国的推荐摄入量：成人每千克体重1.16g/d；要求优质蛋白质摄入比例要大于1/3，对于老人、儿童、患者等特殊人群，要求达到1/2。

5. 评价食物蛋白质营养价值的指标 评价食物蛋白质的营养学价值对于食物品质鉴定、人群膳食指导等方面都是十分必要的。可以通过对食物蛋白质含量、消化率、生物价、净利用率、氨基酸评分、蛋白质功效比值等指标进行评价。

（1）蛋白质含量：蛋白质的含量通常采用凯氏定氮法间接测定，具体操作是通过凯氏定氮法测定食物的含氮量，再乘以换算系数 6.25 获得。这一指标是评价食物蛋白营养价值的基础。但该法不能区分所测含氮量是由真正的蛋白质或者某些非蛋白质物质（如：三聚氰胺）提供。

（2）蛋白质生物价（protein biological value，PBV）：是反映食物蛋白质在体内消化吸收后，被机体利用程度的指标。其值越高，表明被机体利用程度越高。

（3）消化吸收率（digestibility）：反映蛋白质在消化道内被消化酶分解以及氨基酸和肽被吸收的程度。分为真消化吸收率和表观消化吸收率。

（4）蛋白质净利用率（net protein utilization，NPU）：反映食物蛋白质被利用的程度，即机体利用的蛋白质占食物中蛋白质的百分比，是将食物蛋白质的生物价和消化率结合起来评定蛋白质营养学价值的一个指标。

（5）氨基酸评分（amino acid score，AAS）：亦称蛋白质化学评分，是被测食物蛋白质中必需氨基酸和参考蛋白中相应必需氨基酸的比值，反映蛋白质构成和利用率的关系，该评价方法比较简单，但是没有考虑到食物蛋白质的消化率。

（6）蛋白质功效比值（protein efficiency ratio，PER）：该指标是用处于生长阶段的幼年动物在实验期内体重增加量和蛋白质摄入量的比值来反映蛋白质的营养价值，是评价婴幼儿食品蛋白质的常用指标。

二、脂类

脂类（lipids）是人体必需的宏量营养素，包括中性脂肪（fat）和类脂（lipid），前者主要是甘油及脂肪酸，后者包括磷脂、糖脂和类固醇等。食物中 95% 的脂类是甘油三酯。脂肪酸可按其饱和程度分为饱和脂肪酸、单不饱和脂肪酸和多不饱和脂肪酸；也可按其空间结构不同分为顺式脂肪酸和反式脂肪酸。

1. 生理功能 ①构成人体的重要成分；②储存和供给能量、维持体温；③改善食物感官性状、增进食欲和增加饱腹感；④为机体提供必需脂肪酸；⑤促进脂溶性维生素吸收；⑥组成机体细胞特定结构并赋予细胞特定生理功能。

2. 必需脂肪酸（essential fatty acid，EFA） 有两种不饱和脂肪酸是人体必需的，体内不能合成，必须由食物供给，即亚油酸和 α－亚麻酸。EFA 的主要生理功能为：①合成前列腺素、白三烯等活性物质的原料；②参与脂质代谢；③参与构成生物膜；④与视力、行为和神经的发育有关。但过量摄入可在体内形成过氧化物，对机体造成危害。

3. 反式脂肪酸（trans fatty acids，TFA） 又称反式脂肪、反式酸，是所有含有反式双键的不饱和脂肪酸的总称。人类使用的反式脂肪主要来自经过部分氢化的植物油。“氢化”是20世纪初发明的食品工业技术。氢化植物油与普通植物油相比更加稳定，成固体状态，可以使食品外观更好看，口感松软；与动物油相比价格更低廉，而且在20世纪早期，人们认为植物油比动物油更健康，用便宜而且“健康”的氢化植物油代替动物油脂在当时被认为是一种进步。20世纪80年代以后，欧美国家发现长期使用反式脂肪酸可能会导致冠心病等心脏疾病。

反式脂肪酸的危害是：①升高血液中LDL－C，同时降低HDL－C，导致动脉硬化和血栓形成；②增加糖尿病危险；③胎儿，婴儿及新生儿会因母亲摄入反式脂肪酸而被动摄入，从而影响生长发育，对中枢神经系统的发育产生不良影响，抑制前列腺素的合成，干扰婴儿的生长发育；④可能会诱发肿瘤；⑤减少男性荷尔蒙分泌，对精子产生负面影响；⑥降低记忆力等。反式脂肪酸在现实生活中就是人造奶油或人造黄油，在天然食品中如乳制品、牛肉等反刍动物肉类也存在微量。联合国粮农组织和世界卫生组织都建议每人每天摄取的反式脂肪酸不超过摄取总热量的1%，大约相当于2g（一份炸薯条的反式脂肪酸含量大约5g）。

4. 供给量 每克脂肪可产生37.656KJ（9kcal）能量。中国营养学会按照年龄分别制定了适宜摄入量，正常成人膳食脂肪供给量以其所供能量占每日所需总能量的20%～30%为宜，其中饱和脂肪酸、单不饱和脂肪酸和多不饱和脂肪酸的最佳比例是1∶1∶1，EFA供热应占总热量的2%以上。

5. 食物来源 人类膳食脂类的植物性来源主要是植物油和坚果类食物，动物性来源主要是动物油脂和蛋奶类等食品。植物性脂类富含必需脂肪酸和维生素E，动物性脂类中饱和脂肪酸含量较高，蛋黄、坚果类食物等含有丰富的磷脂，蛋黄、动物内脏及奶油等含有较高的胆固醇。

三、碳水化合物

1. 分类 碳水化合物（carbohydrate）也称糖类，是由植物中的叶绿素，借光合作用，利用空气中的碳、氢、氧以及土壤中的水分合成的一类有机物，包括米、面食等谷类食物等。

表5－1 膳食碳水化合物分类

分类（聚合度）	亚类	组成
糖（1～2）	单糖	葡萄糖、果糖、半乳糖
	双糖	蔗糖、乳糖、麦芽糖、海藻糖
	糖醇	山梨醇、甘露醇
寡糖（3～9）	麦芽低聚寡糖	麦芽糊精
	其他寡糖	棉籽糖、水苏糖、低聚果糖
多糖（>9）	淀粉	直链淀粉、支链淀粉、变性淀粉
	非淀粉多糖	纤维素、半纤维素、果胶、水状胶体、木质素

引自：申杰．预防医学．上海：上海科技出版社，2008

2. 生理功能

（1）构成机体的成分：碳水化合物同样是机体重要的构成成分，如在遗传信息传递中起重要作用的核糖，构成细胞的糖脂、糖蛋白和蛋白多糖等。

（2）提供能量：它能快速的提供能量，也是机体最主要最经济的能量来源。

（3）节约蛋白质作用：碳水化合物供给不足时，机体为了维持血糖的稳定，则动用蛋白质通过糖原异生作用产生葡萄糖，长期下去将因蛋白质过度分解而对机体器官造成损害，因此摄入足量的碳水化合物能防止体内蛋白质被过多的消耗。

（4）抗生酮作用：脂肪酸在体内分解代谢时产生的乙酰基必须与碳水化合物代谢产生的草酰乙酸结合才能进入三羧酸循环而最终被彻底氧化。碳水化合物供应不足时，体内草酰乙酸不足，乙酰基不能进入三羧酸循环被彻底氧化而产生酮体，当产生的酮体超过了肌肉等外周组织的分解能力时，就会发生酮症酸中毒。反之，当碳水化合物供应充足则可防止酮症酸中毒的发生，这种作用称为抗生酮作用。

3. 膳食纤维（dietary fiber，DF） 是不能被人体所利用的多糖类的总称。它们虽然不能为人体所消化吸收，却在消化道内发挥重要的生理功能。主要来自植物细胞壁的复合碳水化合物，包括纤维素、半纤维素、果胶、亲水胶体物质及木质素等。

膳食纤维的主要功能是：①调节肠道功能，减少肠道疾病；②影响机体脂质代谢，降低血浆胆固醇，有利于防止动脉粥样硬化症的发生；③调节血糖代谢，改善空腹血糖和餐后血糖，有助于防制糖尿病；④控制体重，预防和治疗肥胖症；⑤预防大肠癌。

4. 供给量 每克碳水化合物在体内氧化可供给16.736kJ（4kcal）能量。中国营养学会建议，除2岁以下的婴幼儿外，碳水化合物适宜摄入量为其供能占每日所需总能量的55%~65%，世界卫生组织建议每人膳食纤维摄入量为27~40g/d。

5. 食物来源 主要食物来源是粮谷类、薯类、根茎类、豆类和其他植物性食物，如大米、面粉、玉米、土豆、黄豆和红薯等，其中以粮谷类含碳水化合物比例最高，可达70%~80%。动物性食物除肌肉等含有糖原以外，只有乳类可以提供乳糖。

四、维生素

维生素（vitamin）是人和动物维持正常生理功能的一类微量有机物质，在人体代谢、生长、发育过程中发挥着重要的作用。如果长期缺乏某种维生素，就会引起生理机能障碍而发生相应的疾病。其在人体内不能合成，或合成数量不能满足生理需要，必须由食物供给。机体对它们的生理需要量很小，常以毫克或微克计。其命名可按字母，也可按化学结构或功能。通常根据其溶解性的不同分为两大类：①脂溶性维生素，包括维生素A、D、E和K，它们在体内的排泄效率低，可在体内储存，过量摄入可引起中毒。②水溶性维生素，主要为B族维生素和维生素C，它们的排泄效率高，在体内无过多储存，当机体达到饱和时就从尿中排出，通常不会引起中毒，但需经常由食物补充。

1. 维生素A与胡萝卜素 维生素A的化学名为视黄醇，是最早被发现的维生素。维生素A有两种：一种是维生素A，是最初的维生素A形态（只存在于动物性食物中）；另一种是维生素A前体（β-胡萝卜素），它在人体肝脏和肠黏膜中可转化为维生素A（可从植物性及动物性食物中摄取）。综合考虑两种来源，提出了视黄醇当量（retinol equivalent，RE）的概念：

视黄醇当量(μg)=维生素A(IU)×0.3+β-胡萝卜素(μg)×1/6

1μg β-胡萝卜素=0.167μgRE，1μg类胡萝卜素=0.084μgRE，1IU维生素A-0.3μgRE

维生素A的生理功能主要包括：①维持正常视觉功能；②维护上皮组织细胞功能；③维持骨骼正常生长发育；④促进生长与生殖；⑤延缓或阻止癌前病变；⑥抗氧化作用，防止脂质过氧化。

我国居民维生素A摄入量的绝大多数由植物性食物中的胡萝卜素提供，质量较差，吸收利用率不稳定，因此中国营养学会建议总供给量中至少应有1/3的维生素A来自于动物性食品。但是需要注意的是：由于维生素A是脂溶性维生素，可在体内蓄积引起中毒，故应避免摄入过量。成人一次摄入剂量>90~300mg（30万~100万IU），儿童一次摄入剂量>90mg（30万IU）可发生急性中毒，出现嗜睡或过度兴奋、头痛、呕吐、肌肉无力等高颅压症状。慢性中毒表现为体重下降、皮肤干燥、皮疹、脱屑、毛发干枯、脱发、口唇干裂、鼻出血、皮肤黏膜损伤及贫血、肝脾肿大等。

2. 维生素D 为固醇类衍生物，维生素D家族成员中最重要的成员是D_2和D_3。维生素D均为不同的维生素D原经紫外照射后的衍生物。

维生素D的主要生理功能是促进钙磷吸收，调节钙磷代谢，促进骨骼和牙齿的生长和发育。儿童缺乏时可导致佝偻病；成年人可发生骨质软化症和骨质疏松；血清钙水平降低可出现手足抽搐症。过量摄入维生素D可引起高钙血症和高钙尿症，严重者可致死亡。

我国居民膳食维生素D的RNI为成人5μg/d。经常晒太阳是人体获得充足有效维生素D3的最经济来源。富含维生素D食物有海水鱼（如沙丁鱼）、肝、蛋黄等动物性食品和鱼肝油制剂。奶类含维生素D不高，以奶类为主食的婴儿应及时补充维生素D制剂。

3. 维生素E 又称生育酚，包括生育酚和三烯生育酚两类共8种化合物，以α-生育酚的活性最高。其主要生理功能是：抗氧化作用；维持动物的生殖功能；延缓衰老；调节血小板的粘附力和聚集作用；增强机体免疫功能和抑制肿瘤发生。

维生素E缺乏时会导致红细胞脆性增加、尿中肌酸排出增多、新生儿溶血性贫血、癌症、动脉粥样硬化等病变的危险性增加。我国居民14岁以上人群的适宜摄入量为14mg α-TE/d（α-TE：α-生育酚当量）。富含维生素E的食物有植物油、麦胚、坚果、豆类和谷类。

4. 维生素B_1 又称为硫胺素，以焦磷酸硫胺素（TPP）的形式在机体内参与物质代谢和能量代谢，还可以抑制胆碱酯酶的活性，可促进肠道蠕动和消化液的分泌，维持正常食欲。

维生素 B_1 缺乏可导致脚气病，根据临床症状分为干性脚气病、湿性脚气病和混合型；另外，当其缺乏时，胆碱酯酶活性增强，乙酰胆碱分解加速导致胃肠蠕动变慢，消化液分泌减少，出现消化不良，因此临床上将维生素 B_1 作为辅助消化药。我国人民以粮谷类为主食，通常不会发生维生素 B_1 的摄入缺乏，但需注意其在烹调加工过程中的损失，如粮谷类加工精度过高、过度淘洗、烹调加碱和高温油炸等。

我国成年人膳食维生素 B_1 的推荐摄入量为男性 1.4mg/d，女性 1.3mg/d。富含维生素 B_1 的食物有谷物，如杂粮、豆类和坚果，此外，动物内脏、瘦肉含有一定量的维生素 B_1。

5. 维生素 B_2 亦称核黄素。维生素 B_2 的体内活性形式为黄素腺嘌呤二核苷酸（FAD）和黄素单核苷酸（FMN）。FAD 和 FMN 为黄素酶的辅酶，如琥珀酸脱氢酶、谷胱甘肽还原酶、葡萄糖氧化酶和氨基酸氧化酶等，直接参与机体组织呼吸及氧化还原过程。

维生素 B_2 缺乏主要表现为“口腔－生殖综合征”，即眼、口腔、生殖器官和皮肤的非特异性炎症，可致口角炎、唇炎、舌炎、脂溢性皮炎、睑缘炎、角膜炎和阴囊皮炎等症状。长期缺乏还可导致儿童生长迟缓，缺铁性贫血，妊娠期缺乏可导致胎儿骨骼畸形。

我国成年人膳食维生素 B_2 的推荐摄入量为男性 1.4mg/d，女性 1.2mg/d。富含维生素 B_2 的食物有动物内脏、蛋黄、乳类，另外植物性食品也含有一定量维生素 B_2，其中绿色蔬菜、豆类含量较高，谷类含量较少。

6. 维生素 C 又称抗坏血酸，具有较强的还原性，加热或在溶液中易氧化分解，在碱性条件下更易被氧化，在酸性水溶液中较为稳定。

维生素 C 的主要生理功能是：参与机体羟化反应，促进胶原的合成；作为重要的还原剂保护巯基，促进铁的吸收和利用；增强机体免疫功能，促进排毒等。

中国成人维生素 C 的推荐摄入量为 100mg/d。维生素 C 主要存在于蔬菜和水果中，蔬菜中的柿子椒、菜花及各种深色叶菜含量较高，水果中的柠檬、山楂、柑橘、猕猴桃含量较丰富，动物性食品中含量较少。

7. 叶酸 叶酸是机体内的一碳单位转移所必需的，通过参与一碳单位转移，对蛋白质、核酸的合成，各种氨基酸代谢有重要作用，另外，叶酸还是骨髓红细胞、白细胞形成和成熟所必需的。

叶酸缺乏可导致红细胞中核酸合成受阻，使红细胞发育和成熟受影响，造成巨幼红细胞性贫血；孕妇早期缺乏叶酸导致胎儿神经管畸形，妇女在孕前及孕早期及时补充叶酸可有效预防胎儿神经管畸形的发生；叶酸缺乏还可出现精神萎靡、健忘、失眠、阵发性欣快症、胃肠道功能紊乱和舌炎等。

目前我国成人叶酸推荐摄入量为 400μg DFE/d（DFE 为叶酸当量），孕妇为

600μgDFE/d。叶酸广泛存在于动植物性食物中，含量丰富的食物有动物肝脏、肾脏、蛋、鱼等，豆类、绿叶蔬菜、水果和坚果含量也较高。

五、无机盐

体内各种元素，除碳、氢、氧、氮主要以有机化合物形式存在外，其余无机元素同有机物质一样不断更新，必须从食物补给，这一类营养素无论含量多少统称为无机盐或矿物质。无机盐分为两类，占人体重量 0.01% 以上的钾、钠、钙、镁、磷、硫和氯七种为常量元素（macroelements），占体重 0.01% 以下的铁、锌、铜、碘、硒、锰、钴、氟、钼、铬、镍、锡、硅和钒等 14 种为微量元素（microelements）。

1. 钙（calcium） 钙是构成人体的重要成分，是人体内含量最多的矿物元素，人体中 99% 的钙集中于骨骼和牙齿，其余的则以游离或结合的形式存在于体液和软组织当中。其主要生理功能是：形成和维持骨骼和牙齿的结构，维持神经和肌肉活动，参与血液凝固过程等。在婴幼儿期缺钙可导致佝偻病，成年人缺钙可导致骨质软化症和骨质疏松症，血清钙水平降低可发生手足抽搐症。钙摄入过量会增加患肾结石的危险；还可明显抑制铁、镁、磷的吸收。我国人群缺钙现象较普遍，尤其是婴幼儿、孕妇、乳母和老年人等特殊人群，因为膳食中很多因素都会影响钙的吸收，如维生素 D、乳糖、氨基酸能促进钙的吸收，而谷物中植酸、菠菜、竹笋中的酸性物质等都会同钙形成植酸钙和草酸钙不能吸收。因此，选择供钙食物不能单纯考虑钙的绝对含量，还需同时考虑其吸收率。

我国成人钙的适宜摄入量为 800mg/d，孕妇、乳母 1000～1200mg/d。我国人民膳食钙的主要来源是奶及奶制品，其含钙丰富，而且吸收率高，是最理想的钙来源；豆及豆制品含钙较高；蔬菜及油料种子含钙也较高，但吸收率较低；小虾皮、芝麻酱、发菜和海带等含钙亦很丰富。儿童、孕妇、乳母可食用含钙制剂，以补充钙的不足。

2. 铁（ferrum） 铁是人体含量最多的必需微量元素之一，在机体内的铁可分为功能性和储存性两种，功能性铁大约占 2/3，存在于血红蛋白、肌红蛋白和含铁酶中；其余约 1/3 为储存铁，以铁蛋白和含铁血黄素形式存在于肝、脾和骨髓中。其主要生理功能是：构成血红蛋白和肌红蛋白，参与体内氧气及二氧化碳的转运和交换；铁也是细胞色素氧化酶、过氧化物酶、过氧化氢酶等的组成成分，在组织呼吸、生物氧化过程中作为电子载体起重要作用；维持正常的免疫功能；参与催化 β-胡萝卜素转化成维生素 A、嘌呤与胶原的合成、脂类在血液中转运以及药物在肝脏的解毒。机体长期缺铁将导致缺铁性贫血。

食物中铁的吸收同样受多方面因素的影响：维生素 C、肉、鱼、海产品和有机酸等可以促进铁的吸收，膳食中抑制铁吸收的物质有植酸、草酸、多酚类物质等。由动物性食物提供的血红素铁不受膳食因素影响，吸收率较高，非血红素铁以 $Fe(OH)_3$ 络合物的形式存在于植物性食物中，受膳食中很多因素的影响，吸收率很低。我国人民膳食中铁主要来自吸收率很低的植物性食物，故易造成缺乏，尤其在婴幼儿、孕妇、老人等特殊人群。故应该增加动物性铁的摄入比例。

我国成人铁的适宜摄入量，男性为15mg/d；女性为20mg/d；孕妇、乳母为25mg/d。动物肝脏、全血、肉类、鱼类等铁含量丰富，某些蔬菜，如香菇、黑木耳、海带和绿色蔬菜等含铁也较丰富，但吸收率低，与肉类食物和维生素C同食可提高其吸收率。奶类属贫铁食物，故对婴儿应及时增加含铁丰富的辅食，防止缺铁性贫血发生。

3. 锌（zinc） 锌在人体分布广泛但不均匀，主要存在于骨骼，其次在皮肤、肌肉和牙齿等部位，在内脏器官中也有一定含量的锌。其主要生理功能是：是体内许多酶的组成成分或激活剂；促进生长发育和组织再生；维持正常味觉、促进食欲；促进性器官和性功能的正常发育、促进维生素A的代谢和生理功能。儿童缺锌主要表现为食欲减退或出现异食癖、生长发育停滞、男孩性腺小，严重时可致侏儒症；孕妇缺锌可导致胎儿畸形；成人长期缺锌导致男性性功能减退、精子数减少、皮肤粗糙和免疫功能降低等。

我国18岁以上居民锌的推荐摄入量，男性为15.0mg/d，女性为11.5mg/d。食物来源：贝壳类海产品（如牡蛎、海蛎肉、蛏干、扇贝）、红色肉类及其内脏均是锌的良好来源，蛋类、豆类、谷类胚芽、燕麦、花生等也富含锌。蔬菜、水果锌含量较低。

六、能量

体内的能量主要由三大产能营养素提供，国际上通用的能量单位是焦耳，营养学中常以千卡（kcal）、千焦（kJ）为能量单位，1kcal = 4.18kJ。

1. 人体的热能消耗 成人的能量消耗主要用于基础代谢、食物热效应、体力活动三个方面的需要，婴幼儿和青少年还将能量用于生长发育。其中，食物热效应又称食物特殊动力作用，指人体在摄食过程中，需要额外消耗能量，用于对食物中营养素进行消化、吸收、代谢转化等，同时可引起体温升高和散发能量。

2. 供给量 能量的供给量应与其消耗量平衡，确定各类人群或每个人的能量供给量对于指导人们改善自身的膳食结构、膳食规律、维持能量平衡和提高健康水平是非常重要的。能量摄入过量易引起肥胖，并由此引发一系列营养过剩性和代谢性疾病，应予避免。正常情况下，人体能量的需要与食欲相适应，食欲得到满足，体重又维持在正常水平，即说明所摄入的能量是恰当的。中国营养学会考虑了不同年龄、性别、劳动强度和特殊生理状态对能量需要的影响，制定了各人群的能量推荐摄入量，轻体力劳动男性为10.04MJ/d（2400kcal/d），女性为8.80MJ/d（2100kcal/d）。

3. 食物来源 富含蛋白质、脂类和碳水化合物的食物均可给机体提供能量，酒中的乙醇也能提供较高的能量。每克蛋白质、脂类和碳水化合物在体内氧化所产生的能量值称为产能系数，分别为16.7kJ（4kcal），36.7kJ（9kcal）和16.7kJ（4kcal）。

七、植物化学物

植物化学物（phytochcmicals）指植物中存在一类不属于已知营养素的低分子量生物活性物质，它们有调节植物生长、代谢、防御病虫害等作用，对人体也有促进生长发育、调节代谢、抵御危害，改善保健功能的作用。

表 5-2　几种主要植物化学物及其分布

植物化学物	分布	生物学作用									
		A	B	C	D	E	F	G	H	I	J
类胡萝卜素	红色、黄色蔬菜和水果	+	-	+	-	+	-	-	+	-	-
植物固醇	植物的种子及其油料	+	-	-		-	-	-	+	-	-
皂苷	豆科植物	+	+	-	-	+	-	-	+	-	-
芥子油苷	十字花科植物	+	+	-	-	-	-	-	+	-	-
多酚	蔬菜、水果及整粒的谷物	+	+	+	+	+	+	+	-	+	-
蛋白酶抑制剂	所有植物、特别是豆类、谷类等种子	+	-	+	-	-	-	-	-	-	-
单萜类	调料类植物（薄荷、葛缕子种子、柑橘油）	+	+	-	-	-	-	-	-	-	-
植物雌激素	大豆、大豆制品、亚麻种子和粮食制品	+	+	-	-	-	-	-	-	-	-
硫化物	大蒜及其他球根状植物	+	+	+	+	+	+	+	+	-	+
植酸	谷物、粮食	+	-	+	-	+	-	-	-	+	-

注：A = 抗癌作用；B = 抗微生物作用；C = 抗氧化作用；D = 抗血栓作用；E = 免疫调节作用；F = 抑制炎症过程；G = 影响血压；H = 降低胆固醇；I = 调节血糖；J = 促进消化作用

引自：孙长颢．营养与食品卫生学．北京：人民卫生出版社，2007.

（饶朝龙）

第二节　合理营养

一、合理营养的概念与要求

合理营养（rational nutrition）即全面而平衡的营养，指通过平衡膳食（balance diet）提供给机体种类齐全，数量充足，相互之间比例合适的能量和各种营养素，能充分满足人体需要并达到平衡。不仅要求所摄入膳食满足机体对各种营养素及能量的需要；而且各营养素之间比例要适宜，并合理分配到一日三餐中。

合理营养和平衡膳食的基本要求是：①选择食物要多样，合理配餐；②满足能量和各种营养素供给量及合理比例；③食物的储存、加工、烹调手段合理，减少营养素的损失；④合理的膳食制度和良好的饮食习惯；⑤食物感官性状良好，对人体无毒无害，不含致病性微生物和有毒化学物质等。

二、膳食营养素参考摄入量

膳食营养素参考摄入量（dietary reference intakes，DRIs）指一组每日平均膳食营养素摄入量的参考值。包括四个指标：

1. 平均需要量（estimated average requirements，EAR） 指根据某些指标判断可以满足特定性别、年龄及生理状况群体中50%个体需要量的摄入水平，是制定RNI的基础。

2. 推荐摄入量（recommended nutrient intakes，RNI） 相当于传统使用的推荐膳食营养素供给量（RDA），是指满足某一特定性别、年龄及生理状况群体中97%～98%个体需要量的摄入水平，RNI的主要用途是作为个体每日摄入该营养素的目标值。RNI是以EAR为基础制定的。

3. 适宜摄入量（adequate intakes，AI） 指通过观察或实验获得的健康人群对某种营养素的摄入量。AI值可能超过RNI，其准确性不如RNI。

4. 可耐受最高摄入量（tolerable upper intake levels，UL） 指平均每日摄入营养素的最高限量，是针对一般人群中的几乎所有个体健康都无任何副作用和危险的摄入量。当摄入量超过UL时，可能会导致不良反应。

发生营养素摄入不足和过多均可导致一定的危险性。

三、中国居民膳食指南与平衡膳食宝塔

《中国居民膳食指南（2007）》由一般人群膳食指南、特定人群膳食指南和平衡膳食宝塔三部分组成。根据营养学原理，紧密结合我国居民膳食消费和营养状况的实际问题而制定，针对我国居民的营养需要及膳食中存在的主要问题而提出的通俗易懂、简明扼要的合理膳食指导原则。

1. 膳食指南（dietary guideline） 《中国居民膳食指南》（2007）中确定了针对一般人群的10条核心内容：①食物多样，谷类为主，粗细搭配；②多吃蔬菜、水果和薯类；③每天吃奶类、豆类及其制品；④吃适量的鱼、禽、蛋和瘦肉；⑤减少烹调油用量，吃清淡少盐膳食；⑥食不过量，天天运动，保持健康体重；⑦三餐分配要合理，零食要适当；⑧每天足量饮水，合理选择饮料；⑨如饮酒应限量；⑩吃新鲜卫生不变质的食物。

2. 中国居民平衡膳食宝塔 为了帮助居民在日常生活中更好的遵循膳食指南中的原则，专家委员会以宝塔图形直观的形式告诉居民每日应摄入的食物种类、合理数量及适宜的身体活动量。“宝塔”共分五层，各层位置和面积在一定程度上反映出各类食物在饮食中的地位和应占的比重，对合理调配平衡膳食具有指导作用。见图5－1。

宝塔建议的各类食物摄入量范围是一个平均值，适用于一般健康成人，应用时可

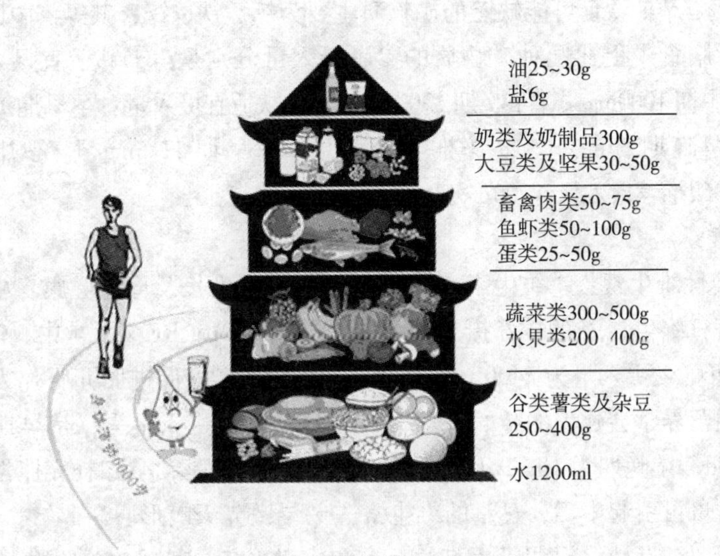

图 5－1　中国居民平衡膳食宝塔

根据个人年龄、性别、身高、体重和劳动强度等情况适当调整。每一类食物中都有许多的品种，可以按照同类互换、多种多样的原则调配一日三餐。此外，为了有效地应用平衡膳食宝塔，必须因地制宜、充分利用当地资源。

（饶朝龙）

第三节　特殊人群营养

一、孕妇营养

妊娠期妇女，机体生理代谢发生一系列的改变，以适应胎儿生长发育的需要，孕妇还需为分娩和泌乳储备营养物质。孕期营养关系到两代人的健康，必须对孕期的营养与膳食作适当调整，以利于母婴健康。

1. 能量　为了满足胎儿生长发育、母体组织增长、母体蛋白质和脂肪储存及代谢增加的能量需要，妊娠期间能量需要量增加。中国营养学会建议妊娠中、晚期妇女膳食能量 RNI 应在非孕妇女能量 RNI 的基础上每日增加 0. 83MJ。

2. 蛋白质　整个孕期需要储存大量蛋白质满足胎儿的迅速发育，同时维持母体的氮平衡。妊娠各期蛋白质的储存不均衡，故增加量不同。中国营养学会建议孕妇蛋白质推荐摄入量为在非孕妇基础上，孕早、中、晚期分别增加 5g、15g、20g，孕妇膳食中优质蛋白质宜占蛋白质总量的 50%。

3. 脂类　脂类是胎儿神经系统的重要组成部分，构成其固体物质的 1/2 以上。因此，为保证胎儿和自身的需要，孕妇膳食中应有适量的脂肪，但脂肪摄入量不宜过多，一般认为脂肪提供的能量以占总能量的 20% ~30% 为宜。

4. 矿物质 孕期饮食可能缺乏的矿物质主要为钙、铁、锌、碘等，中国营养学会建议妊娠期妇女膳食中上述几种矿物质的参考摄入量分别是：①钙适宜摄入量：孕早期800mg/d，孕中期1000mg/d，孕晚期1200mg/d。②铁适宜摄入量：孕早期15mg/d，孕中期25mg/d，孕晚期35mg/d。③锌推荐摄入量：孕早期11.5mg/d、孕中、晚期每日16.5mg/d。④碘推荐摄入量：200μg/d。

5. 维生素

（1）脂溶性维生素：①维生素A可维持胎儿正常生长及母体健康，中国营养学会建议的孕妇每日维生素A的推荐摄入量为：孕早期800μg RE/d，孕中、晚期为900μg RE/d，最高可耐受摄入量为2400μg RE/d。②维生素D可促进胎儿骨骼发育和母体正钙平衡，中国营养学会建议的孕妇每日维生素D的推荐摄入量为：孕早期5μg /d，孕中期为10μg/d，孕晚期为10μg/d，UL值为20μg/d。但是，孕妇补充脂溶性维生素制剂需慎重，过量可引起中毒，过量的维生素A易导致先天畸形。

（2）水溶性维生素：孕早期因妊娠反应和代谢改变，宜摄入充足的水溶性维生素。孕妇叶酸摄入不足与新生儿神经管畸形存在关联，孕前和孕早期补充叶酸（400μg/d）可有效预防大多数神经管畸形的发生。中国营养学会建议的孕妇每日叶酸的推荐摄入量为：600μg DFE，最高可耐受摄入量为1000μg DFE /d。

6. 合理膳食原则 孕期的营养需求应通过合理调整膳食来满足。①孕前期：多摄入富含叶酸的食物或补充叶酸；常吃含铁丰富的食物；保证摄入加碘食盐，适当增加海产品的摄入；戒烟、禁酒。②孕早期：膳食清淡、适口；少食多餐；保证摄入足量富含碳水化合物的食物；多摄入富含叶酸的食物并补充叶酸；戒烟、禁酒。③孕中、末期：适当增加鱼、禽、蛋、瘦肉、海产品的摄入量；适当增加奶类的摄入；常吃含铁丰富的食物；适量身体活动，维持体重的适宜增长；禁烟戒酒，少吃刺激性食物。

二、乳母营养

母乳是婴儿最理想的食物，能满足婴儿生长发育的需要并与其消化能力相适应。乳母每天约分泌600～800ml的乳汁，乳汁中的各种营养成分全部来自母体，所以为了保证分泌乳汁的需要，必须供给乳母充足的营养。

1. 能量 乳母对能量需要量增加，一方面满足母体自身对能量的需要，另外一方面要供给乳汁所含的能量和乳汁分泌过程本身消耗的能量。中国营养学会推荐的乳母每日能量推荐摄入量应在非孕妇基础上每日增加2092kJ。

2. 蛋白质 乳母膳食中蛋白质的质和量影响乳汁中蛋白质的质和量，乳母每天摄食蛋白质不仅应该足量，而且应尽量选用优质蛋白质。中国营养学会建议的乳母蛋白质推荐摄入量应在非孕妇基础上每日增加20g，并建议乳母多吃蛋类、乳类、瘦肉类、肝、肾、豆类及其制品，以保证蛋白质的质量。

3. 脂肪 膳食脂肪的种类与乳汁脂肪的成分关系密切，必需脂肪酸可促进乳汁分泌，且必需脂肪酸促进婴儿中枢神经系统的发育和脂溶性维生素的吸收。因此，乳母每日膳食中必须有适量脂肪，尤其是多不饱和脂肪酸，每日膳食脂肪供给量以其能量占总能量摄入的20% ~25%为宜。

4. 矿物质 人乳中主要矿物质（钙、磷、镁、钾、钠）的浓度一般不受膳食的影响。乳母需要充足的钙质为其本身及乳汁钙含量的需要；铁不能通过乳腺进入乳汁，故母乳中铁的含量极少，因此母乳膳食中仍应增加富含铁的食物，以满足自身的需要。乳汁中碘和锌的含量受乳母膳食的影响，这两种微量元素与婴儿神经系统的生长发育及免疫功能关系密切。因此，中国营养学会推荐乳母的适宜摄入量：钙为1200mg/d，铁为25mg/d，碘为200μg/d，锌为21.5mg/d。

5. 维生素 乳母膳食中各种维生素都应适量增加。

6. 水 乳母摄入的水量与乳汁分泌量有密切关系，水分不足将直接影响乳汁的分泌量，故乳母每日应从食物及饮水中比常态下的妇女多摄入约1L水。乳母一部分食物以汤的形式进食是有利的。

7. 合理膳食原则 乳母膳食应增加各类食物的摄入，摄入量应不低于妊娠后期的孕妇，以保证婴儿和乳母获得足够的营养。做到食物种类多样，数量足够，并具有较高的营养价值，对于富含优质蛋白质和钙质的食物更应注意选用。新鲜蔬菜水果中有多种维生素、矿物质、膳食纤维，海产品如海带、紫菜、虾米等富含钙和碘。

三、婴儿、幼儿、儿童及青少年营养

（一）婴儿期营养

婴儿期指从出生至一周岁，母乳是婴儿惟一理想的均衡食物，而且独具免疫物质，有利于婴儿的正常生长发育。世界卫生组织建议应纯母乳喂养4~6个月，如母亲因客观原因不能哺乳，应为婴儿选择合适的配方奶制品或其他代乳品。为确保婴儿发育的需要与预防佝偻病的发生，应在出生一个月后哺乳的同时，补充安全量的维生素A和维生素D（或鱼肝油），但应避免过多。在母乳喂哺4~6个月至一岁断奶之间，是一个长达6~8个月的断奶过渡期。此时应在坚持母乳喂哺的条件下，有步骤地为婴儿添加辅食，过早或过迟补充辅助食品都会影响婴儿发育。辅食添加原则应该由少量到适量，由一种到多种，由稀到稠，由简单到复杂。往往从谷类，如大米、面粉的糊或汤开始，以后逐步添加菜泥、果泥、蛋黄、肝泥等。

（二）儿童与青少年营养

这一群体的孩子身体发育迅速，肌肉系统发育最快，需要摄入许多营养物质，加之活动量大，学习负担重，其对能量和营养素的需求超过成人，所以需供给足量且营养丰富的食品。谷类是我国膳食中主要的能量和蛋白质的来源，应多吃谷类；蛋白质摄入应有一半以上为优质蛋白质；钙是建造骨骼的重要成分，为此儿童青少年应每日摄入一定量的富含钙质的奶类和豆类食品；膳食应增加维生素C的摄入以促进铁的吸收。

四、老年人营养

随着年龄的增长，人进入老年后，身体会逐渐出现衰退的现象，老年人各系统器官的生理机能都可能发生改变，如：①代谢功能降低；②体成分改变，主要表现为细胞量下降、体水分减少、骨组织矿物质减少；③器官功能改变，主要表现为消化系统消化液、消化酶及胃酸分泌量的减少；心脏功能的降低及脑功能、肾功能及肝代谢能力均随年龄增高而有不同程度的下降。这些改变会直接影响到营养的需要。

1. 能量 无论是超重、肥胖、体重减轻或消瘦的老年人，其各种疾病的发生率都高于正常体重者，因此，老年人应经常关注自己的体重，以便及时调整热能的摄入。随着年龄的增长应适当减少能量的摄入量，一般50岁以上每增加10岁，减少能量摄入10%。能量的摄入应以摄入与消耗相平衡为原则，重视合理调整进食量和体力活动的平衡关系，以能保持恒定理想体重为标准。

2. 蛋白质 老年人组织蛋白质以分解代谢占优势，对蛋白质的吸收利用能力也降低，易于出现负氮平衡，故老年人蛋白质供给量不应低于一般成年人。同时，由于老年人肝肾器官功能减退，过量的蛋白质摄入会加重肝肾负担。故老年人的蛋白质摄入应以足量优质为原则，优质蛋白质尽量占总蛋白摄入量的50%。除了有选择性地食用动物性食品，如奶、蛋、鱼、瘦肉等外，还应充分利用豆类及其制品，以避免同时摄入过多的动物性脂肪。

3. 脂肪 老年人不宜进食过多的脂肪，脂肪的供热比以20%为宜，尤其应控制动物脂肪以及含胆固醇高的食品，如动物油脂和动物内脏类的摄入。以富含不饱和脂肪酸的植物油为主，多不饱和脂肪酸/饱和脂肪酸比值（P/S）以1.0~2.0为宜。但是为了保证必需脂肪酸和脂溶性维生素的供给，也不应完全放弃动物性食品的摄入。

4. 碳水化合物 老年人胰岛素对血糖的调节作用减弱，糖耐量低，易发生血糖增高；而且过多的糖在体内还可以转变为脂肪，引起高血脂和高胆固醇血症。所以，老年人应该控制精制糖的摄入量。果糖比较容易被老年人吸收利用，能比较迅速的转化为氨基酸，而转化为脂肪的可能性小于葡萄糖，故可以多吃水果、蜂蜜等含果糖的食物。糖类摄入提供热能以占总热能的55%~60%为宜。另外，老年人需要在膳食中多安排含膳食纤维多的食物，如蔬菜、水果、粗粮、杂粮、果胶等。

5. 无机盐与维生素 老年人对无机盐和维生素吸收利用下降，故老年人的膳食中无机盐和维生素的供给量都应增加。老年人骨质疏松和缺铁性贫血的发病相当普遍，故应注意多食用含钙、铁丰富的食品，如：牛奶、豆类、肝脏和动物血等食品。老年人抗氧化能力下降，使非传染性慢性病的危险性增加，故从膳食中摄入足量抗氧化营养素（如维生素E、维生素C、硒等）十分必要。另外某些微量元素，如锌、铬对维护正常糖代谢有重要作用，老年人也需要适量补充。

（饶朝龙）

第四节 食源性疾病防制

食源性疾病是指通过摄食进入人体内的各种致病因子引起的、通常具有感染性质或中毒性质的一类疾病。包括常见的食物中毒、肠道传染病、人畜共患传染病、寄生虫病以及化学性有毒有害物质所引起的疾病。食源性疾病的发病率居各类疾病总发病率的前列，是当前世界上突出的卫生问题。

一、食物中毒概述

1. 食物中毒的概念 食物中毒是指食用了正常数量被有毒有害物质污染的食品或者含有毒有害物质的食品后出现的非传染性急性、亚急性疾病。不包括因暴饮暴食引起的胃肠炎、食源性肠道寄生虫病和传染病，也不包括一次大量或长期少量多次摄入某些有毒有害物质引起的以慢性损害为主要特征的疾病。

2. 食物中毒的特征 尽管有很多的原因可致食物中毒，呈现出的临床表现也不尽相同，但其发病通常具有以下共同的特征：①发病呈暴发性，潜伏期短，来势急剧，短时间内可能有多数人发病，发病曲线呈突然上升的趋势；②中毒病人一般具有相似的临床表现，常常出现恶心、呕吐、腹痛、腹泻等消化道症状；③发病者均与某种食物有明确的关系，患者在近期内都食用过同样的食物，发病范围局限在食用该类有毒食物的人群，停止食用该食物后发病很快停止，发病曲线在突然上升之后呈突然下降趋势；④一般在人与人之间不传染，发病曲线呈现骤升骤降的趋势。

3. 食物中毒的分类 按照病原物质的不同，通常将食物中毒分为四类。

（1）细菌性食物中毒：是指摄入含有细菌或细菌毒素污染的食品而引起的食物中毒，是引起食物中毒最主要、最常见的原因，约占食物中毒总数的50%左右。而动物性食品是引起细菌性食物中毒的主要食品，其中肉类及熟肉制品居首位，其次有变质禽肉、病死畜肉以及鱼、奶、剩饭等。细菌性食物中毒按照其发病机制可分为感染型和毒素型，前者指食用含有病原菌的食物引起消化道感染而造成的疾病；后者是由于食用由细菌大量繁殖产生毒素而污染的食品所造成的疾病。

细菌性食物中毒的发生与不同区域人群的饮食习惯有密切关系。引起细菌性食物中毒的细菌主要有沙门菌属、葡萄球菌、大肠杆菌、肉毒杆菌等。我国食用畜禽肉、禽蛋类较多，多年来一直以沙门菌食物中毒居首位。

细菌性食物中毒发病急、来势凶猛，呈暴发流行，但病死率较低；往往为同时用餐者一起发病，中毒者有相似的饮食习惯；每至夏天，各种微生物生长繁殖旺盛，食品中的细菌数量较多，加速了其腐败变质；加之人们贪凉，常食用未经充分加热的食物，所以中毒的发生具有明显季节性，多为夏秋季。

表5-3　常见的细菌性食物中毒

类型	名称	病原	引起中毒的食品	临床表现
感染型食物中毒	沙门菌属食物中毒	沙门氏菌，革兰阴性杆菌，不耐热，100℃立即死亡。20～37℃条件下可迅速繁殖，在外界生存力强，水中可生存2～3周，在粪便中可存活1～2个月，在土壤中可过冬	主要是畜、禽肉类，其次是蛋类、奶类及其他动物性食品	潜伏期12～36h。主要症状为发热（38～40℃）、恶心、呕吐、腹痛、腹泻，大便为黄绿色水样便、恶臭、偶带脓血。病程3～5天，大多数患者预后良好。除上述胃肠炎型外，还可表现为类霍乱型、类伤寒型、类感冒型、败血症型，病程3～5天，预后良好
	副溶血性弧菌食物中毒	副溶血弧菌为嗜盐性细菌，革兰阴性，有鞭毛，需氧或兼性厌氧，不耐热，90℃ 1min即可杀灭，对酸敏感，对低温抵抗力弱	主要是海产食品和盐渍食品，其次是肉类、咸菜及凉拌菜	潜伏期一般在6～10h左右，发病急，主要症状为恶心、呕吐、频繁腹泻、阵发性剧烈腹绞痛、发热（37～40℃），腹泻多为洗肉水样便，重者为黏液便和粘血便，失水过多者可引起虚脱并伴有血压下降。病程1～3天；一般预后良好。少数重症患者可休克、昏迷而死亡
毒素型食物中毒	葡萄球菌食物中毒	主要是金黄色葡萄球菌，革兰阳性兼性厌氧，耐干燥和低温，对热有较强的抵抗力。肠毒素（外毒素）是一种蛋白质，分为A～E 5种抗原型，以A型毒力最强。其肠毒素耐热性较强，在218～248℃中经30min才能破坏	主要为肉制品、鱼、奶、蛋及其制品、剩饭、凉糕、冰淇淋等	潜伏期一般为1～6h，主要症状为恶心、剧烈而频繁的呕吐，吐物中常有胆汁、黏液和血，同时伴有腹部剧烈疼痛。腹泻为水样便。体温一般正常，偶有低热。病程1～2天，预后一般良好
	致病性大肠杆菌食物中毒	致病性大肠菌株革兰阴性杆菌，另有产肠毒素大肠杆菌，其产生的肠毒素有两种，即60℃加热30min失活的LT不耐热性肠毒素和耐100℃加热30min的ST耐热性肠毒素，这两种肠毒素均能导致人体中毒	各类食品均可受到致病性大肠杆菌污染，其中主要以肉类、水产品、豆制品、蔬菜，特别是熟肉类及凉拌菜常见	①急性菌痢型：主要症状为腹痛、腹泻、里急后重、体温38～40℃，呕吐较少，大便为伴有黏液脓血的黄色水样便。②急性胃肠炎型：因肠毒素引起中毒者以此型症状为主，潜伏期4～48h，主要症状为食欲不振、剧烈腹痛、呕吐和腹泻，腹泻1～2天，每天达5～10次，呈米泔水样便，无脓血。重度脱水者可发生循环衰竭
	肉毒梭菌食物中毒	肉毒梭状芽孢杆菌，革兰阳性杆菌，厌氧性，其芽孢对热的抵抗力很强，干热180℃ 5～15min或湿热100℃ 5h才能杀死芽孢	多为谷、豆的发酵食品，如臭豆腐、豆酱、面酱、豆豉等。其次为罐头食品、腊肉、熟肉、鱼制品、马铃薯等	潜伏期6h～15天，一般为12～48h。早期全身疲乏无力、头晕、头痛、食欲不振等，少数有胃肠炎症状。以后出现视力模糊、眼睑下垂、复视、瞳孔放大等神经麻痹症状，重症出现咀嚼、吞咽呼吸、语言困难，头下垂、运动失调，心力衰竭等。体温、血压正常。病死率较高，多死于病后4～8天

引自：申杰．预防医学．上海：上海科技出版社，2008

（2）真菌毒素食物中毒：某些真菌在食物中生长繁殖产生的有毒代谢产物，以及某些含有有毒成分的天然真菌引起的食物中毒，称为真菌性食物中毒。进食被真菌及其毒素污染食品导致的食物中毒称为真菌毒素食物中毒。用一般的烹调方法加热处理不能破坏食品中的真菌毒素。真菌生长繁殖及产生毒素需要一定的温度和湿度，因此中毒往往有比较明显的季节性和地区性，如霉变甘蔗中毒。其发病率和病死率均较高。

真菌及其毒素中毒的治疗应尽早尽快洗胃、灌肠以排除毒物，并进行对症治疗，目前无特殊治疗方法。预防霉变甘蔗中毒的关键在不吃霉变甘蔗，甘蔗必须成熟后再收割，收割后需要防真菌污染繁殖，且贮存时间不宜过长，严禁出售已发生霉变的甘蔗。

（3）有毒动植物食物中毒：指摄入动物性或者植物性有毒食品引起的食物中毒。动物性中毒食品主要有两种：①将天然含有有毒成分的动物或动物的某一部分当作食品，误食引起中毒反应；②在一定条件下产生了大量有毒成分的可食性动物性食品。近年，中国发生的动物性食物中毒主要是河豚鱼中毒，其次是鱼类引起的组胺中毒等。植物性食物中毒主要有三种：①将天然含有有毒成分的植物或其加工制品当作食品，如桐油、大麻油等引起的食物中毒；②在食品的加工过程中，将未能破坏或除去有毒成分的植物当作食品食用，如木薯、苦杏仁等；③在一定条件下，不当食用含大量有毒成分的植物性食品，如食用鲜黄花菜、发芽马铃薯、未腌制好的咸菜或未烧熟的扁豆等造成中毒。

（4）化学性食物中毒：主要包括：①误食被有毒害化学物质污染的食品；②因添加非食品级的或伪造的或禁止使用的食品添加剂、营养强化剂的食品，以及超量使用食品添加剂而导致的食物中毒；③因贮藏等原因，造成营养素发生化学变化的食品，如油脂酸败造成中毒。常见的化学性食物中毒如有机磷引起的食物中毒、亚硝酸盐食物中毒、砷化物引起的食物中毒等。化学性食物中毒发病特点是：发病与进食时间、食用量有关。一般进食后不久发病，常有群体性，病人有相同的临床表现。剩余食品、呕吐物、血和尿等样品中可测出有关化学毒物。发病率和病死率均较高

4. 食物中毒的现场处理 调查处理食物中毒事件的总原则是尽快明确中毒食物和中毒原因，控制中毒食源，避免中毒事故的扩大，对中毒者及时实施针对性抢救与治疗。其调查处理的程序是：

（1）及时报告登记，包括发生食物中毒或疑似患者的单位和收治食物中毒或疑似患者的单位应及时向所在地卫生行政部门报告发生食物中毒事故的单位、地址、时间、中毒人数、可疑食物等内容。

（2）现场调查，初步确定中毒原因，包括食物中毒现场调查和中毒者的个案调查。

（3）样本采集与检验，查明病原。

（4）立即组织对中毒者进行救治；同时密切注意具有同一饮食史人群健康变化。对食物中毒原因明确者采取针对性强制措施，控制中毒食物的影响进一步扩大。

（5）对食物中毒的调查资料进行整理、分析和总结，进行必要的报告和登记；对

有关人员进行食品安全法、食品卫生科学知识的教育；依据相关规定，追究导致食物中毒的单位和个人的法律责任。

二、细菌性食物中毒的防制

1. 处理原则 ①迅速排出毒物：对潜伏期短的中毒患者可催吐、洗胃以促使毒物排出；对肉毒中毒早期病例可用清水或1∶4000高锰酸钾溶液洗胃；②对症治疗：止腹痛、腹泻，纠正酸中毒及补液，抢救循环衰竭和呼吸衰竭等；③特殊治疗：细菌性食物中毒患者可用抗生素治疗，但葡萄球菌毒素中毒一般不需要用抗菌药，以保暖、输液、饮食调节为主。肉毒中毒患者应尽早使用多价抗毒血清，注射前要做过敏试验；并可用盐酸胍以促进神经末梢释放乙酰胆碱。

2. 预防原则 ①避免熟食品受到各种致病菌的污染。如避免生食品与熟食品接触、经常性洗手、接触直接入口食品的还应消毒手部、保持食品加工操作场所清洁，避免昆虫、鼠类等动物接触食品。②对接触食品的所有物品应清洗干净，凡是接触直接入口食品的物品，还应在清洗的基础上进行消毒。一些生吃的蔬菜水果也应进行清洗消毒。③尽量缩短食品存放时间，不给微生物生长繁殖的机会。熟食品应尽快吃掉；食品原料应尽快使用完。④食品的加工量应与加工条件相吻合，食品加工量超过加工场所和设备的承受能力时，难以做到按卫生要求加工，极易造成食品污染，引起食物中毒。⑤控制适当的温度以保证杀灭食品中的微生物或防止微生物的生长繁殖。⑥食品企业、饮食行业、集体食堂应严格遵守《中华人民共和国食品安全法》等法律法规。

（张青碧　陈　润）

第五节　食品安全

《食品安全法》对“食品”的定义如下：食品，指各种供人食用或者饮用的成品和原料以及按照传统既是食品又是药品的物品，但是不包括以治疗为目的的物品。《食品工业基本术语》对食品的定义：可供人类食用或饮用的物质，包括加工食品，半成品和未加工食品，不包括烟草或只作药品用的物质。从食品卫生立法和管理的角度，广义的食品概念还涉及到：生产食品的原料、食品原料种植、养殖过程接触的物质和环境、食品的添加物质、所有直接或间接接触食品的包装材料、设施以及影响食品原有品质的环境。

一、食品安全与安全食品

1. 食品安全 食品安全（food safety）指为确保食品安全性和适用性，在食物链的所有阶段必须采取的一切条件和措施。食品的种植、养殖、加工、包装、贮藏、运输、销售、消费等活动符合国家强制标准和要求，不存在可能损害或威胁人体健康的有毒有害物质，以导致消费者病亡或者危及消费者及其后代的隐患。根据世界卫生组织的定义，食品安全是“食物中有毒、有害物质对人体健康影响的公共卫生问题”。现今食品安全问题已成为继人口、资源、环境之后的第四大全球问题。

2. 安全食品 安全食品的概念可以有广义和狭义之分，广义的安全食品是指长期正常使用不会对身体产生阶段性或持续性危害的食品，而狭义的安全食品则是指按照一定的规程生产，符合营养、卫生等各方面标准的食品。它主要包括：无公害食品、绿色食品和有机食品。

（1）无公害食品：指生产地的环境、生产过程和产品质量符合一定标准和规范要求，并经过认证合格，获得认证证书，允许使用无公害产品标志的没有经过加工或者经过初加工的食品。

（2）绿色食品：是指无农药残留、无污染、无公害、无激素的安全、优质、营养类食品。是指遵循可持续发展原则，按照特定生产方式生产，经中国绿色食品发展中心认定，许可使用绿色食品商标标志的无污染、安全、优质的安全食品。绿色食品分为A级和AA级两类。

①A级绿色食品：生产产地的环境质量符合NY/T 391《绿色食品产地环境质量标准》。生产过程严格按照绿色食品的生产准则、限量使用限定的化学肥料和化学农药，产品质量符合A级绿色食品的标准，经专门机构认定，许可使用A级绿色食品标志的产品。

②AA级绿色食品：生产产地的环境质量符合NY/T 391《绿色食品产地环境质量标准》。生产过程中不使用化学合成的肥料、农药、兽药，以及政府禁止使用的激素、食品添加剂、饲料添加剂和其他有害环境和人体健康的物质。其产品符合AA级绿色食品标准，经专门机构认定，许可使用AA级绿色食品标志的产品。

（3）有机食品：有机食品是根据有机农业原则和有机产品的生产、加工标准生产出来的，经过有机农产品颁证机构颁发证书的一切农产品。也就是说有机农业原则是在农业能量的封闭循环状态下生产，全部过程都利用农业资源，也禁止使用基因工程产品，而且在土地转型方面有严格规定，一般需要2～3年的转换期。有机食品在数量上亦进行严格控制，要求定地块、定产量进行生产，目前国内生产有机食品的企业非常少，产品主要销往国外。

目前，在我国现有条件下，主张先发展A级绿色食品，以后逐步向AA级过渡，再与国际上推行的有机食品接轨。

3. 新技术食品 随着食品技术的发展，新技术食品越来越多，包括转基因食品、免疫食品等。这些新技术可能会带来新的安全隐患，需要对其安全性进行进一步研究。如转基因工程技术可以增加食品原料的产量、改良食品营养价值与风味、去除食品不良特性、延长食品储存期限。但其可能带来的危害有：产生毒素或增加食品毒素含量；营养成分减少；引起人体过敏反应；人体对某些药物产生抗药性等。

二、食品危害

（一）主要的食品危害因素 食品安全的危害因素主要包括：

1. 生物性危害 生物性危害主要包括细菌、真菌及其毒素、病毒、寄生虫及其虫卵等。

2. 化学性危害 化学性危害主要来源于农药、兽药残留；工业、交通、城市排放的污染物如二噁英、多氯联苯以及苯、铅等重金属；食品容器和包装材料中有害金属或有害塑料单体；滥用各种食品添加剂等。

3. 物理性危害 物理性危害主要来自生产过程中带进或掺杂的沙、土、杂草、昆虫、塑料、玻璃等外来物质，以及环境中残留的放射性污染物。

（二）食品中常见的污染物及其危害

1. 黄曲霉毒素（aflatoxin，AF）

（1）AF的结构与特性：AF是一类结构类似的化合物，主要有B_1、B_2、G_1、G_2及其代谢产物ML、M_2、GML、P_1等。其毒性与结构有关。在天然污染的食品中以B_1最多见，而且毒性和致癌性也最强。AF难溶于水，易溶于甲醇、氯仿等有机溶剂。AF耐热，在280℃时才发生裂解，故一般的烹调加工难以将其破坏。在pH9～10的强碱中能迅速分解破坏。低浓度的AF易被紫外线破坏。AF主要污染粮油及其制品，其中花生、玉米和大米等污染最严重。

（2）AF的毒性：①急性毒性，AF是一种毒性极强的剧毒物，其中黄曲霉毒素B_1毒性很强，属于剧毒毒物，是氰化钾的10倍，砒霜的60倍，能引起人类中毒；②慢性毒性，主要表现为肝脏亚急性或慢性损伤，处于生长期的动物出现生长障碍；③“三致”效应，AF有致突变性和致胚胎毒性，也是目前已知的较强的化学致癌物质之一；许多流行病学研究观察到AF污染程度及人类实际摄入量与肝癌的发病之间有关联。

（3）防霉去毒措施：①防霉，如能有效控制影响霉变的三个主要因素（温度、湿度和氧气）之一即可达到防霉。②去毒，当前实际应用方法是挑除霉粒、加碱破坏毒素、紫外线照射、碾轧加工及加水搓洗、活性炭吸附、高温处理等方法。③加强食品卫生监督检测工作，严格执行我国食品中AF允许量标准规定。

2. 农药和兽药残留 是指在农业、畜牧业生产中施用农药、兽药后，一部分农药或兽药直接或间接残存于谷物、蔬菜、果品、畜产品、水产品、动物体内以及土壤、水体和养殖环境中的现象。

（1）农药残留的来源：①施药后对农作物的直接污染；②农作物从污染的环境（土壤、水、空气）中吸收；③在粮食、蔬菜、水果贮藏时使用农药不当；④畜禽产品的农药主要来自饲料和对畜禽体及厩舍使用农药等；⑤食品在运输过程中受到农药污染；⑥事故性污染，如错用农药，乱放农药常常引起食品严重污染。

（2）兽药残留的来源：①抗生素：如林可霉素、氨苄青霉素、氯霉素、金霉素等常用于治疗禽、畜的感染性疾病；②饲料：禽、畜和水产动物饲料中的添加剂；③饲养环境污染：如畜舍环境和畜禽身上施用农药、杀虫剂等；④对禽、畜使用杀寄生虫药物、祛虫药等。

（3）农药和兽药残留的危害：①急性中毒，由于误食含有大量高毒、剧毒农药和兽药残留的食物所致；②慢性毒性，主要发生在长期食用农药和兽药残留超标的农副产品或长期从事农药和兽药相关工作的人员；③“三致”效应，动物实验和人群流行病学调查表明，有些农药和兽药有致癌、致畸和致突变的作用。

（4）预防措施：合理安全使用农药和兽药；加强农药和兽药生产和经营管理；制定并严格执行食品中农药和兽药残留限量标准；开发高效低毒低残留的新品种。

3. N－亚硝基化合物

（1）来源：根据其化学结构，N－亚硝基化合物可分为 N－亚硝胺（N－nitrosamine）和 N－亚硝酰胺（N－nitrosamide）两大类。N－亚硝基化合物的生产和应用并不多，但可由广泛存在的前体物在生物体外或体内形成。在城市大气、水体、土壤、鱼、肉、蔬菜、谷类及烟草中均发现存在多种 N－亚硝基化合物。人体合成亚硝胺的主要部位是胃。当胃酸缺乏、pH >5 时，含有硝酸盐还原酶的细菌具有高度代谢活性，使硝酸盐还原为亚硝酸盐（nitrite），提高了反应物的浓度，有利于亚硝胺在胃内的合成。在腌制动物性食品时，如已不新鲜或用粗盐腌制或人为添加发色剂均可使腌制品中有较大量的亚硝基化合物。

（2）危害：亚硝胺是间接致癌物，亚硝酰胺是直接致癌物，终致癌物可能是碳鎓离子和偶氮烷烃。①急性毒性：N－亚硝胺主要引起肝小叶中心性出血坏死，还可引起肺出血及胸腔和腹腔血性渗出，对眼、皮肤及呼吸道有刺激作用；N－亚硝酰胺直接刺激作用强，对肝脏的损害较小，引起肝小叶周边性损害。②N－亚硝基致癌化合物在多种致突变试验出现阳性结果，还有致畸及胚胎毒性。③已发现约 200 种 N－亚硝基化合物对实验动物小鼠、大鼠、豚鼠、兔、狗、猪、猴及鱼等有致癌性，以啮齿动物最敏感。流行病学调查发现，N－亚硝基化合物的摄入与人类胃癌和食道癌的发生有关，但证据尚不充分。

（3）预防亚硝基化合物危害的原则：①多进食大蒜和大蒜素、茶叶、猕猴桃、沙棘果汁等食物，其中所含维生素 C、维生素 E、鞣酸及酚类化合物等可阻断 N－亚硝基化合物形成；②防止食物霉变及其他微生物污染；③控制食品加工中硝酸盐和亚硝酸盐的使用量；④减少氮肥，用钼肥替代；⑤严格制订食品标准，并加强监测。

三、食品添加剂

1. 概念及其分类 食品添加剂（food additives），指为改善食品品质和色、香、味，以及为防腐、保鲜和加工工艺的需要而加入食品中的人工合成或者天然物质。联合国粮农组织（FAO）和世界卫生组织联合食品法规委员会对食品添加剂定义为：食品添加剂是有意识地一般以少量添加于食品，以改善食品的外观、风味和组织结构或贮存性质的非营养物质。目前我国食品添加剂有 23 个类别，2000 多个品种，包括酸度调节剂、抗结剂、消泡剂、抗氧化剂、漂白剂、膨松剂、着色剂、护色剂、酶制剂、增味剂、营养强化剂、防腐剂、甜味剂、增稠剂、香料等。

食品添加剂具有以下三个特征：①为加入到食品中的物质，因此，它一般不单独作为食品来食用；②既包括人工合成的物质，也包括天然物质；③加入到食品中的目的是为改善食品品质和色、香、味，以及为防腐、保鲜和加工工艺的需要。

2. 作用 食品添加剂的作用可概括为：①有利于食品保藏和运输，延长食品的保质期；②改善食品的感官性状；③保持或提高食品的营养价值；④增加食品的品种和方便性；⑤有利于食品加工；⑥满足其他特殊需要。

3. 使用原则 为确保食品添加剂的食用安全，食品添加剂的使用应遵循以下原则：

（1）经食品毒理学安全性评价证明，在其使用限量内长期使用对人安全无害。

（2）不影响食品自身的感官性状和理化指标，对营养成分无破坏作用。

（3）食品添加剂应有中华人民共和国卫生部颁布并批准执行的卫生标准和质量标准。

（4）食品添加剂在应用中应有明确的检验方法。

（5）使用食品添加剂不得以掩盖食品腐败变质或以掺杂、掺假、伪造为目的。

（6）不得经营和使用无卫生许可证、无产品检验合格证及污染变质的食品添加剂。

（7）食品添加剂在达到一定使用目的后，能够经过加工、烹调或储存而被破坏或排除，不摄入人体则更为安全。

（张青碧　陈　润）

第六章　社会心理行为与健康

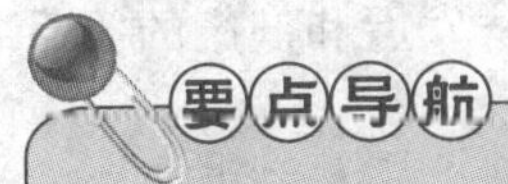

1. 掌握社会因素、心理因素、行为模式与健康的关系。

2. 熟悉现代医学与传统医学对社会、心理、行为导致心身疾病的干预。

3. 了解社会因素、心理因素、行为模式的定义及基本内容。

21世纪，我们所遵循的是生物－心理－社会医学模式，把人看成一个多层级、完整的连续体，在健康和疾病的问题上，同时强调生物、心理、社会各种因素的综合作用。

第一节　社会因素与健康

一、社会因素的概念

社会因素指的是社会的各项构成要素，包括环境、人口和文明程度三方面，主要包括社会制度（政治、经济、文化等制度的总称）、人口、卫生立法、卫生政策、医疗保健、生产发展、家庭、文化教育、科学技术、生活条件、工作条件、营养条件、国民收入等因素。

二、社会因素影响健康的基本规律和特点

1. 广泛性　广泛性是指社会因素对人们健康的影响非常广泛；在人类社会中，社会因素无处不在，无时不在，比如衣、食、住、行，生活和工作诸多方面的社会因素总是直接和间接的影响着人群的健康。

2. 恒常性　恒常性是指社会因素可对人们的健康产生稠密和持久的作用。这是与其广泛性紧密联系的。

3. 累积性　累积性是指社会因素以一定的时序作用于人体，可形成应答累加，功能损害累加或健康效应累加作用。

4. 交互作用　交互作用是指一种社会因素可以直接影响人们的健康。也可以作为其他因素的中介、或以其他因素为中介作用于人们的健康。同时交互作用也指的是社

会因素之间，社会因素与健康之间同样存在着交互作用。例如因贫致病还是因病致贫的争论就是一个很好的例证。

三、主要社会因素与健康

1. 社会经济发展与健康 经济发展（economic development）是重要的社会因素之一，社会经济发展与人群健康的关系是辩证的。社会经济发展是提高人群健康水平的根本保证，人群健康又是社会经济发展的先决条件。经济发展和健康的关系主要体现在三个方面：

（1）经济发展促进健康水平的提高

第一，经济发展提高了居民物质生活水平。经济发展为人们提供了衣、食、住、行的基本物质基础，提供了充足的食物营养、安全饮用水和基本的药物供应，促进了人类物质生活条件及卫生状况的改善，从而有利于居民生活质量和健康状况的提高。

第二，经济发展有利于增加卫生投资，促进医疗卫生事业发展。国家、社会对卫生保健的投入及卫生服务的组织实施过程直接关系到人民的健康。卫生事业的投入和医学科学技术的进步，为预防控制和消灭某些疾病创造了较好的物质条件。

第三，经济发展通过对教育的影响间接影响人群健康。人们受教育水平高低将影响他们接受卫生保健知识，开展自我保健活动的能力。进而影响人群的健康水平。

（2）经济发展对健康带来的不利影响：在经济发展过程中，由于对环境的破坏和人们生活方式的改变，也会产生一些负面效应，带来一些新的不利于健康的问题。

第一，现代社会病的产生。随着社会经济的发展，交通的高度发达、人口流动性增加以及自然资源的开采、大量合成化学物质的使用等改变了人们的生活条件和生活方式，不良的生活方式，如吸烟、酗酒、吸毒、性乱、不良饮食及睡眠习惯、缺乏运动等越来越普遍，直接对人类健康产生有害的影响，导致了肥胖症、冠心病、高血压、糖尿病、恶性肿瘤等疾病以及车祸等伤害。

第二，心理紧张因素增加。激烈竞争和精神压力使人们生活节奏加快、工作紧张、人际关系复杂、应激事件增加，使心身疾病、精神疾病、自杀现象增多。

第三，环境污染和破坏。许多发展中国家由于经济发展水平低、人口压力大、忽视环境保护而导致了大规模的生态环境破坏。工业生产、交通的发展大大增加了废物、废气、废水的排放；工业化、都市化进程导致大量的植被破坏；汽车尾气、噪声、光污染、辐射等，由此产生的健康危机和潜在危害广泛存在。

第四，经济飞速发展带来的流动人口问题。流动人口的增加加重了城市生活设施、治安、卫生保健等负担；同时带来很多健康隐患，例如传染性疾病的流行等，也影响着人群健康水平的巩固和提高。

（3）国民健康水平对经济发展的促进作用

第一，健康水平的提高有助于延长劳动力的工作时间，创造更多的财富。建国以来，我国居民的平均期望寿命从35岁增加到现在的70岁以上，以60岁退休计算，平均每个劳动者延长工作25年。我国学者测算1950～1980年间，仅由于延长寿命所创造的经济价值每年约773亿美元，相当于我国80年代国民生产总值的24%左右。前苏联施特米林院士的研究表明，20世纪60年代前苏联公共卫生事业曾一度较为成功，国民收入增加部分的1/5以上是靠防治疾病、降低患病率和死亡率而获得的。

第二，健康水平的提高有助于降低病、伤、缺勤的损失。据调查估算，1988年初上海甲型肝炎暴发流行，因患甲肝损失劳动日299万天，由于陪护损失劳动日167万天，造成直接经济损失5.08亿元，间接经济损失5.57亿元，合计10.65亿元，这个估算数是上海市当年全年卫生事业费用的4.0倍，是预防经费的24.65倍。

第三，健康水平的提高有助于提高劳动效率。身体健康是智力发展和学习科学文化知识、掌握工作技能的先决条件。没有人群健康就没有工作的高效率和社会经济的高速发展。在一定的社会经济条件下，人群健康对于经济发展具有积极的促进作用。Bloom等（2001）也认为人均期望寿命每增加1年，将会使产出上升4%，所以，人群健康水平的提高也是有助于经济的发展。

2. 社会文化与健康 广义的文化是指社会物质财富和精神财富的总和。文化是一个大范畴，它与文明相通。一个国家的发达程度通常用精神文明和物质文明来衡量；因此，研究一个国家的发达程度与人群健康的关系，实际上是研究广义的文化与人群健康的关系。文化诸现象对健康的影响主要表现在以下几个方面。

（1）教育对人群健康的影响：在经济收入一定的条件下，文化程度或受教育水平不同的人对生活资料的支配方式也不同，从而产生不同的健康效果。人们对生活资料的支配，取决于对生活的认识，包括怎样生活的价值取向和如何实现好的生活的知识范畴。教育正是通过传播这两方面的知识，对人的物质消费进行文化导向。①理智型的人偏重于生活、工作条件的改善及精神生活的丰富，把闲暇时间作为增长知识的机会和工作的延续，健康合理地支配使用生产资料；②享乐型的人追求物质享受，把金钱过多地花费在无益于健康方面，把闲暇时间作为寻欢作乐的机会；③堕落型的人则把金钱花费在有损健康方面，如酗酒、赌博、吸毒等，把闲暇时间作为醉死梦生的天地。

（2）风俗习惯与健康：不良的风俗习惯导致不良的行为，直接危害人群的健康。如缅甸巴洞地区女子以长颈为美，为了延长颈部，她们在颈部戴上铜环，有时颈环长达一英尺，重30磅，结果造成颈部肌肉萎缩，声带变形，颈骨和锁骨下压，影响呼吸功能。

（3）宗教与健康：宗教是支配人们日常生活的自然力量和社会力量在人们头脑中虚幻的反应，是“神的崇拜和宗教旨意为核心的信仰和行为准则的总和”。宗教信仰常常使人对自己不能解决的问题有一归宿，当人们在生活中遇到难题或不幸时，宗教能给人以精神寄托，使人们的精神压力得以缓解。许多教规对人们的健康是有益的，但是教徒的盲目信仰也会带来灾难性的影响。

第二节 心理因素与健康

社会经济的发展使得营养不良、传染病和寄生虫疾病基本被控制，心脑血管疾病、肿瘤等成为最常见的死亡原因，而这些疾病被认为与心理社会因素有密切关系。据统计，在发达国家的综合性医院的门诊病人中，单纯的躯体性疾病约占1/3，与心理社会因素有关的神经症和心身疾病约占1/3。我国上海地区调查发现，约60%的求医病人声称有各种躯体不适，检查却没有发现躯体病变，但有程度不等的焦虑、烦恼、郁闷等情感障碍，接受心理治疗和处理后，90%左右的病人有明显的症状改善。

一、心理特征与健康

健康的心理、愉快、积极的情绪可对人体的生理机能起良好的作用，可以提高人的活动能力，充实人的体力和精力，发挥人的潜在能力，有利于人体健康。不愉快、消极的情绪可使人的心理失去平衡；反复出现或强度过高或持续时间过长等，还会导致神经系统功能紊乱、机体病变。情绪致病主要分两个方面：一是作为疾病发作或复发的诱发因素；二是直接作为致病因素或疾病的促发因素。现代医学研究证明，临床上常见的高血压、冠心病、恶性肿瘤、糖尿病、消化性溃疡、哮喘和偏头痛等多种疾病，都与不良情绪有关，并称此类疾病为心身疾病。实际上情绪作为一些疾病的诱发因素在临床已得到肯定。如急剧的情绪变化被认为是心肌梗死、脑溢血、精神病发作的重要诱发因素。流行病学及实验医学研究证明消极情绪与多种疾病有密切关系。大量研究表明，长期忧郁者多种疾病的危害性升高。紧张情绪能引起胃酸分泌增多而引起溃疡病。美国某医院调查500多名胃肠病患者，因情绪因素致病的占74%。

二、心身疾病

1. 概念 心身疾病也叫做心理生理性疾病。1943年，哈利得（Halliday）首先提出“心身疾病”（psychosomatic disease）概念。是指那些心理社会因素在疾病的发生、发展、演变、转归与治疗预防中起主导作用，并有病理改变的一类躯体疾病。

心身疾病是一大类介于躯体疾病和神经症之间的疾病，在临床各科都有。心身疾病在躯体表现和病理改变上与纯生物理化因素导致的躯体疾病表现相同，只是在病因和病机上有差别。例如原发性高血压和肾病性高血压在临床表现上都是以血压增高为主要症状，但前者的发病主要病因是与心理社会因素、紧张刺激有关，所以是心身疾病；而后者主要的病因却是因为肾脏病变引起的血压增高，故不是心身疾病。

2. 心身疾病的特征 临床观察多数疾病都有心理变化的表现，有的心理变化是病，也有的心理变化是患病后的一种表现。又因为人们对疾病的认识和所持的态度的不同，心理变化的表现有较大的区别。根据美国Kapan在其主编的《精神疾患百科全书》中对心身性疾病的特征规定为：

（1）患者具有环境刺激导致的心理因素，这种心理因素在时间上与其躯体疾病的发生或加剧有联系。

（2）在患者躯体上可以检查出器质性疾患或具有已知的病理生理过程，如呕吐、偏头痛等。

（3）疾病的开始不是由躯体病变引起的，但症状往往从躯体上表现出来。

（4）心身疾病通常发生在自主神经支配的系统或器官。

3. 心身疾病的分类 临床上多按躯体病变状态分成两类。

（1）心身症：由心理、社会因素引起的躯体功能性改变：如过度换气综合征、偏头痛、心脏神经症、贲门或幽门痉挛、神经性厌食、神经性呕吐、神经性尿频、心因性呼吸困难、瘙痒症等、这类疾病虽属功能性改变，但亦有躯体症状和一定的病理生理变化过程。

（2）心身病：由心理、社会因素引起的躯体器质性病变。如斑秃、神经性皮炎、学校性哮喘等皆由心理、社会因素直接致病。另一些心身疾病如原发性高血压、冠心病、消化性溃疡、过敏性结肠炎、甲亢、糖尿病、原发性青光眼等，心理、社会因素在发病中起“引发”作用。实际心身症与心身病在一定程度上是体现着疾病发展的不同阶段。

4. 心身疾病的防治原则

（1）积极开展心理治疗：首先要阻断应激源造成的心理和生理的应激状态。比如可以使患者远离应激源。其次是解释性心理疏导治疗。帮助患者学习和掌握自我训练、自我放松、自我调节的方法，如气功、太极拳、肌肉放松训练等。还可根据具体情况选择专业的心理治疗方法，如行为疗法、认知疗法、支持疗法、放松疗法、精神分析方法、理性情绪疗法、生物反馈疗法等。心理治疗的重点在于缓解症状，改变认知模式，矫正适应不良行为，提高对待精神压力的应对策略。

（2）适当的精神类药物使用：临床实践证实：90%的心身疾病患者需要精神药物治疗。原因有：①药物本身不仅具有药理作用，还具有很强的心理治疗作用，即药物的“心理反应”；②精神药物可终止躯体症状与精神症状之间的恶性循环；③精神药物有助于渡过心理应激情境及使心理治疗的导入易于成功。

（3）中医中药疗法：人类关于心理因素与健康和疾病的关系很早就有认识，在2000多年前成书的中医学巨著《黄帝内经》集中体现了心身相关的医学思想，“形神合一”“情志致病”就是其基本内容。强调诊治疾病要“不失人情”（《素问·方盛衰论》）。还确立了有效的心理治疗方法，如内视法、移情变气法、说理开导法、情志相胜法、暗示疗法、导引吐纳法等。关于七情内伤疾病的预防，《内经》还倡导“恬淡虚无”、“积精全神”等养生之道。告诫人们要“少思”、“勿怒”、“勿大悲伤”，保持情志调畅。东汉末年，张仲景建立了中医临床医学的辨证论治体系。提出以疏肝解郁、滋养清热、养血安神、理气化痰、重镇安神等法治疗情志内伤疾病，并制定了许多卓有成效的方剂。如治疗“梅核气”的半夏厚朴汤，治疗妇人“脏燥”的甘麦大枣汤，治疗“奔豚气”的奔豚汤，治疗“百合病”的百合地黄汤。此外，著名的逍遥散、越鞠丸、六郁汤、一贯煎、甘麦大枣汤等名方一直沿用至今。

（4）心身疾病的预防：医务人员要用生物－心理－社会医学模式的观点对待心身疾病。心身疾病的发生意味着心理和躯体不可分割，真正的健康来自“心理－营养－工作－休息－运动”的协调平衡。要有健康心态、合理膳食、科学的工作和休息，坚持运动，这样才能预防心身疾病的发生，获得健康的身体。

第三节 行为生活方式与健康

一、行为的概述

1. 行为的定义和分类 行为（behavior）是有机体对刺激所起的反应。心理学家伍德渥斯（Woodworth）以公式表示：

S ——→ 0 ——→ R

刺激　有机体　行为反应

（stimulus）（organization）（reaction）

有机体体内外环境的各种因素及其变化均可形成刺激。行为反应也反作用于环境，影响着环境。由于人所具备的生物性和社会性，人类的行为有本能生物行为和社会行为两大类。一切本能生物行为反应都以生理功能作为基础；行为表现特征与遗传有关。人类的本能行为不能不受到社会物质与文化因素的影响和制约。社会性行为是人类个体与社会环境相适应的结果，是个体参与社会生活，并接受教育塑造而成，即通过社会化过程确立的。

2. 行为的特性

（1）目的性：目的性是人类实践活动最明显的特征，目的是行为的预期目标，人的一切实践活动都具有目的性。正是人们行为的目的性决定了行为的方向和价值。

（2）可塑性：斯金纳是著名的行为主义心理学家，斯金纳将行为视之为主要研究对象，并将教学的意义界定为行为的塑造，强调人类行为的可塑性.

（3）差异性。

二、健康相关行为

健康相关行为（Health－related Behavior）是指个体或团体的与健康和疾病有关的行为。健康相关行为可分为两大类：促进健康的行为和危害健康的行为。

促进健康的行为一般具有五个基本特征：有利自身和他人健康；有规律；外显行为与内在认知和情绪无冲突；与环境和谐；强度与频度适宜。常将促进健康的行为分为：①日常促进健康的行为；②保健行为；③避免有害环境的行为；④戒除不良嗜好的行为；⑤预警行为；⑥求医行为；⑦遵医行为；⑧病人角色行为等。按三级预防思想，前五类可通称“预防保护性行为”（preventive and protective behavior），属一级预防；第六类属二级预防；第七、八类属三级预防。行为科学家布瑞斯洛（Breslow）等对7000名成年人进行了多年研究后，指出只要采取7种日常促进健康的行为即可明显提高人们的健康状态。7种行为是：每晚睡眠7～8小时、定时早餐、维持正常体重、每周锻炼5次（每次35分钟以上）、适量饮酒、不吃零食、不吸烟。

危害健康的行为（health－risky behavior）是个体或群体在偏离自身、他人和社会健康期望的方向上表现的一组行为。该行为对自己或他人的健康构成直接或间接、明显或潜在的危害。危害健康的行为由后天习得，故又称为“自我创造的健康危险因素”。危害健康的行为通常可分四类：日常危害健康行为（如：不良生活习惯）；高危险行为（如吸毒、性乱）；致病性行为模式（如“A型行为”和“C型行为”）；不良疾病行为。

在描述某一特定行为在某一人群中发生频率时所用的“常态行为”（通常地，常态行为：有表现者≥95%；非常态行为：有表现者<5%）一词，并不等于促进健康的行为。例如，某人群中吸烟人数占95%以上，并不意味着吸烟是促进健康的行为。

三、不良的行为生活方式对健康的危害

对人类健康危害最大的不良行为生活方式有酗酒、吸烟、吸毒、性乱、赌博、不良饮食习惯、滥用药物和缺乏体育锻炼等。

1. 酗酒 由于酗酒所致健康损害和社会问题可分急、慢性两大类。急性的包括急性酒精中毒、车祸、犯罪、斗殴、家庭不和等。慢性的对健康主要损害有酒瘾综合征、酒精性肝硬化、心脑血管疾患、性功能减退、免疫力下降、营养不良、影响生育及后代健康等。

2. 吸烟 吸烟是易罹患恶性肿瘤、慢性阻塞性肺病、冠心病等疾病，导致心、脑血管病，慢性呼吸系统疾病等多种疾病和死亡的重要危险因子。同时烟雾中含有一氧化碳、尼古丁、焦油和氰化物等有害物质，污染环境，对被动吸烟者的健康造成危害。为反对吸烟，WHO将1988年4月7日的世界卫生日定为无烟草日（戒烟日），1989年起把每年的5月31日定为无烟日。

3. 吸毒 吸毒损害吸毒者自身的身心健康，并导致一系列社会问题。染上吸毒恶癖，往往难以自拔，吸毒者为获得毒品而不择手段，沦为卖淫、盗窃、凶杀等各种犯罪，严重影响社会安定，败坏社会风气。使用静脉毒品，还可增加艾滋病传播机会。

4. 性生活紊乱 性生活紊乱可造成性病的传播。性传播性疾病，具有特定的传染源和传播途径，特殊的临床特征和流行病学规律。它是一个严重的社会问题，危害极大。尤其是艾滋病，患病后破坏机体免疫功能，死亡率极高，目前尚无特效治疗药物。

5. 赌博 赌博影响生产、工作和学习，增加犯罪机会，酿成家庭悲剧，败坏社会风气，对健康也有很大损害。

6. 不良的饮食习惯和饮食结构 与胃癌、食管癌的发生与死亡关系密切。健康状

况受到不同程度的影响。

7. 缺少锻炼 由于长期缺乏运动，肌肉慢慢萎缩，体力逐渐下降，随之出现精神不振、肥胖、器官功能减退、抗病能力减弱等。在这种状态下，极易引起高血压、动脉硬化、冠心病、胆石症、糖尿病等疾病。发生运动不足综合征，其患者大多并未认识到自己患病，更没有认识到是缺乏运动所致。医学专家的研究观察证明，人如果20天静止不动，则心脏的搏动和肺的呼吸功能显著减弱，血液的供给和氧气的摄入量明显减少。多运动可使心肺、消化、泌尿和神经系统的功能得到锻炼和加强，从而有利于身体健康。

综上所述生理、心理和社会环境因素与人体健康和疾病的关系十分密切。在人的健康与疾病的相互转化上，无不体现着生理与心理，心理与社会环境的关系，体现着心理刺激致病与治病作用，心理的能动性，强调“心身统一”（中医“形神合一”），人和社会和谐一致的观点，强调认知和自我评价在心身疾病中的主导地位，及心理的主动适应和调节是使个人行为与外界保持动态平衡的主要因素，是个体保持健康，抵御疾病的重要力量。认识到疾病与健康不是对立的概念，而是相互依存，相互转化的统一体，个体在生理、心理、行为生活方式上和对外界社会环境之间能够保持良好的适应，保持相对的动态平衡，就意味着身体健康；如果三者之中任何一个方面出现问题，破坏了平衡内稳状态就意味着产生了疾病。

（李巧兰）

第七章　中医治未病的理论与方法

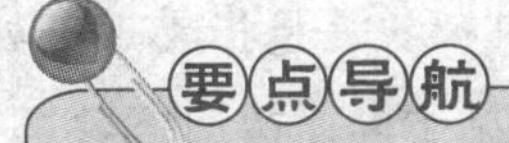

1. 掌握中医治未病的概念、涵义、中医养生原则、中医体质学说。
2. 熟悉中医治未病的思想与发展、中医常见的养生方法。
3. 了解中医学基本理论。

中医“治未病”就是综合运用中医行之有效的预防保健措施，如饮食、起居、运动、心理等综合调摄，通过食疗、药疗、针灸、推拿、导引等传统中医疗法，达到增强体质，防患于未然或促进疾病康复、防止疾病传变的目的，其核心理念就是强调通过平素对身体的养护，以培养正气，增强人体的体质，以减少疾病的发生，防止疾病的传变，维护和促进健康。它的含义非常广泛，可以分为“未病先防”，“既病防变”，“病后康复”三个层次，贯穿于疾病隐而未显，显而未成，成而未发，发而未传，传而未变，变而未果的全过程。未病先防：指在没有疾病的时候要预防疾病的发生；既病防变：指对已经发病要防止疾病进一步发展和恶化；病后康复：指疾病初愈，应及时、合理的调养身体，以增强体质，防止疾病的复发，主要包括危险因素的远离、情志调养、饮食调养、起居调养、运动调养、中药和中医传统疗法的干预调养等方面。它要求人们平素注重养生和调摄，未雨绸缪，有了小病要及时阻止其酿成大患，在病变来临之际，防止其进一步恶化，这样才能掌握健康的主动权，中医治未病的思想奠定了中医学理论的基础和医学的崇高目标，即倡导：惜生命、重养生、防患于未然。

第一节　中医治未病的基本理论

一、中医学基础理论

（一）阴阳五行学说

阴阳五行学说是阴阳学说和五行学说的合称，是我国古代的唯物论和辨证法。阴阳学说认为物质世界是在阴阳二气的相互作用下孳生着、发展着和变化着的，阴与阳之间的对立统一、互根互用，并不是处于静止的和不变的状态，而是处于不断的运动变化之中，即阴阳的“消长平衡”，阴阳对立的双方，在一定条件下，可以各自向其相反的方向转化。人体的正常生命活动，是阴阳两个方面保持对立统一的协调关系的结果，如《黄帝内经·素问·生气通天论》：“阴平阳秘，精神乃治；阴阳离绝，精神乃绝”。五行学说认为木、火、土、金、水是构成物质世界所不可缺少的最基本物质，是由于这五种最基本物质之间的相互资生、相互制约的运动变化而构成了物质世界。中医学运用它来阐明人体的结构、生理、病理并指导临床的诊断和治疗。

（二）藏象学说

藏象学说是通过对人体生理、病理现象的观察，研究人体各个脏腑的生理功能、病理变化及其相互关系的学说。藏，是指藏于体内的内脏；象，是指表现于外的生理病理现象，如《类经》言：“象，形象也。藏居于内，形见于外，故曰藏象”。按照脏腑的生理功能特点，可以分为脏、腑、奇恒之腑三类，脏，即心、肝、脾、肺、肾，合称为“五脏”；腑，即胆、胃、小肠、大肠、膀胱、三焦，合称为“六腑”；奇恒之腑，即脑、骨髓、骨、脉、胆、女子胞（子宫）。五脏的共同生理特点是化生和贮藏精气；六腑的共同生理特点是受盛和传化水谷；奇恒之腑，即是指形态及其生理功能均有异于“六腑”，不与水谷直接接触，是一个相对密闭的组织器官，而且还具有类似于脏的贮藏精气的作用，因而称为奇恒之腑。藏象学说的主要特点，是以五脏为中心的整体观，五脏生理功能之间的平衡协调，是维持机体内在环境相对恒定的重要环节；同时，通过五脏与形体诸窍的联系，五脏与精神情志活动的关系，沟通体内外环境之间的联系，维持着体内外环境之间的相对平衡协调。

（三）气血津液

气、血、津液，是构成人体的基本物质，是脏腑、经络等组织器官进行生理活动的物质基础。气，是不断运动着的具有很强活力的精微物质；血，基本上是指血液；津液，是机体一切正常水液的总称。从气、血、津液的相对属性来分阴阳，则气具有推动、温煦、防御、固摄和气化等作用，属于阳；血和津液，都为液态物质，均有濡养、滋润等作用，属于阴。机体的脏腑、经络的等组织器官。进行生理活动所需要的能量，都来源于气、血、津液；它的生成和代谢，又依赖于脏腑、经络等组织器官的正常生理活动。

（四）经络学说

经络是运行全身气血、联络脏腑肢节、沟通上下内外的通路，是经脉与络脉的总称，在内连属于脏腑，在外连属于筋肉、皮肤。其生理功能主要表现在沟通表里上下，联系脏腑及器官，通行气血，濡养脏腑组织，感应传导及调节人体各部分机能等。

（五）中医学的基本特点

中医学的理论体系是经过长期的实践，在唯物论和辨证法思想指导下，逐步形成的，这一独特的理论体系有两个基本特点：一是整体观念，二是辨证论治。

1. 整体观念 中医学认为人体是一个有机整体，构成人体的各个组成部分之间，在结构是不可分割的，在功能上是互相协调，相互为用的，在病理上又是相互影响着的。同时也认识到人体与自然环境有密切关系，人与自然界和协统一，人类在能动地适应自然和改造自然的斗争中，维持着机体的正常生命活动，这种内外环境的统一性，机体自身整体性的思想，称之为整体观念。整体观念是古代唯物论和辨证法思想在中医学中的体现，它贯穿于中医生理、病理、诊法、辨证、治疗等各个方面。

2. 辨证论治 所谓辨证，就是把四诊（望诊、闻诊、问诊、切诊）所收集的资料、症状和体征，通过分析、综合，辨清疾病的原因、性质、部位，以及邪正之间的关系，概括、判断为某种性质的证；论治，又称为“施治”，即根据辨证的结果，确定相应的治疗方法。辨证论治的过程，就是认识疾病和解决疾病的过程。辨证和论治，是诊治疾病过程中相互联系不可分割的两个方面，是理论和实践相结合的体现，是理法方药在临床上的具体运用，是指导中医临床的两个基本原则。

二、中医治未病的基础——养生

养生是中医“治未病”的基础和根本出发点，是对生命的养护，养生的目的旨在维护和促进健康，只有掌握和运用正确的养生方法并持之以恒，才能真正做到“恬淡虚无，真气从之”，“阴平阳秘，精神乃治”，维持机体内外环境的协调有序，实现理想的健康状态，达到延长寿命和提高生活质量的目的。养生应注重以下几个原则。

1. 法道自然，平衡阴阳 《内经》言：“阴阳者，天地之道也，万物之纲纪，变化之父母，生杀之本始，神明之府也。治病必求于本。”这是中医理论的根本，也是中医治未病的出发点和归宿，中医治未病的根本目的就在于维护阴阳平衡。中医养生非常重视天人相应，适应四时，顺乎自然的养生原则，人的生活起居在四时季节中必须顺应春生、夏长、秋收、冬藏的自然规律，春夏养阳，秋冬养阴。春夏养阳：即春夏要使阳气生而勿伐，长而勿亢，春天应衣着宽松，多些户外活动，如放风筝、踏青等，多做些舒展筋骨关节的运动，春季最惧郁闷不解。夏天不可过用空调，不可多吃寒凉冰冻之品，夏季腠理疏松，毛发张开，应避免虚邪贼风。秋冬养阴：即秋冬要使阳气藏而勿亏，收而勿僵，初秋要使身体有些凉意，入秋不宜马上进补，先让脾胃休息好，吃些滋润清淡的饮食；秋游登高，赏菊望月，收敛心思，使心思尽量沉静安定，冬季适当进补。

2. 精神内守，病安从来 中医治未病强调养心守神，形神合一。平素心情舒畅，精神愉快，有利于气血流通，阴阳和调，情志活动的失常、可以影响五脏功能，导致气机紊乱而发生疾病，如果能够做到心无杂念，乐观开朗，豁达宽宏，则脏腑和顺，气机调畅，能够达到祛病健康，延年益寿的目的。正如《内经》所言：“恬淡虚无，真气从之，精神内守，病安从来”。

3. 饮食调理，以资气血 人体的营养物质都来源于饮食五味，而饮食不节又易损伤脏腑，《内经》言“阴之所生，本在五味；阴之五宫，伤在五味”。食物、药物均有四气五味，如阳虚体质的人可以多吃些辛味的食品以助阳气的生发，偏阴虚体质的人则可以多吃些酸甘之品以养阴，药食同源，一般食养为先。平素饮食一方面以适量为宜，不可饥饱不均；另一方面，也要合理调节食物的品种，不可饮食偏嗜，调摄饮食是防病祛病、延年益寿的上策。

4. 强健身体，动静相宜 人的精气血脉以通利流畅为贵，如果郁而不畅，各种疾病就会因此产生，因此平时经常进行各种体育锻炼、导引等，可以促使血脉流通，气机调畅，从而增强体质，预防疾病的发生。

5. 增强正气，规避邪气 因为疾病的发生涉及正气和邪气两方面，正气不足是疾病发生的内在基础，邪气侵犯是疾病发生的重要条件，所以预防疾病的发生也必须从这两方面着手，一方面要培养正气，提高机体的抗病能力，一方面要采取多种措施防止病邪的侵袭。

6. 早期诊治，防病传变 对于疾病，要争取早期诊断，早期治疗，只可图于萌芽之先，不可施于大危之后。若疾病不能及时的诊断和治疗，病邪就可能由表入里，步步深入，以致侵犯脏腑，甚至危及生命，中医有“先安未受邪之地”的防治原则，这也是中医治未病的内涵之一。

三、中医治未病的根本——体质学说

体质是人体生命过程中，在先天禀赋和后天获得的基础上所形成的形态结构、生理功能和心理状态方面综合的、相对稳定的固有特质。体质现象是人类生命活动的一种重要表现形式，是人类在生长、发育过程中所形成的与自然、社会环境相适应的人体个性特征，其表现为结构、功能、代谢以及对外界刺激反应等方面的个体差异性，表现为对某些致病因子和疾病的易感性，以及疾病传变、转归中的某些倾向性。在体质的形成过程中，先天因素是体质形成的基础，父母的体质对子女的体质影响很大，父母身体的健康状况、胖瘦与肤色，父母的性格与气质都会对子女有很多的影响，父母的先天生理缺陷和遗传性疾病，如癫痫、哮喘等很有可能遗传给后代，后天因素可以使体质发生变化，我们的饮食营养、生活起居、精神情志以及自然环境和社会环境等都可以影响体质。中国人的体质可分为平和质、气虚质、阴虚质、阳虚质、痰湿质、湿热质、血瘀质、气郁质和特禀质9种类型，其中以平和质最好，不同的体质有不同的形态特征、常见表现、心理特征、发病倾向、对外界的适应能力等，值得注意的是，体质是可调可变的，这正是中医治未病的基础和切入点，也是中医治未病的重要手段和方法。

（一）九种体质的基本特征

表7-1 九种体质的基本特征

体质类型	形体特征	常见表现	心理特征	发病倾向	适应能力
平和体质	体型匀称、健壮	面色、肤色润泽，头发稠密有光泽，目光有神，鼻色明润，嗅觉、味觉正常，唇色红润，不易疲劳，精力充沛，耐受寒热，睡眠良好，食欲良好，二便正常	性格随和开朗	平时较少患病	对自然环境和社会环境适应能力较强
气虚体质	肌肉不健壮	容易呼吸短促接不上气，喜欢安静，不喜欢说话，说话声音低弱，容易感冒，常出虚汗，经常感到疲乏无力	性格内向不稳定，胆小不喜欢冒险	平时体质虚弱，易患感冒；或发病后抗病能力弱而难以痊愈；易患内脏下垂	不耐受寒邪、风邪、暑邪

续 表

体质类型	形体特征	常见表现	心理特征	发病倾向	适应能力
阳虚体质	肌肉不健壮	总是手脚发凉，胃脘部总是怕冷，衣服比别人穿的多，耐受不了冬天的寒冷，夏天耐受不了空调房间的冷气，喜欢安静，吃（喝）多量的东西总会感到不舒服，容易大便稀溏，小便颜色清，量多	性格多沉静，内向	发病多为寒证，易患腹胀、泄泻、阳痿	不耐受寒邪，耐受夏季，不耐受冬季，易感受湿邪
阴虚体质	体形瘦长	经常感觉身体、脸上发热，耐受不了夏天的暑热，皮肤干燥，经常感到手脚心发热，面颊潮红或偏红，常感到眼睛干涩，经常口干舌燥，容易失眠，经常大便干结	性格急躁，外向好动，活泼	易患咳嗽、糖尿病、闭经发热等	平时不耐暑热，干燥，耐受冬季，不耐受夏季
痰湿体质	体形肥胖腹部肥满松软	出汗多且黏腻，手足心潮湿多汗，常感到肢体酸困沉重，不轻松，面部常有油腻感，嘴里常有黏黏的感觉，平时痰多	性格温和，处事沉稳，为人谦恭，多善于忍耐	易患糖尿病、中风、眩晕、咳嗽、痛风、高血压、高血脂、冠心病等	对梅雨季节及湿环境适应能力差
湿热体质	形体偏胖或苍瘦	面垢油光，易生痤疮，口苦口干，身重困倦，大便燥结，小便短赤，男易阴囊潮湿，女易带下量多	急躁易怒	易患疮疖、黄疸、火热等病证	对湿热交蒸气候难适应
血瘀体质	瘦人居多	皮肤常在不知不觉中出现紫瘀斑（皮下出血），皮肤常干燥粗糙，常常出现疼痛，面色晦暗或有色素沉着，黄褐色斑块，眼眶经常黯黑，眼睛经常有红丝（充血），刷牙时牙龈容易出血	容易烦躁，健忘，性情急躁	易患出血、中风、冠心病等病证	不耐受风邪、寒邪
气郁体质	形体瘦者为多	常感到闷闷不乐、情绪低沉，易紧张、焦虑不安，多愁善感，情感脆弱，容易感到害怕或容易受到惊吓，常感到乳房及两胁部胀痛，常有胸闷的感觉，经常无缘无故的叹气，容易心慌、心跳快，喉部经常有堵塞感或异物感，容易失眠	性格内向不稳定，忧郁脆弱，敏感多疑	易患失眠、抑郁症、神经官能症等	对精神刺激适应能力较差；不喜欢阴雨天气
特禀体质	无特殊，或有畸形，或有先天生理缺陷	过敏体质，即使不是感冒也经常鼻塞、打喷嚏、流鼻涕，容易患哮喘，容易对药物、食物、气味、花粉、季节过敏，皮肤容易起荨麻疹，皮肤经常因过敏出现紫红色瘀点、瘀斑，皮肤常一抓就肿，并出现抓痕	无特殊	凡遗传性疾病者，多表现为亲代有相同疾病，或出生是即有缺陷；若为过敏体质，容易出现药物过敏、花粉症、哮喘等过敏性疾病	适应能力差，如过敏体质者对季节适应能力差，易引起宿疾

（二）九种体质的调护方案

表7－2　九种体质的调护方案

体质类型	饮食调养	生活起居	体育锻炼	情志调摄	药物调理
平和体质	①饮食应有节制，不要过饥过饱，不要常吃过冷过热和不干净的食物；②粗细粮食要合理搭配，多吃五谷杂粮，蔬菜，瓜果；③少食过于油腻及辛辣之物；④不要吸烟，酗酒	起居应有规律，不要过度劳累。饭后宜缓行百步，不宜食后即睡。作息应有规律，应劳逸结合，保持充足的睡眠时间	根据年龄和性别参加适度的运动。如年轻人可适当跑步、打球，老年人可适当散步、打太极拳等	保持乐观、开朗的情绪，积极进取，节制偏激的情感，及时消除生活中不利事件对情绪的负面影响	一般不提倡使用药物
气虚体质	①可多食具有益气健脾作用的食物，如：淮山药　白扁豆等②少食具有耗气作用的食物，如：槟榔、生萝卜等	起居宜有规律，夏季应适当午睡，保持充足的睡眠。平时要注意保暖，避免劳动或剧烈运动时出汗受风。不要过于劳作，以免伤正气	可做一些柔缓的运动，如在公园、广场、庭院、湖畔、河边、山坡等空气清新之处散步、打太极拳、做操等，并持之以恒。平时自行按摩足三里穴。不宜做大负荷运动和出汗量大的运动，忌用猛力和做长久憋气的动作	多参加有益的社会活动，多与别人交谈、沟通。以积极进取的态度面对生活	常自汗、感冒，可服玉屏风散预防
阳虚体质	①平时可适当多食具有温阳益气作用的食物如牛肉、羊肉、生姜、胡椒等；②少食如梨、西瓜，荸荠等生冷寒凉食物，少饮绿茶	居住环境应空气流通，秋冬注意保暖。夏季避免长时间呆在空调房中，可在自然环境下纳凉，但不要睡在穿风的过道上及露天空旷之处。平时注意足下、背部及下腹部丹田部位的防寒保暖。防止出汗过多，在阳光充足的情况下适当进行户外活动。保持足够的睡眠	可做一些舒缓柔和的运动，如慢跑、散步、打太极拳、做广播操。夏天不宜做过分剧烈的运动，冬天避免在大风、大寒、大雾、大雪及空气污染的环境中锻炼。自行按摩气海、足三里、涌泉等穴位，或经常灸足三里、关元	多与别人交谈沟通。对待生活中不顺心的事情，要从正反两面分析，及时消除情绪中消极因素。平时可听一些激扬、高亢、豪迈的音乐以调动情绪，防止悲忧和惊恐	可酌情服用金匮肾气丸等

续 表

体质类型	饮食调养	生活起居	体育锻炼	情志调摄	药物调理
阴虚体质	①可适当多食鳖、芝麻、百合等甘凉滋润之品；②少食如羊肉、狗肉、韭菜、辣椒、葱、蒜等性温燥烈之品	生活起居：起居应有规律，居住环境宜安静，睡前不要饮茶、锻炼和玩游戏。应早睡早起，中午保持一定的午休时间；避免熬夜、剧烈运动和在高温酷暑下工作；节制房事，戒烟酒	适合做中小强度、间断性的身体锻炼，可选择太极拳、气功等动静结合的传统健身项目。锻炼时要控制出汗量及时补充水分	平时宜克制情绪，遇事要冷静，正确对待顺境和逆境。可以用练书法下棋来怡情悦性，用旅游来寄情山水、陶冶情操。平时多听一些曲调舒缓、轻柔、抒情的音乐，防止恼怒	可酌情服用六味地黄丸，杞菊地黄丸等
血瘀体质	①可适当多食黑豆、萝卜、胡萝卜、山楂、玫瑰花、绿茶等具有活血散结、行气疏肝解郁作用的食物；②少食肥猪肉等滋腻之品及柿子、乌梅等酸涩之品	作息时间宜有规律，保持足够睡眠；但不可过于安逸，以免气机郁滞而致血行不畅	可进行一些有助于促进气血运行的运动项目，如太极拳、太极剑、各种舞蹈、步行健身法、徒手健身操等。血瘀体质的人在运动时如出现胸闷、呼吸困难、脉搏显著加快等不适症状，应停止运动，去医院进一步检查	及时消除不良情绪，保持心情愉快，防止郁闷不乐而致气机不畅。可多听一些抒情柔缓的音乐来调节情绪	可酌情服用桂枝茯苓丸等
痰湿体质	①饮食应以清淡为原则；②少食肥肉及甜、黏、油腻的食物；③可适当多食莲子、淮山药、冬瓜、萝卜、金橘、芥末等食物	居住环境宜干燥而不宜潮湿，平时多进行户外活动。衣着应透气，经常晒太阳或进行日光浴。在湿冷的气候条件下，应减少户外活动，避免受寒淋雨。不要过于安逸，贪恋床榻	因形体肥胖，易于困倦，故应根据自己的具体情况循序渐进，长期坚持运动锻炼，如散步、慢跑、打乒乓球、羽毛球、网球、游泳、练武术，以及适合自己的各种运动，运动中适量出汗	保持心境平和，及时消除不良情绪，节制大喜大悲。培养业余爱好，转移注意力	可酌情服用化痰祛湿方，常用药物有白术、苍术、黄芪、防己、泽泻、荷叶、橘红、鸡内金
湿热体质	①饮食以清淡为原则，可适当多食赤小豆、绿豆、冬瓜、西瓜等食物；②少食羊肉、狗肉、生姜、酒、饴糖、辣椒、花椒、蜂蜜等及火锅，烹炸，烧烤等辛温助热的食物；③应戒除烟酒	避免居住在低洼潮湿的地方，居住环境宜干燥，通风。不要熬夜、过于劳累。盛夏暑湿较重的季节，减少户外活动，保持充足而有规律的睡眠	适合做大强度、大运动量的锻炼、如中长跑、游泳、爬山、各种球类、武术等。夏天由于气温高、湿度大，最好选择在清晨或傍晚较凉爽时锻炼	克制过激的情绪。合理安排自己的工作、学习，培养广泛的兴趣爱好	酌情服用六一散、清胃散、甘露消毒丹等

续 表

体质类型	饮食调养	生活起居	体育锻炼	情志调摄	药物调理
气郁体质	平时可适当多食如小麦、芫荽、葱、萝卜、金橘、山楂、槟榔、玫瑰花等具有行气解郁的食物，慎食柿子、乌梅等酸涩之品	居住环境应安静，保持有规律的睡眠，睡前避免饮茶、咖啡和可可等具有提神醒脑作用的饮料	应尽量增加户外活动，可坚持较大量的运动锻炼，如跑步、登山、游泳、武术等。多参加群众性体育运动项目，如打球、跳舞、下棋等，以便更多地融入社会，解除自我封闭状态	培养开朗、豁达的性格。多参加有益的社会活动。结交知心朋友，及时向朋友倾诉不良情绪，寻求朋友的帮助	可酌情服用逍遥散、舒肝和胃丸、开胸顺气丸、柴胡疏肝散、越鞠丸等
特禀体质	①饮食宜清淡，均衡，粗细搭配适当，荤素配伍合理；②少食荞麦、蚕豆、牛肉、蟹、酒、辣椒、浓茶、咖啡等辛辣之品、腥膻发物及含致敏物质的食物	居室应通风良好。保持室内清洁，被褥、床单经常洗晒，以防止对尘螨过敏。室内装修后不宜立即搬进居住，让油漆、甲醛等化学物质气味挥发干净后再进新居。春季室外花粉较多时，要减少室外活动时间，以防止花粉过敏。不宜养宠物，以免对动物皮毛过敏。起居应有规律，保持充足的睡眠时间	积极参加各种体育锻炼，增强体质。天气寒冷时锻炼要注意防寒保暖，防止感冒	合理安排作息时间，正确处理工作、生活和学习的关系，避免情绪紧张	可酌情服用玉屏风散、消风散、过敏煎等

四、中医治未病思想与发展

中医“治未病”是伟大的医学思想，是中医学预防为主、注重养生思想的集中体现，在2000多年浩瀚的中医学文献中，始终蕴涵着中医治未病的思想。早在两千多年前《黄帝内经》即指出“上工治未病”，“上工”即是指维护健康的养生医学，“未病”不仅指疾病的萌芽状态，而且包括疾病在动态变化中可能出现的趋向和未来时段可能表现出的状态。这里的“治”，并不单纯指医疗，还应有治理、管理、整理、研究等意思。中医学认为，疾病的发生和变化，虽然错综复杂，但总其大要，不外乎关系到人体本身的正气和邪气两个方面，正气是指人体的机能活动（包括脏腑、经络、气血等功能）和抗病、康复能力，所谓邪气，则泛指各种致病因素。疾病的变化，即是在一定条件下邪正斗争的反映，正气不足是疾病发生的内在根据，邪气是发病的重要条件，正邪斗争的胜负，决定发病与不发病。中医学非常重视人体的正气，认为脏腑功能正常，正气充盈，卫外固密，病邪难于侵入，疾病无从发生，《素问·刺法论》：“正气存内，邪不可干”，只有在人体正气相对虚弱，卫外不固，抗邪无力的情况下，邪气方能乘虚而入，使人体阴阳失衡，脏腑经络功能紊乱，气血失和从而发生疾病，正如《素问·评热病论》：“邪之所凑，其气必虚”。中医学同时认为疾病的发生还与外环境有着密切的关系，外环境主要指生活、工作环境，包括气候变化、地理特点、环境卫生等自然环境。人类生活在自然界中，人体是自然界的一部分，自然界存在着人类赖以生存的必要条件，人与自然息息相关，与天地相应，自然界的变化可以直接或间接地影响人体，人们在长期与自然的斗争中，主动地、积极地逐渐适应了自然，人与自然和谐统一，即“天人合一”。自然环境的异常变化如：气候异常、生活、工作环境的污染、某些致病因素的流行等都可使人体致病。因此未病之前，要重视形体和精神的调养，顺四时而适寒暑，和喜怒而安居处，节阴阳而调刚柔，通过正确的养生方法，并持之以恒，以维护机体内外环境的协调有序，从而增强人体的正气，提高抗病能力，减少疾病的发生。《黄帝内经·素问·四气调神大论》：“是故圣人不治已病治未病，不治已乱治未乱，此之谓也。夫病已成而后药之，乱已成而后治之，譬犹渴而穿井，斗而铸锥，不亦晚乎?”。中医“治未病”就是综合运用中医行之有效的预防保健措施，如饮食、起居、运动、心理等综合调摄，通过食疗、药疗、针灸、推拿、导引等传统中医疗法，达到增强体质，防患于未然或促进疾病的康复、防止疾病传变的目的，主要包括危险因素的远离、情志调养、饮食调养、起居调养、运动调养、中药和中医传统疗法的干预调养等方面。它要求人们平素注重养生和调摄，未雨绸缪，有了小病要及时阻止其酿成大患，在病变来临之际，防止其进一步恶化，这样才能掌握健康的主动权。

当前，人类生存环境发生了重大变化，健康观念和医学模式也在深刻转变，总的趋势是更加注重预防、自我保健和生态环境改善，更加注重综合治疗和个体化治疗，从以疾病为中心向以病人为中心发展。这正与中医学“上工治未病”的理论、强调人与自然和谐统一等理念，与中医学的整体观、辨证施治的本质特征相一致，充分发挥中医药“治未病”的优势，构建和完善“治未病”预防保健服务体系对21世纪疾病预防具有重要意义。国家中医药管理局于2007年11月29日，正式启动“治未病”健康工程，开始构建中医特色预防保健服务（“治未病”）体系。并于2008年颁布了《“治未病”健康工程实施方案（2008－2010年）》及《中医预防保健服务提供平台建设基本规范（试行）》，明确提出经过3年的努力，初步形成中医特色明显、技术适宜、形式多样、服务规范的“治未病”预防保健服务体系框架，中医特色预防保健服务的能力和水平明显提高，基本满足人民群众日益增长的、多层次多样化的预防保健服务需求。2008年1月25日国家中医药管理局在全国确立了国家第一批治未病工程试点单位，以推广、宣传、实施治未病工作，将经过几年的努力，已创立了中医特色健康保障－服务模式（KY3H健康保障服务模式），初步形成中医特色明显、技术适宜、形式多样、服务规范的“治未病”预防保健服务体系框架，设立了21个科研课题，推出了系列行业标准与规范，在全国确定了110个试点、布局23个省、市和自治区，中医特色预防保健服务的能力和水平明显提高，基本满足人民群众日益增长的、多层次多样化的预防保健服务需求。正如吴仪副总理在全国中医药工作会议上的讲话（2008年1月24日）时强调："我以为，你们充分发挥中医'治未病'的特色优势，积极探索构建'治未病'预防保健服务体系，具有重要意义。"

21世纪，随着疾病谱的改变，医学模式由生物模式向生物－心理－社会－道德医学模式的转变，21世纪预防医学的内容和任务也将随着整个社会发展进一步完善和扩大，从整体的健康观出发，医疗卫生保健的许多关系将予以调整，如生物医学和社会医学的关系，将以社会医学为主，求助医疗机构与自我保健的关系，将以自我保健为主；它要求医疗卫生服务从治疗服务扩大到预防服务，从生理服务扩大到心理服务，从医院内服务扩大到医院外服务，从技术服务扩大到社会服务，中医学倡导的"治未病"思想以其丰富的理论与方法，乃是今天发展预防医学的宝贵财富，必将为21世纪人类健康作出贡献。

第二节　中医常见的养生方法

辨证论治是中医的核心与精髓，辨证施养是中医养生的基本原则，因为每种养生方法并非都是"放之四海而皆准"的、人人适宜的。中医养生学，从辩证的角度，通过观察个体的反应和不同的体质状态，并充分考虑个体年龄、所在的时间与地域的不同，然后进行个体化的养生和保健治疗。辩证施养时要注意因时、因人、因地制宜。①因时制宜就是要了解和掌握四时六气的变化规律特点，顺应自然，保持人体与外界环境的协调统一；②因人制宜是根据不同年龄、性别、心理、体质等特点，来制定不同的养生方法；③因地制宜指由于地域不同，人们生活的地域环境、气候条件及生活习惯各异，人的生理活动和病理特点也随之各异，相应的养生保健措施也各有不同，这样才能达到增强体质，养身防病的目的。

一、饮食养生

饮食养生又称食疗，是中医养生学重要的组成部分。人体的营养物质、气血的化生等都来源于饮食五味，而饮食不节又易损伤脏腑，饮食养生的目的在于通过合理而适度地摄取饮食，以补充人体营养，补益精气，纠正脏腑阴阳的偏颇，它以中医理论为指导，根据不同体质，调整饮食，注意饮食宜忌，合理地摄取饮食，以增强体质，促进健康，延年益寿。药食同源，食养为先，因此，饮食养生乃是治未病中的上策。

中医养生学认为，食物与药物均有四气五味，食疗的关键在于谨和五味，《内经》言："阴之所生，本在五味；阴之五宫，伤在五味"。五味即酸、甘、辛、苦、咸，五味分属五脏。①辛：主入肺经，有发散、行气的作用，能宣发肺气；②酸：主入肝经，有收敛柔润的作用，能柔肝缓急；③甘：主入脾经，有缓急、和中补益的作用，能补中益气；④苦：主入心经，能燥、能坚、能泄，可泄心火，坚心阴；⑤咸：主入肾经，有软坚散结的作用，能滋肾精、固肾气。以上五味，对五脏各有所利，各有所归，以适度为原则。

食物亦有寒热温凉四性的不同，若长期偏食某一类食物可导致体内阴阳平衡失调，相反，同样可以利用食物寒热温凉四性的不同来调整体内的阴阳平衡，根据人的体质、年龄、性别不同，选择搭配食物。一般将食物分为温热、寒凉和平性三类：①温热类：如羊肉、牛肉、狗肉、红枣、桂圆、荔枝、韭菜、芫荽、生姜、花椒、胡椒等；②寒凉类：如鸭肉、海带、海藻、绿豆、冬瓜、西瓜、竹笋、柿子、梨等；③平性：如猪肉、鸡蛋、鲫鱼、莲子、山药、连藕，白菜、菠菜等。

饮食要适量为宜，不可饥饱不均，合理地调配食物的品种，不可偏嗜，要不断的摄取各种不同的食物，以满足机体正常的生长发育和生理功能的需要，饮食宜清淡，以五谷杂粮为主，辅以豆类、蔬菜、瓜果、肉类、蛋奶类等，戒烟限酒，少食膏粱厚味、肥甘之品。

在饮食养生中，药膳是一个重要手段，它是指具有保健医疗功效的菜肴类食品。是以中医理论为指导，采用一定的中药与相应的食物搭配调制而成的保健食品。药膳一般以滋补为主，或其他特定药物为原料，按照中医的四性五味的原则组方，通过中国传统的烹饪，如：煎、蒸、烩、烧、炒、炖、熬、煮等调制而成，它取药物之性，用食物之味，食借药力，药助食威，相辅相成，相得益彰。

二、调神养生

中医学认为神是人体生命的一切活动，是生命的根本，是人的精神意志。调神养生是指通过怡养心神，调畅情志，使人的心态平和、乐观、开朗，达到形与神的高度统一，以延年益寿，故《素问·上古天真论》曰："故能形与神具备，而尽终其天年"。

1. 清心静神，养心敛思　清心静神是指精神情志要保持淡泊宁静的状态，养心敛思即保养心神，专心致志，排除杂念，使心神内守。人们应少思寡欲，降低对名利和物欲的嗜欲，使心神不妄动，思想专一，排除杂念，专心致志地工作和生活。工作学习之余，可寄情于琴棋书画，以凝神定志，如《内经》所言"恬淡虚无，真气从之，精神内守，病安从来"。若嗜欲太过、私心太重都会扰动人的心神，导致气机紊乱，脏腑功能失调，无助于健康长寿。中医养生学十分重视精神的调养，古代就有静坐、站桩等方法，以调养心神。

2. 怡养情志　即保持心情舒畅愉悦，并顺应外界刺激的变化，适当地控制情绪，以调节自己的情志活动。喜、怒、忧、思、悲、恐、惊称为七情，是人的正常七种情志活动，一般情况下，人的情感保持相对稳定状态，如果突然强烈或长期持久的精神刺激，超出人体正常生理活动范围，就会使气机逆乱，功能失调，导致疾病的发生，《内经》言"喜伤心"、"怒伤肝"、"思伤脾"、"忧伤肺"、"恐伤肾"，因此，中医养生学十分重视情志的调畅。

三、运动养生

运动养生是指用活动身体的方式维护健康、增强体质、延长寿命、延缓衰老的养生方法。运动养生特色是以中医的阴阳、脏腑、气血、经络等理论为基础，以养精、练气、调神为运动的基本特点，强调意念、呼吸和躯体运动相配合的保健活动。传统的运动养生，经过历代养生家的不断总结和补充，逐渐形成了运动肢体、自我按摩以练形，呼吸吐纳、调整鼻息以练气，宁静思想、排除杂念以练意的保健方法。古人即创五禽戏、八段锦、易筋经、太极拳、形意拳、八卦掌等多种运动养生保健方法。通过运动可以使气血流通、长养精神、强筋壮骨、滑利关节、坚肤壮肌、聪耳明目、充脏畅腑，从而达到精力旺盛，气血充足，思维敏捷，反应快速，耐力持久，老而不衰的目的。运动养生形式亦多，如：散步、跑步、健身操和健美操、登山及五禽戏、八段锦、易筋经、太极拳、形意拳、八卦掌等。运动时注意：①强调动静结合；②提倡持之以恒；③运动适度，不宜过量；④舒适自然，循序渐进；⑤运动时间，因时制宜；⑥运动项目，因人制宜。

四、常用养生与保健疗法

（一）刮痧疗法

刮痧是中国传统的自然疗法之一，它是以中医皮部理论为基础，用牛角、玉石等在皮肤相关部位刮拭，以达到调整阴阳、疏通经络、活血化瘀之目的。

1. 治疗原理 刮痧疗法是以中医理论为基础，通过刮痧板作用于体表经络、穴位，使局部皮肤发红充血，起到治疗作用。

2. 功效 调整阴阳，活血化瘀，清热消肿，舒经通络，扶正祛邪。

3. 适应证 适用于治疗多种内、外科、儿科、妇科疾病。①内科疾病：感冒、急慢性支气管炎、肺部感染、哮喘、心脑血管疾病、中风后遗症、肠炎、便秘、腹泻及各种神经痛、脏腑痉挛性疼痛等；②外科病症：以疼痛为主要症状的各种外科病症，如急性扭伤，感受风寒湿邪导致的各种软组织疼痛，各种骨关节疾病，坐骨神经痛，落枕，慢性腰痛等；③儿科病症如营养不良、食欲不振、生长发育迟缓、发热、腹泻、遗尿等病症。④妇科病症：痛经、闭经、月经不调、乳腺增生、产后病等。预防保健：预防疾病、病后恢复、强身健体、减肥、美容等。

（二）针刺疗法

针刺疗法，古称“砭刺”，是由砭石刺病发展而来，后来又称“针法”，是指使用不同的针具或非针具，通过一定的手法或方式刺激机体体表的腧穴，以防治疾病的方法。

1. 治疗原理 通过刺激人体体表的腧穴，以起到疏通经络、行气活血、调整脏腑阴阳等作用，从而达到扶正祛邪、治疗疾病的目的。

2. 功效 疏通经络、调和阴阳、扶正祛邪。

3. 适应证 适用于治疗多种内、外科、儿科、妇科、五官科、骨科疾病及多种急症。如：眩晕、面瘫、失眠、感冒、咳嗽、腹痛、便秘、脱肛、扭伤、扁平疣、小儿营养不良、食欲不振、生长发育迟缓、发热、腹泻、遗尿、乳痈、乳癖、痛经、不孕症、晕厥、目赤肿痛、牙痛、近视、虚脱、高热、抽搐、内脏绞痛、出血症，以及慢性疲劳综合征、肥胖症、延缓衰老、亚健康调理等。

（三）灸法

灸法主要是借助灸火的热力给人体以温热刺激，通过经络、腧穴的作用，以达到防治疾病目的的一种治疗方法。《医学入门·针灸》载："药之不及，针之不到，必须灸之。"说明灸法有其独特的疗效施灸的原料很多，但以艾叶为主。

1. 治疗原理 通过灸火的热力给人体以温热刺激，通过经络、腧穴的作用，以达到防治疾病的目的。

2. 功效 温经散寒，扶阳助脱，消瘀散结，防病保健。

3. 适应证 适用于治疗多种内、外科、儿科、妇科、五官科、骨科疾病等，如：寒湿痹痛、痛经、闭经、胃脘痛、寒疝腹痛、泄泻、痢疾、遗尿、脱肛、阴挺、崩漏、带下、久泻、痰饮、乳痈初起、瘿瘤等。此外，常灸关元、命门、气海、足三里等穴位，可以激发人体的正气，增强抗病能力，起到防病保健的作用。

（四）拔罐法

拔罐法是以罐为工具，利用燃火、抽气等方法排除罐内空气，造成负压，使之吸附于腧穴或应拔部位的体表，使局部皮肤充血、瘀血，以达到防治疾病的目的。

1. 治疗原理 通过罐吸附于腧穴或应拔部位的体表，使局部皮肤充血、瘀血，以达到防治疾病的目的。

2. 功效 通经活络，行气活血，消肿止痛，祛风散寒。

3. 适应证 其适应范围较为广泛，一般多用于风寒湿痹、腰背肩腿痛、关节痛、软组织损伤及伤风感冒、头痛、咳嗽、胃脘痛、呕吐、腹痛、痛经、中风偏枯等。

（曹永芬）

第八章　慢性非传染性疾病的防治

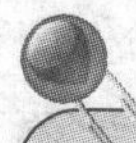
要点导航

1. 掌握慢性非传染性疾病的治疗原则及措施；掌握高血压病、糖尿病、骨质疏松症、恶性肿瘤的定义及诊断标准。

2. 熟悉慢性非传染性疾病的概念，熟悉高血压病、糖尿病、骨质疏松症、恶性肿瘤的中西医防治措施。

3. 了解慢性传染性疾病的流行病学特点，了解高血压病、糖尿病、骨质疏松症、恶性肿瘤的国内流行特点与相关危险因素。

第一节　概　　述

一、概念

慢性非传染性疾病（chronic non - communicable diseases，CNCDs）简称“慢性病”，不是特指某种疾病，而是对一类起病隐匿、病程长且病情迁延不愈，缺乏明确的传染性生物病因证据，病因复杂或病因尚未完全确认的疾病的概括性总称。例如高血压病、冠心病、糖尿病、慢性阻塞性肺疾病、骨质疏松症、恶性肿瘤等为常见慢性非传染性疾病。

二、发病特点

近年来，随着人们生活水平的不断提高、生活行为方式的改变及人口老龄化的出现，人类的“疾病谱”和“死亡谱”亦发生巨大的改变，据最新流行病学调查表明，以心脑血管疾病、恶性肿瘤、糖尿病为代表的慢性疾病发病率逐年攀升，已经成为人类的三大主要死亡原因，全球每 2 秒就有一人死于此类疾病，严重损害人类的健康，给社会带来了极大的经济负担。因此，慢性非传染性疾病的防治是我国目前面临的严峻挑战，已成为全球重要的健康问题和公共卫生问题。

慢性非传染性疾病的病因复杂，一般认为与职业和环境的暴露、长期不良的生活方式、不合理的膳食习惯、缺乏必要的运动以及精神因素相关，是在多种因素共同作用下所导致的一类发病率、致残率、致死率极高的疾病。由于慢性非传染性疾病往往具有共同的危险因素，因此，在日常生活中，只要改变不良行为，选择健康的生活方式，戒烟、限酒、合理膳食、进行适当的体力活动，保持心理健康，就能防止或减少多种慢性非传染性疾病的发生。

三、防治措施

关于慢性非传染性疾病的预防策略，可以分为全人群和高危人群 2 个层面，全人群策略是政府制定相应的卫生政策，通过健康促进、健康教育和社区干预等方法，在全人群中控制主要的危险因素，预防和减少疾病的发生与流行，这些策略属于一级预防的范畴，譬如健康促进与健康教育、社区参与等。高危人群策略是针对高危人群进行重点的三级预防，根据高危人群的人群特点与有关疾病的特点，实施主要危险因素的干预和监测，进行人群筛检，早期发现病人；对患者实行规范化治疗和康复指导，提高痊愈率，减少并发症和伤残。对慢性非传染性疾病的预防策略应采取全人群策略和高危人群策略并重的方法。国内外大量研究结果和长期实践经验证明，慢性非传染性疾病的防治必须以公共卫生系统为主导，坚持一级预防为主，一、二、三级预防相结合的指导原则。

本节以高血压病、糖尿病、骨质疏松症、恶性肿瘤为例对慢性非传染性疾病的防治措施进行阐述。

第二节 高血压病的中西医防治措施

高血压病是一种以体循环动脉压升高为主要特点，由多基因遗传、环境及多种危险因素相互作用所致的全身性疾病，常伴有心、脑、肾等多器官、多系统的功能性或器质性改变。本病分为原发性高血压病和继发性高血压病两种，其中原发性高血压病占高血压病的 95% 以上。高血压病常以头晕、头痛等为主要临床表现，故多归于中医学“头痛”、“眩晕”等范畴。

一、高血压病流行特点、危险因素与危害

我国人群近 50 年来高血压病患病率呈明显上升趋势。按 2010 年国内人口的数量与结构，估算全国约有 2 亿高血压病患者，每 10 个成年人中有 2 个患高血压病。高血压病患病率随年龄增长而升高；围绝经期前女性患病率稍低于男性，但此后患病率迅速升高，甚至高于男性；高纬度寒冷地区患病率高于低纬度温度地区；盐和饱和脂肪摄入越高，平均血压水平和患病率也越高。国内高血压病的人口基数巨大，但患者总体知晓率、治疗率和血压控制率较低，分别低于 50%、40% 和 10%。

高钠低钾膳食、超重和肥胖、过量饮酒以及长期精神过度紧张均与高血压病的发病密切相关。同时，年龄、高血压病家族史、缺乏体力活动等亦是高血压病的危险因素之一。中医认为，情志失调、饮食不节、久病过劳及先天禀赋不足等因素可引起机

体阴阳失调、脏腑功能紊乱，导致风、火、痰、瘀扰乱清窍，或气血、髓海不足，脑失所养，形成本病。

高血压病不仅是一种单纯的全身性疾病，还是卒中、心血管疾病发病及死亡的主要危险因素之一。长期处于高血压状态，易导致粥样斑块形成，血管硬化、痉挛、狭窄或闭塞，致使心、脑、肾、血管及眼底等多个靶器官的受损，甚至危及生命。因此，平稳控制血压，早期识别高血压病患者的靶器官损害，对于评估患者心脑血管风险、早期积极治疗、减少心脑血管疾病的发生具有十分重要的意义。

二、高血压病的诊断与治疗目标

根据《中国高血压防治指南》（2010 年修订版）高血压的定义为：在未使用降压药物的情况下，非同日 3 次测量血压，收缩压≥140mmHg 和（或）舒张压≥90mmHg。患者既往有高血压病史，目前正在使用降压药物，血压虽低于 140/90mmHg，也应诊断为高血压病。高血压病根据血压升高的水平，可分为 1 级、2 级和 3 级，同时，可根据血压水平、心脑血管危险因素、靶器官损害、临床并发症和糖尿病，分为低危、中危、高危和很高危四个层次。

高血压病的主要治疗目标是最大程度地降低心脑血管并发症发生与死亡的总体危险，需要治疗所有可逆性心脑血管危险因素、亚临床靶器官损害以及各种并存的临床疾病。降压目标为：一般高血压病患者，应将血压（收缩压/舒张压）降至 140/90mmHg 以下；65 岁及以上的老年人的收缩压应控制在 150mmHg 以下，如能耐受还可进一步降低；伴有肾脏疾病、糖尿病，或病情稳定的冠心病或脑血管病的高血压患者治疗更宜个体化，一般可以将血压降至 130/80mmHg 以下。伴有严重肾脏疾病或糖尿病，或处于急性期的冠心病或脑血管病患者，根据患者的病情，按专科医生意见行降压治疗。舒张压低于 60mmHg 的冠心病患者，应在密切监测血压的情况下逐渐实现降压达标。

三、高血压病的中西医防治措施

高血压病是全球范围内的重大公共卫生难题，为心脑血管疾病发病、死亡的主要危险因素。其防治措施重点在于强调高血压病的管理，特别是病人的自我管理，对于控制血压、延缓疾病进展具有非常重要的意义。

（一）健康教育与健康促进

卫生部门、新闻媒体及医疗工作者可通过各种方式增加人群对高血压病各方面的了解，包括如何预防高血压病、如何改变不良生活方式、降压药物如何服用等，让人们在没有医生的帮助下亦能实行自我管理。

1. 健康的膳食习惯 饮食以清淡为主，多进食水果蔬菜，控制总热量的摄入，少吃富含脂肪之品，少吃精细加工食品。

2. 限钠补钾 我国的食盐主要是钠盐，每人每日食盐量降至 6g 较为合适，同时进食海带、紫菜等含钾丰富的食物，可有助于降低血压。

3. 戒烟限酒 彻底戒烟，避免被动吸烟；不提倡患者饮酒，如饮酒宜葡萄酒及少量白酒，其中每天白酒<50ml、葡萄酒（或米酒）每天<100ml、啤酒每天<300ml。

4. 合理运动 可根据个人情况选择中等强度的运动，如步行、快走、慢跑、游泳、气功、太极拳等，但不宜进行太过剧烈的运动，每周3～5次，每次持续30分钟左右。中老年人还要注意“3个半分钟”和“3个半小时”的生活方式。“3个半分钟”即夜间醒来静卧半分钟，再坐起半分钟，再双下肢下垂床沿半分钟，然后下地活动，可减少心肌缺血的危险；“3个半小时”即每天上午步行半小时，晚餐后步行半小时，中午午睡半小时。

5. 控制体重 体重的控制目标为体重指数（body mass index，BMI）<24kg/m^2，腰围男性<90cm、女性<85cm。超过上述标准者应适当减重。

6. 生活规律 保持良好的作息时间，劳逸结合。

7. 减轻精神压力 正确处理好周围的人际关系，培养豁达的性格，保持良好的精神状态；及时进行自我心理调节，可以使用放松疗法、散步、听音乐及有益的娱乐活动等。

（二）高血压病高危人群的防治

对于有高血压病危险因素的人群更应进行积极预防，做到早发现、早治疗，以延缓高血压病的发生。高危人群主要包括：①长期高盐饮食者；②肥胖或超重者（BMI≥24kg/m^2，或腰围男性≥90cm、女性≥85cm）；③高血压病家族史；④糖尿病病史；⑤处于临界高血压状态的人群；⑥长期大量吸烟饮酒的人群。具体措施包括以下方面。

（1）组织人群进行定期体检，筛查危险因素及高血压患者，并及早进行治疗。

（2）健康的生活方式在任何时候都可以预防及延缓高血压的进展。高危人群应加强对自身的管理，严格遵照生活方式的指导，并针对危险因素，分别进行减重、戒烟、限酒等行动。

（三）高血压病患者的防治

对于已确诊为高血压病的患者，其防治措施主要为规范化治疗及随访、加强患者对自身血压的管理，防治并发症的发生，具体措施包括以下内容。

（1）政府部门加大对高血压病经费的投入，实施相应药品的优惠政策，减少患者因经济情况而停止高血压病治疗的可能。

（2）建立高血压病治疗的团队，对高血压病进行规范化诊疗，对难治性高血压患者做好转诊工作。

（3）医生及时与患者进行沟通，告知患者高血压病风险和有效治疗的益处，提供清楚治疗指导，根据患者的病情制定规范化的治疗方案；使患者家属了解疾病及相关治疗方案；关注药物的不良反应，及时调整药物种类及剂量；不断与患者就依从性进行交流，告知患者坚持服药的意义。患者需坚持家庭自我测量血压，健康生活，定期服药与复诊，目前降压药物有五类，患者应在医生指导下联合用药，切勿私自增减。

高血压病患者常常合并其他的危险因素，在进行降压治疗的同时，亦应加强对危险因素的控制，如降脂、抗凝、调节血糖等处理，以减少心血管疾病的发生率。

(4) 中医中药的干预：中医认为高血压病的发生与正气不足、风、火、痰、瘀上扰清空所致。可根据患者的临床症状，辩证给予平肝潜阳、健脾除湿、化痰熄风、活血通络、滋补肝肾及温补肾阳等治法，常用方剂有天麻钩藤饮、半夏白术天麻汤、左归丸、右归丸等等，同时辅以中医传统疗法，如中药药膳、中药浴足疗法、针刺太冲疗法、腹针疗法、耳针疗法、艾灸疗法、外敷疗法等；此外，八段锦、太极拳是高血压病患者可选择的良好运动处方。

第三节　糖尿病的中西医防治措施

糖尿病是由遗传因素及环境因素共同作用下，导致胰岛素分泌、胰岛素作用降低或两者同时存在的缺陷，从而引起碳水化合物、脂肪、蛋白质、水和电解质等以糖代谢紊乱为主要表现的临床综合征，临床上以慢性高血糖为主要的共同特征。糖尿病分为1型糖尿病、2型糖尿病、其他特殊类型糖尿病、妊娠糖尿病四种，其中2型糖尿病为国内糖尿病的主要类型，大多数为多基因和多环境因素共同参与并相互作用的结果，基本特征是胰岛素分泌不足和胰岛素抵抗，本篇所述的糖尿病防治主要是指2型糖尿病而言。糖尿病典型临床表现为“三多一少”（多饮、多尿、多食，消瘦）症状，但2型糖尿病多起病隐匿，“三多一少”症状并不明显。该病属于中医“消渴病”范畴。

一、糖尿病流行特点、危险因素与危害

近年来，在人们生活方式的改变、肥胖、人口老龄化等危险因素的综合作用下，糖尿病的发病率呈明显增长趋势。据《欧洲糖尿病预防指南估计》，2010年全球糖尿病患者达到2.85亿，在欧洲年龄在20~79岁的糖尿病患者数量约5500万。我国的糖尿病发病率亦不容乐观，流行情况呈以下特点：①糖尿病的发病呈上升趋势，2007~2008年我国糖尿病流行病学调查显示，20岁以上的成年人糖尿病患病率为9.7%（总数达9240万）；②以2型糖尿病为主，占患病人数90%以上，1型糖尿病占5%，其他类型占0.7%；③糖尿病患病率与经济发达程度相关，城市高于农村；④未诊断的糖尿病比例高于发达国家；⑤男性及低教育水平为糖尿病的易患因素。

长期的高血糖状态可危及体内的多个系统，引起多个系统器官的功能障碍和衰竭，成为致残或致死的主要原因。中华医学会糖尿病学分会慢性并发症调查组报告显示，住院2型糖尿病并发症患病率分别为高血压34.2%、脑血管病12.6%、心血管病17.1%、下肢血管病5.2%，心脑血管疾病成为糖尿病的主要并发症。而糖尿病视网膜病变是导致成年人群失明的主要原因。糖尿病诊断10年内进行的神经功能检查则发现，60%~90%的病人有不同程度的神经病变，发生率与病程相关。糖尿病肾病也是慢性肾功能衰竭的常见原因之一，2001年国内住院患者回顾分析显示2型糖尿病并发

肾病的患病率已达34.7%。

糖尿病的危害如此之大，面对目前严峻的糖尿病流行形势、大量未被诊断的糖尿病人群以及大量的患病人群，尽早诊断糖尿病，早期识别糖尿病的并发症，积极干预及治疗，对控制糖尿病的疾病进展具有十分重要的意义。

二、糖尿病的诊断与治疗目标

国内糖尿病诊断目前采用1999年世界卫生组织相关标准，其诊断主要依据静脉血浆血糖浓度进行。空腹血糖、随机血糖及OGTT均可用于糖尿病的诊断。空腹血糖受损（impaired fasting glucose，IFG）及葡萄糖耐量受损（impaired glucose tolerance，IGT）称为糖尿病前期，为未达糖尿病诊断标准的高血糖状态，是发生糖尿病及血管疾病的高危因素之一。详见表8－1。

表8－1 糖尿病的诊断标准（WHO，1999）

糖代谢分类	静脉血浆血糖 mmol/L（mg/dl）		
	空腹血糖（至少8h没有进食热量）	随机血糖（一天中任意时间的血糖）	OGTT2h血糖（葡萄糖负荷后2h血糖）
正常血糖	<6.1（110）	－	<7.8（140）
空腹血糖受损	6.1（110）－<7.0（126）	－	<7.8（140）
糖耐量减低	<7.0（126）	－	≥7.8（140）~<11.1（200）
糖尿病	≥7.0（126）	≥11.1（200）	≥11.1（200）

2型糖尿病患者常合并代谢综合征的一个或者多个组分的临床表现，如高血压、血脂异常、肥胖症等。伴随着血糖、血压、血脂等水平的增高及体重的增加，2型糖尿病并发症的发生风险、发展速度以及其危害等将显著增加。因此，2型糖尿病理想的综合控制目标视患者年龄、合并症、并发症等不同而异。总的来说，糖尿病的治疗目标就是严格控制血糖达到目标值，最大限度的防止或延缓并发症的发生和发展。

三、糖尿病的中西医防治措施

（一）健康教育与健康促进

目前糖尿病仍是一种不可根治的终身性疾病，对人们的身心及经济造成巨大的负担，但糖尿病又是一种可防可控的疾病。因此，加大对糖尿病的宣传，增进公众对糖尿病的认识，使公众了解该病的危害、预防及治疗，做到早期预防，早期发现，及时治疗，防治并发症，对提高患者的生活质量、改善预后具有重要的意义

（二）糖尿病高危人群的防治

高危人群包括：①年龄>40岁；②糖耐量受损病史；③超重或肥胖（BMI≥24 kg/m^2），男性腰围≥90cm，女性腰围≥85cm；④糖尿病家族史；⑤妊娠糖尿病史；⑥心血管病史；⑦高血压病史；⑧血脂异常［HDL－C≤0.91mmol/L（35mg/dl）及TG≥

2.22mmol/L（200mg/dl）]，或正在接受调脂治疗；⑨不健康的生活方式及缺乏足够的体力活动；⑩严重精神病和（或）长期接受抗抑郁症药物治疗的患者。防治措施主要有以下几点。

1. 组织人群进行定期体检，重点筛选高危人群，做到早发现、早治疗，以延缓糖尿病的发生。

2. 生活方式的干预。对于所有具有糖尿病危险因素的人群建议其定期监测血糖，推荐健康的膳食习惯（低糖低盐低脂饮食），肥胖者建议其适度减轻体重，进行规律体育运动，具体目标是：使肥胖者 BMI < 24 kg/m^2，或体重至少减少 5% ~10%；每日总热量至少减少 400 ~ 500kcal；饱和脂肪酸摄入占总脂肪酸摄入的 30% 以下；体力活动增加到 250 ~ 300 分钟/周。同时，此类人群需密切关注心血管疾病危险因素（如吸烟、高血压和血脂紊乱等），并给予适当治疗。

（三）糖尿病患者的防治

在已诊断的 2 型糖尿病患者中预防并发症的发生和发展。近期目标是控制糖尿病，防止出现急性代谢并发症；远期目标是通过良好的代谢控制达到预防慢性并发症，提高糖尿病患者的生活质量和延长寿命。具体措施包括以下方面。

1. 每位糖尿病患者一旦确诊就应该接受糖尿病教育 内容主要包括了解疾病的自然进程、临床表现、危害（包括急慢性并发症的防治，特别是足部护理），个体化的治疗目标，生活方式干预措施和饮食计划，规律运动和运动处方，饮食、运动与口服药、胰岛素治疗或其他药物之间的相互作用，规范的胰岛素注射技术，自我血糖监测和尿糖监测，血糖结果的意义和应采取的相应干预措施，糖尿病妇女受孕必须做到有计划，并全程监护等内容。

2. 血糖监测 自我血糖监测适用于所有糖尿病患者，尤其是注射胰岛素和妊娠期的患者。开始自我血糖监测前，医生或护士应对糖尿病患者进行技术指导，包括如何测血糖、何时监测、监测频率和如何记录监测结果。

3. 生活方式的干预 ①脂肪：膳食中由脂肪提供的能量不超过饮食总能量的 30%，饱和脂肪酸和反式脂肪酸的摄入量不应超过饮食总能量的 10%。②碳水化合物：膳食中碳水化合物所提供的能量应占总能量的 50% ~60%。③蛋白质：肾功能正常的糖尿病个体，推荐蛋白质的摄入量占供能比的 10% ~15%。有显性蛋白尿的患者蛋白摄入量宜限制在 0.8g/（kg · d），从 GFR 下降起，即应实施低蛋白饮食，推荐蛋白质入量 0.6g/（kg · d），并同时补充复方 α – 酮酸制剂。④戒烟戒酒。⑤适量体育运动：糖尿病患者每周因至少运动 150 分钟，但对于血糖 > 14 ~ 16mmol/L、明显的低血糖症或者血糖波动较大、有糖尿病急性代谢并发症以及各种心肾等器官严重慢性并发症者暂不适宜运动。

4. 药物干预 控制饮食及运动应贯穿糖尿病治疗的整个过程，当上述措施不能使血糖达标时可及时运用药物加以控制。口服降糖药根据作用效果的不同，可分为促胰岛素分泌剂（磺脲类、格列奈类、DPP – VI 抑制剂）和非促胰岛素分泌剂（双胍类、噻唑烷二酮类、α－糖苷酶抑制剂）两大类。当口服降糖药的失效或出现口服药物使用的禁忌证时，可用胰岛素控制高血糖，减少糖尿病急、慢性并发症发生的危险。医师在治疗过程中应告知患者药物的作用、用法及不良反应，叮嘱患者坚持长期药物治疗。如果患者出现头晕、心悸、出冷汗等低血糖反应时，应立即自测指尖血糖，自服饼干、糖水等纠正低血糖症状，及时至医院行进一步诊疗。

5. 中医中药的干预 中医认为消渴病病机主要是阴虚肺燥，辨证给予清燥泄热、养阴生津、活血化瘀、补阴助阳等法，常用方剂有消渴方、玉液汤、六味地黄丸、血府逐瘀汤等。同时，针灸、艾灸、蜡疗、耳穴等对糖尿病合并神经病变的患者疗效甚佳。

6. 糖尿病并发症的防治 糖尿病常见的并发症分为微血管并发症和大血管并发症，不及时处理及控制，甚至可危及生命。

（1）急性并发症：若患者使用胰岛素或胰岛素促分泌剂、进食减少、运动增多、饮酒等造成低血糖，应告知患者常规备用碳水化合物类食品，一旦发现血糖偏低或出现低血糖症状时，即需要补充葡萄糖或含糖食物。患者因体内糖代谢紊乱而出现糖尿病酮症酸中毒、高渗性高血糖状态、糖尿病乳酸性酸中毒等急性并发症时，应立即联系专科医生或立即至医院就诊。

（2）慢性并发症：对高血压、高血脂等常见并发症应及时控制，强化生活方式干预，必要时行降压、降脂、抗聚等药物治疗。对于糖尿病肾病、视网膜病变和失明、糖尿病神经病变等长期慢性并发症，应至少每年进行一次专科检查，了解病程的进展，并进行相应的治疗。而识别糖尿病足的危险因素、教育患者及其家属进行足的保护及去除和纠正容易引起溃疡的因素是进行糖尿病性足病预防的关键点。

第四节 恶性肿瘤的中西医防治措施

恶性肿瘤是以细胞异常增殖及转移为特点的一类疾病，其发病与有害环境因素，不良生活方式及遗传易患性密切相关，多属于慢性消耗性疾病，中医多属于“虚劳”、“内伤发热”、“积聚”等范畴。中医认为：恶性肿瘤的发生是在脏腑阴阳气血失调、正气虚弱的基础上，外邪入侵，致痰、湿、气、瘀、毒等搏结日久，积渐而成。

一、恶性肿瘤流行特点，危险因素与危害

（一）流行病学特点

根据 WHO 的调查显示，2008 年 760 万人死于癌症，占全世界死亡总数的 13%。恶性肿瘤正在成为新的人类第一杀手。在我国随着人口老龄化，环境污染和生活行为方式改变，恶性肿瘤的发病和死亡呈上升趋势。其死亡约占全国死因第三位，在城市占第二位，根据全国疾病监控统计资料，我国城市前 5 位癌症死亡率依次为：支气管肺癌、肝癌、胃癌、食管癌和结肠癌，农村依次为肝癌、胃癌、支气管癌、食管癌和结肠癌。我国恶性肿瘤流行特点主要有以下几点。

1. 恶性肿瘤发病呈上升趋势 20 世纪 70 年代以来，我国恶性肿瘤发病率及死亡率一直呈上升趋势，在 70 年代至 90 年代的 20 年间，恶性肿瘤死亡率上升 29.42%。2000 年恶性肿瘤发病人数约 180 万～200 万，城镇 140 万～150 万，居城镇居民死因的第一位。尽管社会经济在发展，但诱发癌症的主要因素仍未得到控制。在我国当前肝癌，胃癌及食管癌死亡率居高不下的同时，肺癌、结（直）肠癌、乳腺癌等又呈显著上升趋势，但宫颈癌、食管癌等患病率有所下降。

2. 死亡率地区分布 在我国有些类型癌症有明显地区分布特征，如肺癌城市明显高于农村；上消化道癌农村高于城市；食管癌在太行山区发病明显高于其他地区。

3. 人群分布 癌症发病率一般随年龄增大而增高，持续升高的有胃癌、食管癌、鼻咽癌死亡在 20 岁开始迅速上升，50 岁以后维持在较稳定状态。肺癌是先上升后下降型。乳腺癌是双峰型，其两个高峰出现在青春期和更年期。白血病、恶性淋巴瘤在儿童期较高，人群分布特点突出的还有广东人鼻咽癌发病率较高。婚育、哺乳妇女乳腺癌发生率高于无哺乳者。宫颈癌与多育有相关性，石棉、放射性物质的职业报告者肺癌发病率较高等。

（二）危险因素与危害

导致恶性肿瘤的危险因素较多且复杂，引发的恶性肿瘤病种较多。但是 1/3 以上甚至约一半的恶性肿瘤是可以预防的。我国恶性肿瘤发生的主要危险因素有以下几个方面：吸烟、不健康的饮食和体力活动少，生物污染因素、遗传因素、职业危害、环境污染、精神因素等。

1. 吸烟 吸烟与 80% 以上的肺癌和 30% 的总癌死亡有关（包括口腔癌、喉癌、食管癌等）。在过去的 30 年间，肺癌的死亡率由 7.17/10 万增至约 30/10 万，预测 2025 年，我国新增肺癌病例将超过 100 万。

2. 不良生活方式 不健康的饮食和体力活动少是仅次于吸烟的第 2 个可引起癌症发生的危险因素，人类恶性肿瘤中有 1/3 与此有关，如超重和肥胖与结直肠癌、乳腺癌、子宫内膜癌及胃癌有关。

3. 生物污染因素 恶性肿瘤的发生与某些生物污染有关；研究报道，我国约 1/3 的癌症发生与感染因素有关，EB 病毒污染与鼻咽癌，乙肝病毒感染与肝癌有关；幽门螺杆菌感染与胃癌；人乳头瘤病毒感染与子宫内膜癌；日本血吸虫感染与直肠癌。

4. 遗传因素 恶性肿瘤与遗传有密切关系，遗传性癌症占全部人类癌症的 1%～3%，遗传因素在儿童及青壮年癌症病人身上的作用显而易见，通常患癌症的危险性随年龄而增长。例如鼻咽癌发病与遗传背景显著相关，另外对欧美妇女乳腺癌的研究也表明约有 10%～30% 的病例表现出遗传倾向。遗传流行病学研究结果表明，癌症遗传易患性的生物制剂可能与抑癌基因、有 DNA 损伤修复作用的基因和影响致癌剂代谢的基因缺陷有关。

5. 职业危害 随着社会经济的发展，我国职业危害及由此所致癌症呈严重态势。石棉可致肺癌，苯胺燃料可致膀胱癌，苯可致白血病等为国内外公认。

6. 环境污染 流行病学调查显示，已证实对人有致癌作用的化学物质有30余种。

7. 精神因素 情感问题和精神状态与癌症的发生可能有关。如离婚丧偶，分居等负性生活事件；工作压力大，精神过度紧张；人际关系不协调；心灵重创等引起的长期持续抑郁、紧张、绝望等都是导致癌症的重要精神心理因素。另外，个体的性格特征如忧郁、内向、暴躁、孤僻等也与癌症有一定的关联。

二、恶性肿瘤的中西医防治措施

（一）健康教育与健康促进

恶性肿瘤是一种与年龄、人类生活的环境及人们生活行为方式密切相关的疾病，在我国随着人口老龄化，人们饮食习惯和生活行为方式的改变恶性肿瘤严重威胁人民健康，因此对全民进行预防恶性肿瘤的健康宣教十分重要。中医认为“正气存内，邪不可干，邪之所凑，其气必虚”，恶性肿瘤的发生与人体正气亏虚，脏腑功能失调无不相关。因此，提倡健康的生活方式，增强体质，合理膳食，加强预防，降低恶性肿瘤发生的危险因素，加强对患者的早期发现和及时治疗，提高患者的生活质量。

（二）恶性肿瘤高危人群的防治

要加强对恶性肿瘤的流行病学研究，了解恶性肿瘤的危险因素和病因，努力消除和防止其作用。在全人群开展有关防癌的健康教育，提高人们机体的防癌能力，防患于未然。具体措施有以下几个方面。

1. 消除环境中的致癌因素 鉴定环境中的致癌和促癌剂，尤其应加强已明确的致癌剂的检测。控制和消除，制定其环境浓度标准，保护和改善环境，防止环境污染。对于职业致癌因素应尽力去除或取代，在不能去除时，应限定工作环境中这些化合物的浓度，提供良好的防护措施，尽力防止工人接触，对往常接触致癌因素的职工要定期体检，及时诊治。

2. 建立疫苗接种和化学预防方法 如接种乙肝疫苗对预防肝癌有积极作用。

3. 改变不良生活方式 在公共场所禁止吸烟，同时在全人群劝阻吸烟以预防肺癌；提倡性卫生以预防宫颈癌；注意口腔卫生以预防口腔癌症，舌癌等；加强体育锻炼增强体质，提高抗癌能力。

4. 合理的膳食 日本、美国以及西欧一些国家胃癌死亡率下降，多数人认为与饮食中丰富营养摄入量增加及适当的食物保存方法有关。要注意营养平衡，减少脂肪、胆固醇摄入量，多吃富含维生素A、C、E和纤维素的食物，不吃霉变、烧焦、过咸或过热的食物。另外，可配合中医药膳，特别是针对高危人群作体质辨识，辨证选用补气血、益肝肾、健脾胃的药膳进行综合调理与增强体质提高抗病能力。

5. 针对恶性肿瘤的筛查 恶性肿瘤的早期发现、早期诊断和早期治疗，防患于未然。恶性肿瘤的早期发现，早期诊断和早期治疗是降低死亡率及提高生存率的主要策略，筛查是早期发现恶性肿瘤的重要途径之一。对全人群进行预防肿瘤的宣传，引导他们作定期体检，特别是对一些高危人群定期体检及作相关肿瘤的筛查尤其重要。例如对乙肝病人及乙肝病毒携带者定期作肝癌的筛查等。定期妇检，早期筛查大大减低了宫颈癌的发生。

（三）恶性肿瘤病人的防治

提高恶性肿瘤病人的治愈率、生存率，提高生活质量，注重康复，姑息和止痛治疗。要求对恶性肿瘤病人提供规范化诊治方案和康复指导，要进行生理、心理、营养和锻炼指导。对慢性肿瘤晚期患者开展姑息镇痛治疗，减轻病人痛苦，注意临终关怀，提高晚期恶性肿瘤病人的生存质量。中医认为恶性肿瘤的发生是在正虚基础上，邪毒瘀结而成，如《灵枢·百病始生》指出："壮人无积，虚则有之"，故扶正祛邪是其总的防治措施。当察其标本虚实，轻重缓急以及病期之早晚分别论治，特别是注重脾胃这一后天之本的调理尤其重要。

第五节　骨质疏松症的中西医防治措施

骨质疏松症（osteoporosis，OP）是一种以低骨量和骨组织微结构破坏为特征，导致骨质脆性增加和易于骨折的代谢性骨病。OP 可分为原发性和继发性两类。继发性者的原发病因明确，常由内分泌代谢疾病（如性腺功能减退症、甲亢、I 型糖尿病等），或全身性疾病（如器官移植手术后、慢性肾衰、系统性红斑狼疮等）引起。原发性者又可分为两种亚型，即Ⅰ型和Ⅱ型。Ⅰ型即绝经后骨质疏松症发生于绝经后女性，其中多数患者的骨转移率增高，亦称高转移型 OP；Ⅱ型 OP 多见于 60 岁以上的老年人，女性的发病率为男性的 2 倍以上。骨质疏松症常以肌肉关节疼痛为主要临床表现，故多归于中医学"痹证"范畴。

一、骨质疏松症流行特点、危险因素与危害

医学界称骨质疏松症是一个静悄悄的流行病，是因为该病在发生骨折前往往无疼痛或其他症状，实际上一开始就在人体内逐渐发展，直到发生了脊柱、髋部和腕部的骨折才被察觉。因此有人称其为"寂静的杀手"。从这种角度来看，如果具有骨质疏松症的易患因素，尽管尚无症状或还未发生骨折，也应进行骨密度检查或早期开始预防骨的丢失。随着社会经济的发展，人均寿命延长，渐渐进入老龄化社会，骨质疏松症的罹患人群逐渐扩大。美国国家卫生院（NIH）2000 年统计资料显示，患骨质疏松症的人口约 2500 万左右。45 岁以上的妇女在近三分之一患有骨质疏松症，而 75 岁以上妇女的骨质疏松症的患病率高达 90% 以上。骨质疏松症及由此引发的骨折给患者本人、家庭和社会均造成严重的危害，造成巨大的社会经济负担。同时随着经济的发展，生活方式的改变，骨质疏松症的发生在女性中显现出低龄化趋势。据美国阿肯色大学的一项最新研究表明，2% 的女大学生已经患有骨质疏松症，另有 15% 的人出现了持续显著的骨密度降低，并可能发展为骨质疏松症。而台北医学院的一项研究也表明，每千名 25 至 39 岁的年轻女性当中，有 25% 的人正面临着骨质流失的威胁，专家认为，造

成这种问题的原因是多方面的。钙摄入不足，高蛋白、高盐饮食，大量饮用咖啡、维生素D摄入不足和光照减少等均为骨质疏松症的易发因素。此外，吸烟、酗酒、年龄、遗传因素，缺乏体力活动、长期卧床和失重（如太空宇航员）也是骨质疏松症的危险因素。中医认为，先天禀赋不足、肝肾亏虚或气血不足，卫外不固感受风寒湿邪，致经脉痹阻、气血运行不畅而发生本病。

骨质疏松症是老年人常见的慢性病，骨质疏松性骨折比心脏病发作、中风和乳腺癌更为常见。当前人们对骨质疏松症还缺乏认识，有的把它看成是老年化的必然表现，不足为奇；有的认为没有什么好办法防治，束手无策，任其自然发展，这样就延误了诊治时期。从美国的对多种疾病估计患病人数与治疗人数的比例来看，可以看到骨质疏松症病人仅有小部分接受了治疗，说明此病还远远没有得到应有的重视，尚需在群众中加强科普宣传教育，以引起全社会的重视，同时加强专业医师的培训，由内分泌科、骨科、妇产科、老年科、风湿科、放射科、药学和营养学等多个学科的医生组成的骨质疏松症的防治和研究队伍，这是社会发展、人口老龄化，随之疾病谱改变的迫切需要，是国际和我国医务界都面临的一项严峻挑战。

二、骨质疏松症的诊断与治疗目标

根据世界卫生组织（WHO）标准（1994年）：测得骨密度（BMD）与同性别峰值骨密度n倍标准差相比：若$n<1$，为正常骨密度；$1\leq n<2.5$为骨量减低；$n\geq 2.5$为骨质疏松症；$n\geq 2.5$且伴骨折，为严重骨质疏松症。本标准已为欧美多国采用。由于种族差异，上述标准不一定适合所有人群，临床上我国常以降低2倍标准作为诊断骨质疏松症的标准。近来，我国又有学者提出了骨质疏松标准，即测得BMD与当地同性别峰值骨密度相比：减少1%～12%基本正常；减少13%～24%为骨量减少；减少25%以上为骨质疏松症；减少37%以上为严重骨质疏松症。骨质疏松症的治疗目标是有效改善临床症状，增加骨密度，降低骨折发生率。

三、骨质疏松症的中西医防治措施

（一）健康教育与健康促进

骨质疏松症是一种与衰老过程明显相关的疾病，人人都面临着威胁，因此，全民教育必不可少。教育内容包括：正确认识骨质疏松症；通过提倡合理的膳食结构和运动，改变不良生活习惯，滥用药物等来积极预防本病的发生、发展；坚持定期体检，早期发现，积极治疗。

（二）骨质疏松症高危人群的防治

针对尚未发生骨质疏松症的高危个体或骨质疏松症前期患者进行预防，通过加强宣教，重点筛选高危人群，强化生活方式管理等措施可显著延迟或预防骨质疏松症的发生。

1. 高危人群 年龄>40岁；绝经后妇女；有骨质疏松症家族史者；内分泌系统疾

病如甲旁亢、甲亢、Ⅰ型糖尿病等；血液系统疾病如白血病、淋巴瘤、骨髓增生异常综合征等；结缔组织病如系统性红斑狼疮、肌炎、类风湿关节炎等；慢性肾衰竭；长期服用某些药物如糖皮质激素、甲氨蝶呤、环孢素等；不健康的生活方式即缺乏足够的体力活动。

2. 防治措施 对于所有具有骨质疏松症危险因素的人群建议其定期做骨密度检测；推荐健康的膳食习惯，低盐、适量的蛋白质和富含钙的膳食、足量的维生素C和维生素K；坚持适量的运动；避免和干预各种诱发骨质疏松症的危险因素。以上干预措施在儿童、青少年、成人和老年各阶段都应重视。预防应在达到峰值骨量前开始，以争取获得较理想的峰值骨量。

（三）骨质疏松症患者的防治

每位骨质疏松症患者一旦确诊就应该接受该病的健康教育。内容主要包括了解疾病的自然进程、临床表现、危害、个体化的治疗目标、生活方式干预措施和饮食计划，规律运动等。在已诊断的骨质疏松症患者中预防并发症的发生和发展。预防骨质疏松症患者发生骨折、避免骨折的危险因素可明显降低骨折的发生率。

1. 生活方式的干预 骨质疏松症患者应进食低盐、适量蛋白质和富含钙的膳食，应尿钙与钠的排出机制是相同的，如吃盐多尿钠就排出多，同时尿钙排量也会增多，身体钙增多，因此提倡进清淡低盐的膳食，可以避免尿钙过多的丢失。蛋白质是构成骨组织的重要成分，如营养不良低蛋白饮食会影响骨的生长发育和骨量，但应强调进食适量蛋白质才是正确的，因为高蛋白饮食会造成尿钙排量增多，使身体丢失钙量增加。资料显示奶制品和海产品的含钙量较高，而谷类食品的含钙量较低。

2. 药物干预 应注意从多个环节调节骨代谢，即抑制骨吸收，促进骨形成；改善临床症状、协同用药，提高疗效。主要的治疗药物包括：①钙剂：增加钙摄入可以纠正负钙平衡，有利于骨重建，大剂量钙剂尚可抑制骨吸收，肠道吸收功能正常时，每日可给予元素钙1000～1500mg；②维生素D：老年人常有肠道吸收功能减弱，补充维生素D可以促进肠钙吸收，增加血钙，抑制甲状旁腺功能，降低血甲状旁腺水平，减少骨吸收；③雌激素：可明显抑制破骨细胞介导的骨吸收，增加骨量，是绝经后骨质疏松症的首选用药，并可减轻更年期症状和降低冠心病的发生率；④二磷酸盐：能抑制破骨细胞介导的骨吸收，增加骨密度，缓解骨痛；⑤降钙素：通过抑制破骨细胞活性而抑制骨吸收，促进钙在骨基质的沉着，与中枢神经组织的降钙素受体结合后提高脑内内啡肽水平，产生阿片样效应，提高痛阈、缓解骨痛。

3. 中医中药的干预 中医认为骨质疏松症的发生与肾和肝的关系最为密切。肾主骨生髓，肝主筋，肝肾亏虚可致筋骨不强，风寒湿邪乘虚侵入发病。辨证给予滋补肝肾、强筋健骨、祛风除湿、活血通络等法，如虎潜丸、金匮肾气丸、地黄饮子、独活济生汤等。同时辅以中医传统疗法如中药塌渍、熏洗、针刺、艾灸等法。此外，太极拳、老年操、散步、日光照射等方式也是骨质疏松患者可选择的良好运动处方。

（四）骨质疏松症并发症的防治

骨折是骨质疏松症的严重后果，可致残致死，它的发生与骨量减少直接相关，同时与骨脆性的增加，容易跌倒等也有一定关系。因此，预防骨折应从增加骨量提高运动能力等方面着手。有骨质疏松性骨折史再发生骨折的风险极大，应特别注意。骨折的处理应坚持抗骨质疏松药物与外科手术相结合，综合运用提高疗效。

总之，骨质疏松症的防治应遵循预防为主的原则，采取综合措施，针对不同的发病情况，病情轻重，选择不同的治疗方案。

（钟　琴）

第九章　传染病与突发公共卫生事件

要点导航

1. 掌握传染病的定义、分类及流行特征；突发公共卫生事件的定义、特点、分类。

2. 熟悉传染病流行的基本条件和传染病报告制度；突发公共卫生事件的三级预防策略。

3. 了解针对传染病流行的不同环节采取的防治措施，新时期传染病流行的特点；突发公共卫生事件控制的措施，社区在应对突发公共卫生事件中的作用。

第一节　概　　述

一、传染病

（一）传染病的定义

感染性疾病（infectious diseases）是指由病原生物感染引起的所有人类疾病。传染病（communicable diseases）是指由特异病原体引起的，能在人与人或人与动物之间相互传播的一类感染性疾病。

（二）传染病的分类

我国于 1989 年颁布了《中华人民共和国传染病防治法》，2004、2008 年分别加以修订，使传染病的防治逐渐走向法制化。该防治法把须报告的传染病分为三大类，目前共 38 种。

1. 甲类传染病　共 2 种：霍乱、鼠疫。

2. 乙类传染病　共 25 种：艾滋病、传染性非典型肺炎、脊髓灰质炎、人感染高致病性禽流感、病毒性肝炎、麻疹、流行性出血热、狂犬病、流行性乙型脑炎、炭疽、登革热、细菌性和阿米巴性痢疾、肺结核、伤寒和副伤寒、流行性脑脊髓膜炎、百日咳、白喉、新生儿破伤风、猩红热、布鲁菌病、淋病、梅毒、钩端螺旋体病、疟疾、血吸虫病。

3. 丙类传染病　共 11 种：流行性感冒、流行性腮腺炎、风疹、手足口病、急性出血性结膜炎、麻风病、流行性和地方性斑疹伤寒、黑热病、包虫病、丝虫病，除霍乱、细菌性和阿米巴痢疾、伤寒和副伤寒以外的感染性腹泻病。

另外，对乙类传染病中传染性非典型肺炎、肺炭疽、人感染性高致病性禽流感按甲类传染病的预防控制措施执行。其他乙类传染病和原因不明传染病需要采取甲类传染病预防控制措施的，由卫生部及时报经国务院批准后予以公布实施。

（三）传染病的流行特征

1. 有病原体 每种传染病的流行都由其特定的病原体造成，包括细菌、病毒、立克次体、衣原体、支原体、螺旋体、真菌、寄生虫等。

2. 有传染性 病原体从宿主排出体外，通过一定方式，可以到达新的易感者体内，呈现出一定传染性。其传染强度与病原体侵袭力、毒素、病原生物的种类、病原体侵入的数量、病原体侵入的途径及易感者的免疫状态等有关。

3. 流行性、地方性、季节性

（1）流行性：按传染病流行过程的强度和广度分为：散发（传染病在人群中散在发生）、流行（某一地区或某一单位，某一时期内，某种传染病的发病率超过了历年同期的发病水平）、大流行（某种传染病在一个短时期内迅速传播、蔓延，超过了一般的流行强度）、暴发（某一局部地区或单位，在短期内突然出现众多的同一种疾病的病人）。

（2）地方性：指某些传染病或寄生虫病，其中间宿主受地理条件、气候条件变化的影响，常局限于一定的地理范围内发生。如虫媒传染病，自然疫源性疾病。

（3）季节性：指传染病的发生有季节性升高、季节性降低等分布状况。

（四）传染病流行的基本条件

传染病的流行过程（epidemic process）是指传染病在人群中发生、传播和终止的过程，表现为群体发病的特点。传染病流行过程一般具有三个基本环节，即传染源、传播途径和易感人群。

1. 传染源（source of infection） 是指体内有病原体生长繁殖，并能不断排出病原体的人和动物。

（1）病人：是重要的传染源。病人通过咳嗽、呕吐、腹泻等排出病原体，病人作为传染源取决于其患病的类型、病程、活动范围、排出病原体的数量和频度。

（2）病原携带者：病原携带者是指没有任何临床症状而能排出病原体的人，常分为三类：①潜伏期病原携带者：指在潜伏期内排出病原体的人。潜伏期是指病原体侵入机体起，到最早开始出现临床症状的一段时期。②恢复期病原携带者：是指临床症状消失后，继续携带和排出病原体者。③健康病原携带者：是无临床症状和患病历史而能排出病原体的人。

（3）隐性感染者：是指病原体侵入人体后，仅引起机体产生特异性的免疫应答，不引起或只引起轻微的组织损伤，因而在临床上不显出任何症状、体征，甚至生化改变，只能通过免疫学检查才能发现。脊髓灰质炎、流行性脑脊髓膜炎、流行性乙型肝炎及艾滋病等传染病，隐性感染者是重要的传染源。

（4）受感染的动物：动物作为传染源的意义主要取决于人与受感染动物接触的机会和密切程度、动物传染源的种类和密度，以及环境中是否有适宜该疾病传播的条件等。

2. 传播途径（route of transmission） 是指病原体离开传染源，侵入新的易感宿主之前，在外环境中所经历的全部过程。一种传染病可通过一种或多种传播途径传染，常见传播途径有以下几种。

（1）经空气传播：通过飞沫、飞沫核和尘埃传播，是呼吸道传染病的主要传播途径。其流行特点：①季节性明显，冬春季高发。②传播速度快，发病率高。③儿童多见，常被称为“儿童传染病”。④未经免疫预防的人群中有周期性升高。⑤受居住条件和人口密度的影响。

（2）经水传播：通过污染的饮用水或疫水传播，是许多肠道传染病和寄生虫病的常见传播途径。①经饮用水传播的传染病，其流行特点：病例分布与供水范围一致，病人有饮用同一水源史；水源经常受到污染时，病例可常年不断；一次大量污染，可出现暴发或流行；除单纯母乳喂养的婴儿外，发病无年龄、性别、职业的差别。②经疫水传播，是在疫水中游泳、劳动时，钩端螺旋体、血吸虫尾蚴等经过皮肤、黏膜侵入机体，引起感染。其流行特点：有疫水接触史；有地方性或季节性；大量易感人群进入流行区，可呈暴发或流行；停止接触疫水或加强个人防护，可控制疾病发生。

（3）经食物传播：食物本身带有病原体，或在生产、加工、运输、储存及销售等各个环节中被病原体污染，可以传播肠道传染病和寄生虫病。其流行特点：①病人有食用同一食物史，不食者不发病。②一次大量污染食物可引起暴发。③停止供应污染食品，暴发很快终止。

（4）经接触传播：①直接接触传播，是指传染源与易感者直接接触、没有任何外界因素参与的传播，如狂犬病、性传播疾病、鼠咬热等。②间接接触传播，亦称日常生活接触传播，是由于手及日常生活用品被传染源的排泄物或分泌物污染后，病原体间接地传给易感者，常见于肠道传染病和某些呼吸道传染病。其流行特点：一般呈散发，家庭成员和同住者之间接触多、易传播、续发率高；无明显季节性高峰；个人卫生习惯不良和卫生条件较差的地区发病较多；加强对传染源的管理及严格执行消毒制度，可减少病例的发生。

（5）经媒介节肢动物传播：又称虫媒传播。可分为：①机械性传播：苍蝇、蟑螂等节肢动物可携带病原体，通过接触、反吐、粪便排出病原体，污染食物或餐具，使接触者感染。②生物学传播：病原体进入节肢动物体内经过发育或繁殖，才能传给易感者。其流行特点：一定的地区性，局限于有传播该病的节肢动物的分布地区；明显的季节性升高；明显的职业特点；发病有年龄差别，老疫区以儿童为主，新迁入疫区者各年龄组均可发病；人与人之间一般不直接传播。

（6）经土壤传播：易感者通过不同方式接触了被病原体污染的土壤所致的传播。

与病原体在土壤中的存活时间、个体与土壤接触的机会和个人卫生条件有关，如能形成芽孢的细菌（炭疽杆菌、破伤风杆菌等）可在土壤中存活数年或数十年之久，并可通过破损皮肤进入易感者体内造成感染。

（7）医源性传播：在医疗与预防工作中，医护人员由于未能严格执行规章制度和操作规程，而人为地造成某些传染病的传播。主要为：①由于所用医疗器具受污染而使易感者被感染。②使用被污染的血液制品、生物制品及药品引起的传播。

（8）垂直传播：在围生期发生的病原体由母体传给子代的传播，又称围生期传播或母婴传播。主要传播方式：①经胎盘传播，受感染孕妇体内的病原体经胎盘血液传给胎儿使之受到感染；②上行性传播，病原体从孕妇阴道上行，引起胎儿感染；③经分娩传播，分娩中胎儿通过严重污染的产道时受到的感染。

3. 易感人群 易感人群（susceptible population）是指有可能发生传染病感染的人群。人群作为一个整体对传染病的易感程度称为人群易感性。

（1）使人群易感性升高的主要因素有：①新生儿增加；②易感人口迁入；③免疫人口免疫力自然消退；④免疫人口死亡。

（2）使人群易感性降低的主要因素有：①计划免疫是降低人群易感性的主要措施；②传染病流行后免疫人口的增加；③隐性感染后免疫人口的增加。

二、突发公共卫生事件

从2001年紧随美国“9.11”事件之后发生在美国本土的炭疽事件，到2003年突如其来、广泛蔓延的“非典”疫情，再到2009年的高致病性H1N1禽流感的世界大流行，这些发生在我们身边的突发性公共卫生事件，对社会造成了极大的恐慌和危害，使我们比过去更深刻的认识到公共卫生事件对社会的负面影响，并感受到突发公共卫生事件对人类健康、社会稳定、经济发展所构成的威胁。在对生存环境和生活质量要求越来越高的今天，人们普遍认为，人群的健康不单单是个人和医疗卫生人员的事情，而是政府和社会所要承担的义务，因此，突发公共卫生事件正成为全社会乃至全人类所关注的焦点。

（一）突发公共卫生事件的定义

对于突发公共卫生事件的界定，各个国家的表述都略有不同。美国对突发公共卫生事件的定义是“一个疾病或一个卫生状况的发生或即将发生，这种疾病或卫生状况由生物恐怖主义、传染病、新致命传染因子或生物毒素造成，构成重大威胁，致重大人员死亡或永久、长期的伤残，这种疾病或卫生状况可能导致国家的灾难，也可能超出国家范围”。

根据国务院《突发公共卫生事件应急条例》，突发卫生公共事件是指突然发生，造成或者可能造成社会公共健康严重损害的重大传染病疫情、群体性不明原因疾病、重大食物和职业中毒以及其他严重影响公共健康的事件。

（二）突发公共卫生事件的特点

1. 突发性 突发性是指发生突然，出乎意料。它一般不具备事物发生前的征兆，留给人们的思考余地较小，要求人们必须在极短的时间内做出分析、判断。突发公共卫生事件发生得比较突然，没有固定的发生方式，往往突如其来，带有很大的偶然性，难以准确把握和预测。

2. 成因复杂，种类多样 引起突发公共卫生事件的原因非常复杂，种类繁多。如引起传染病暴发的微生物就有细菌、病毒等八大类；至今已有数千种化学品及至上万种产品进入了人类环境，全球每年严重的化学中毒事件约10万~50万起；传染病暴发、食物中毒时刻都在发生；人类也可能被电离辐射、核辐射等包围。

3. 事件的关联性 突发公共卫生事件表现出极强的关联性，任何个体想要逃避突发事件的影响都是不可能的，在突然发生的灾害面前，种族、性别、阶级、政治等等边界都将被弱化。

突发公共卫生事件一旦发生，往往会形成连锁反应，产生强大的破坏力。即使一个小小的起因，经过连锁反应，也会产生难以想象的严重后果；社会系统的复杂多变性，使得每一个突发事件的出现都呈现出不同的表现形式，再加之突发事件的共振性而产生的“多米诺骨牌效应”，不仅给人的生命和健康造成威胁和损害，还会扩展到经济、政治、社会的各个层面，特别是在当今全球化和信息化的世界里尤其如此。

4. 影响的广泛性 突发公共卫生事件虽然发生在公共卫生领域，具有公共卫生的属性，但影响的区域却比较广，涉及的人员也比较多，对社会公众健康造成或可能造成严重损害，引起公众高度关注、引发社会担忧甚至恐慌。突发公共卫生事件影响一般会超出其行政区域，波及范围较大，具有较大的偶然性、突发性，呈现出一果多因、一因多果、相互关联、牵一发而动全身的复杂态势。

5. 危害性 突发公共卫生事件一旦发生就直接危害人民群众的生命安全，轻者可在短时间内造成人群的发病和死亡，使公共卫生和医疗体系面临巨大的压力；重者可对经济、贸易、金融等产生严重影响，甚至引起一定程度的经济衰退，给社会稳定和国家安全造成威胁，对人民群众的工作和生活造成重大影响。

（三）突发公共卫生事件的分类

根据《突发公共卫生事件应急条例》及突发公共卫生事件的定义，可将突发公共卫生事件分为四类。

1. 重大传染病疫情 是指传染病的暴发和流行，包括鼠疫、肺炭疽和霍乱的暴发，动物间鼠疫、布鲁菌病和炭疽等流行，乙丙类传染病暴发或多例死亡，罕见或已消灭的传染病、新传染病的疑似病例等。

2. 群体性不明原因疾病 是指一定时间内（通常是指2周内），在某个相对集中的区域（如同一个医疗机构、自然村、社区、建筑工地、学校等集体单位）内同时或者相继出现3例及以上相同临床表现，经县级及以上医院组织专家会诊，不能诊断或解释病因，有重症病例或死亡病例发生的疾病。

3. 重大食物中毒和职业中毒 重大食物和职业中毒包括中毒人数超过30人或出现死亡1例以上的饮用水和食物中毒，短期内发生3人以上或出现死亡1例以上的职业中毒。

4. 其他严重影响公众健康的事件 包括医源性感染暴发，药品或免疫接种引起的群体性反应或死亡事件，严重威胁或危害公众健康的水、环境、食品污染和放射性、有毒有害化学性物质丢失、泄漏等事件，生物、化学、核辐射等恐怖袭击事件，有毒有害化学品、生物毒素等引起的集体性急性中毒事件，有潜在威胁的传染病动物宿主、媒介生物发生异常和学生因意外事故自杀或他杀出现1例以上的死亡，以及上级卫生行政部门临时规定的其他重大公共卫生事件。

第二节 传染病的应对措施

传染病的预防和控制措施包括针对可能受病原体威胁的人群采取的措施，或者针对可能存在病原体的环境、媒介节肢动物、动物宿主等采取的多种预防措施。

一、传染病的报告

传染病报告是国家的法定制度，是传染病监测、控制和消除的重要措施，也称为疫情报告。

（一）责任疫情报告人

任何人发现传染病病人或疑似病人时，都有义务及时向附近的医疗保健机构或者疾病控制机构报告。2006年国家卫生部制定的《传染病信息报告管理规范》中明确规定：各级各类医疗机构、疾病预防控制机构、采供血机构均为责任报告单位；执行职务的人员和乡村医生、个体开业医生均为责任疫情报告人。传染病报告实行属地管理，传染病报告卡由首诊医生或其他执行职务的人员负责填写。

（二）报告时限与方式

1. 责任报告单位和责任疫情报告人发现甲类传染病和乙类传染病中的肺炭疽、传染性非典型肺炎、脊髓灰质炎、人感染高致病性禽流感的病人或疑似病人时，或发现其他传染病和不明原因疾病暴发时，应于2小时内将传染病报告卡通过网络报告；未实行网络直报的责任报告单位应于2小时内以最快的通讯方式（电话、传真）向当地县级疾病预防控制机构报告，并于2小时内寄送出传染病报告卡。

2. 其他乙类为严格管理传染病，发现病人、疑似病人和规定报告的病原携带者在诊断后，城镇要求发现6小时内实行网络直报，未实行网络直报的责任报告单位应于6小时内寄送出传染病报告卡。农村要求不超过12小时。

3. 丙类传染病为监测管理的传染病，发现病人、疑似病人和规定报告的病原携带者在诊断后，要求发现24小时内实行网络直报，未实行网络直报的责任报告单位应于24小时内寄送出传染病报告卡。其他符合突发公共卫生事件报告标准的传染病暴发疫情，按《突发公共卫生事件信息报告管理规范》要求报告。

二、传染病防制措施

（一）针对传染源的措施

1. 病人 要做到“五早”，即早发现、早诊断、早报告、早隔离、早治疗。控制传染源，防止传染病在人群中传播蔓延。病人一经诊断为传染病或疑似传染病，就应按照有关规定实行分级管理。

2. 病原携带者 对病原携带者要做好登记并进行管理，指导其保持良好的卫生习惯；定期随访直至其病原体检查3次阴性后，可解除管理；在托幼机构、饮食和服务行业工作的病原携带者要暂时调离工作岗位；久治不愈的伤寒或病毒性肝炎的病原携带者不得从事威胁性的职业；艾滋病、乙型和丙型病毒性肝炎、疟疾的病原携带者禁止做献血员。

3. 接触者 与传染源有过接触并有可能受到感染者，都应接受检疫。检疫期限从最后接触日算起至该病的最长潜伏期。

（1）留验：将疑似病人或接触者收留在指定的处所，进行检验、诊察和相应的治疗，也称为隔离观察。甲类传染病的接触者都应留验。

（2）医学观察：乙类和丙类传染病接触者可正常工作、学习，但需接受体检、测量体温、病原学检查和必要的卫生处理。

（3）应急接种：潜伏期较长的传染病（如麻疹），可对接触者进行预防接种。

（4）药物预防：某些有特效药物防治的传染病，其接触者可用药物预防，如服用青霉素或磺胺药物预防猩红热、乙胺嘧啶或氯喹预防疟疾等。

4. 动物传染源 危害作用大且经济价值小的动物传染源应予以消灭；危害性较大的病畜或野生动物应予以捕杀、焚烧或深埋，危害不大且有经济价值的病畜可予以隔离治疗。同时要做好家畜、家禽及宠物的预防接种和检疫。

（二）针对传播途径的措施

主要是对传染源污染的环境所采取的措施。不同的传染病因其传播途径各异，所采取的措施也各不相同。

1. 消毒 是用化学、物理、生物的方法杀灭或消除环境中病原微生物的方法。分为预防性消毒和疫源地消毒。

2. 杀虫 是使用杀虫剂等方法杀灭有害昆虫，特别是传播病原体的媒介节肢动物。常用杀虫方法有物理杀虫、化学杀虫、生物杀虫及环境防制。

3. 灭鼠 灭鼠方法有机械灭鼠、化学灭鼠、生物灭鼠。

（三）针对易感者的措施

1. 免疫预防 传染病的免疫预防分为人工主动免疫和人工被动免疫。计划免疫属于人工主动免疫；传染病流行时为易感者注射保护性抗体属于人工被动免疫，是保护易感者的有效措施。

2. 药物预防 药物预防在特殊条件下可作为应急措施。因药物的作用时间短、效果不巩固、易产生耐药性等，故一般情况下不提倡使用药物预防。

3. 个人防护 针对传染病的不同传播途径所采取的个人防护措施，如戴口罩、使用防护蚊帐等；使用安全套以预防性传播疾病或 HIV 感染；接触传染病的医务人员和实验室工作人员，应严格执行操作规程，配备和使用个人防护用品。

三、新时期传染病的流行特点及其防治对策

（一）新时期传染病的流行特点

1. 病原体变化带来的新问题 病原体变化表现在新发传染病病原体的不断出现以及病原体的变异，给传染病的防治带来许多新问题。

（1）病原体耐药性变异：由于抗生素的大量应用和病原体的变异等原因，近年来病原体耐药性迅速发展，耐药性变异可通过耐药基因或基因突变传给后代，也可通过微生物共生而转移给其他微生物，是多种传染病流行且不能控制或复燃的重要原因。据世界卫生组织估计，目前全世界感染耐药结核分枝杆菌的结核病患者约有 1 亿。

（2）病原体基因突变与抗原变异：抗原变异是传染病发生暴发、流行甚至大流行的重要原因之一。如甲型流感病毒表面抗原的变异，形成流感病毒的新亚型，并因人体缺乏相应的抗体而导致流感流行。病原体或疫苗株基因突变，可使病原体的毒力及其致病力增强，还可导致诊断错误、发生漏诊和误诊以及使疫苗防治效果下降。

2. 传染病流行环节的新问题 传染病流行过程的三个基本环节中任何一个环节的变化都可能影响传染病的流行和消长。

（1）传染源的变化：①感染谱的变化，传染病由过去大多数以重度、典型病例为主，向轻度、非典型病例增多发展，给传染源的发现及控制造成困难；②传染源流动性的变化，传染源流动性出现了快、远、广的特点，给传染病的传播和流行造成便利，同时使控制传染源的工作变得十分困难。

（2）传播途径的变化：①途径的多样性：人类对大自然的开发和利用、回归自然的旅游等活动，使原本没有在人群中传播的病原体，有了感染人的机会；性行为改变、同性恋以及性交易、静脉吸毒等，使性传播疾病和 HIV 感染途径复杂多样。②播散的快速性：社会交往、经济交流以及交通运输业的发达，使某些传播媒介的播散速度加快。③疫源地范围难以界定：传染源的流动性及传播媒介播散的快速性，导致疫源地界定的困难、封锁疫区的措施难以实施且效果不明显。

（3）易感人群的变化：①人口流动性增大：人口大量流动是各国、各地区的一大特征。流动人口的计划免疫工作难于落实，使易感人群的保护出现困难。②基础免疫水平下降：随着社会文明程度及生活水平的提高、卫生条件的改善，人群的基础免疫水平有下降趋势，预防接种的效果受到不同程度的影响。

（二）新时期传染病的防治对策

1. 由医学预防转变为社会预防 随着社会医学、社区医学、全科医学的不断发展，全社会已经意识到，搞好传染病的防治工作，要求全社会的参与，合理分工、共同合

作；政府、社会各界、全体人民都有义务和责任。新时期传染病的防治工作，必须由以医疗卫生单位为主体的医学预防转变为社会预防。

2. 建立健全公共卫生体系 完善的公共卫生体系应包括：①疾病预防控制体系；②卫生监督体系；③卫生信息情报系统和决策机制；④突发公共卫生事件应急反应系统；⑤公共卫生治疗救助机制等。

3. 加强传染病的科学研究 要从病原体变化规律、耐药机制、疫苗研发与更新、新时期传染病流行规律、传染病快速诊断和检测方法等方面，开展综合研究，提高对传染病科学管理的整体水平。

4. 注重科学决策与科学防治 在传染病防治决策与效益效果的评价方面，全面系统科学地引入循证医学，注重开展循证决策和循证评价。

第三节 突发公共卫生事件应对措施

一、突发公共卫生事件的预防策略和措施

突发公共卫生事件预防控制工作，应当遵循预防为主、常备不懈的方针，贯彻统一领导、分级负责、反应及时、措施果断、依靠科学、加强合作的策略。

（一）突发公共卫生事件的三级预防策略

1. 突发公共卫生事件的一级预防策略 突发公共卫生事件的一级预防能有效减少或消除事件的危害程度，保障公众生命、财产损失最小化，所以一级预防是其主要的预防策略。一级预防主要包括开展日常性的健康教育活动、演练等，提高人群和政府应对突发事件的反应能力，是一级预防的关键。同时，建立突发公共卫生事件预警机制，健全应急准备、完善检测手段也十分重要。

2. 突发公共卫生事件的二级预防策略 二级预防包括规范突发公共卫生事件报告工作，及时提供准确信息，快速做出反应。同时开展流行病学调查，采集样品，收集相关资料，查明事件发生原因和危险因素，撰写调查报告等。

3. 突发公共卫生事件的三级预防策略 三级预防包括开展检验检测，及时查明事件发生原因，明确诊断，采取必要应对措施；通过对突发公共卫生事件控制过程各个环节和控制效果进行评估，发挥对各类突发事件处置的优势，完善薄弱环节，以达到不断加强和提高疾病预防控制机构对处理突发事件的能力，使各类突发事件得到有效控制。

（二）突发公共卫生事件预防的主要措施

按照国家卫生部《突发公共卫生事件应急条例》的规定，突发公共卫生事件的预防措施主要包括以下几个方面。

1. 建立统一的突发事件预防控制体系 县级以上地方人民政府应当建立和完善突发事件监测与预警系统。监测与预警工作应当根据突发事件的类别，制定监测计划，

科学分析、综合评价监测数据。对早期发现的潜在隐患以及可能发生的突发事件，应当依照条例规定的报告程序和时限及时上报。

2. 制定突发公共卫生事件应急预案 国务院卫生行政主管部门按照分类指导、快速反应的要求，制定全国突发事件应急预案，并报请国务院批准。省、自治区、直辖市人民政府应根据全国突发事件应急预案，结合本地实际情况，制定本行政区域的突发事件应急预案。应急预案应根据突发公共卫生事件的变化和实施中发现的问题及时进行修订和补充。

3. 搞好人才队伍建设 公共卫生应急系统能否成功取决于能否建立一支精干的专业队伍，要有现代思维和方法，要有敢担风险、负责任的领导，要有实战经验的流行病学、环境卫生学、毒理学等专业人员，要有掌握最新现场实验室技术的检验人员，以及擅长危机沟通的公关人员。人员的选拔、培训和继续教育要程序化、制度化。对医疗卫生机构及人员应定期开展突发公共卫生事件应急处理相关知识、技能的培训，定期组织医疗卫生机构进行突发事件应急演练。

4. 建立突发事件应急救治系统 设区的市级以上地方人民政府应当设置与传染病防治工作需要相适应的传染病专科医师，或者指定具备传染病防治条件和能力的医疗机构承担传染病防治工作。对于非传染病的突发公共卫生事件的救治体系建设也应受到地方各级政府的重视。

5. 做好应对突发公共卫生事件的物资储备 国务院有关部门和县级以上地方人民政府及其有关部门，应当根据突发事件应急预案的要求，保证应急设施、设备、救治药品和医疗器械等物资储备。

6. 对公众开展突发事件应急知识的专门教育，增强社会对突发事件的防范意识和应对能力。

二、突发公共卫生事件的应对措施

（一）启动突发公共卫生事件应急预案

突发公共卫生事件发生后，卫生行政主管部门立即组织专家对突发事件进行综合评估，初步判断突发事件的类型，提出是否启动突发事件应急预案的建议。

全国范围内或跨省、自治区、直辖市范围内启动全国突发事件应急预案，由国务院卫生行政主管部门报国务院批准实施。省、自治区、直辖市启动突发事件应急预案，由省、自治区、直辖市人民政府决定，并向国务院报告。

（二）设立突发事件应急处理指挥部

根据突发公共卫生事件的性质、严重程度、涉及范围等，迅速成立突发公共卫生事件指挥部。需要全国协调和多部门合作的，国务院设立全国突发事件应急处理指挥部；省、自治区、直辖市人民政府可成立地方突发事件应急处理指挥部；县级以下地方人民政府卫生行政主管部门，具体负责组织突发事件的调查、控制和医疗救治工作。

（三）突发事件应急报告制度和举报制度

突发事件监测机构、医疗卫生机构和有关单位发现有下列情形之一的，应当在2

小时内向所在地县级人民政府卫生行政主管部门报告。

（1）发生或者可能发生传染病暴发、流行的。

（2）发生或者发现不明原因的群体性疾病的。

（3）发生传染病菌种、毒种丢失的。

（4）发生或者可能发生重大食物和职业中毒的。

接到报告的卫生行政主管部门应当在 2 小时内向本级人民政府报告，并同时向上级人民政府卫生行政主管部门和国务院卫生行政主管部门报告；县级人民政府应当在接到报告后 2 小时内向设区的市级人民政府或者上一级人民政府报告；设区的市级人民政府应当在接到报告后 2 小时内向省、自治区、直辖市人民政府报告；省、自治区、直辖市人民政府应当在接到报告 1 小时内，向国务院卫生行政主管部门报告。

任何单位和个人有权向人民政府及其有关部门报告突发事件隐患，有权向上级人民政府及其有关部门举报地方人民政府及其有关部门不履行报告突发事件隐患、不履行或者不按照规定履行突发事件应急处理职责的情况。

国务院卫生行政主管部门负责向社会发布突发事件的信息。必要时，可以授权省、自治区、直辖市人民政府卫生行政主管部门向社会发布本行政区域内突发事件的信息。信息发布应当及时、准确、全面。

（四）采取控制事件扩散蔓延的紧急措施

为了控制突发公共卫生事件的蔓延或进一步的严重危害，根据突发公共卫生事件应急处理的需要，应采取以下控制措施：

（1）对食物和水源等采取控制措施。

（2）尽早对传染源及易感接触者采取隔离措施。

（3）严格隔离并积极治疗病人。

（4）及时对易感人群和其他易受伤害的人群采取应急接种、预防性投药、群体防护等措施。

（5）宣传突发公共卫生事件防治知识，提高公众的应对能力，稳定人心。

（五）组成强有力的突发事件控制队伍

在突发事件应急处理指挥部的统一领导下，在突发公共卫生事件应急处理专业技术机构的指导下，紧急调集科研、防疫、医疗、公安、媒体等人员具体实施紧急措施。

（六）开展突发公共卫生事件的科学研究

许多突发公共卫生事件具有突发、新发的特点，如 SARS 的发生与流行。只有通过科学研究才有可能更加清楚地了解事件的成因，制定有效的控制措施。因此，突发公共卫生事件发生后，要动员各级医疗卫生机构、科研单位和高等院校联合进行科技攻关，对突发公共卫生事件的控制提供科学依据和技术保障。

（七）保障相关医疗物资和其他物资的供给

突发公共卫生事件发生后，国务院有关部门和县级以上地方人民政府及有关部门，应当保证突发公共卫生事件应急处理所需的医疗救护设备、救治药品、医疗器械等物资的生产、供应；铁路、交通、民用航空主管部门应当保证及时运送。根据突发公共卫生事件应急处理的需要，突发公共卫生事件应急处理指挥部有权紧急调集人员、储备物资、交通工具以及相关设施、设备。

三、社区在应对突发公共卫生事件中的优势和作用

社区作为不同于政府和营利组织的第三类组织，在一定的价值观指导下进行活动、不以营利为目的、致力于社区内公益性事业。该种性质使其能够在突发公共危机事件中，相对于市场体制中的企业组织和国家体制中的政府组织具有很多优势，这也是它们能在世界各国的突发公共卫生事件中发挥越来越大作用的主要原因。社区在突发公共卫生事件中的优势主要表现在以下方面。

（一）贴近群众，理解民意

这是社区与生俱来的优势。在突发公共卫生事件中，社区能够及时了解群众的身体、心理状况，特别是深入到受害者亲属以及有困难的居民中，进而帮助他们解决困难，渡过危机。

（二）因地制宜的社区动员，高效便捷的资源整合

社区资源是社会资源的有机组成部分。社区资源绝不仅限于设施，它包括社区内一切有利于推进社区发展的硬件、软件。

（三）深入基层，是政府进行社会沟通的重要桥梁

社区是社会的基层组织，既能深入基层民众，又能与政府保持较密切的关系，社区具有社会沟通的重要桥梁作用。社区还可以作为一条重要的纽带，在社区居民同企业、学术界、新闻媒体以及其他社会公众之间发挥着沟通作用。

（四）启动快速、反应及时

作为社会的基层组织，在发生突发公共卫生事件的时候，社区是首当其冲，最先获得信息，最先做出反应，进而最先开始行动的。社区所采取的行动具有很大的时效性，能够节省宝贵的时间，满足突发事件的应急性。

（五）灵活机动、对症下药

社区服务的范围是本社区的居民，它的行为具有很强的针对性、目的性，这就决定了它能够因地制宜，制定符合自己社区建设，满足社区居民要求的政策，采取相应的措施，以达到其为社区服务的目的。在突发公共卫生事件中，它可以根据时间、情势等危机条件的变化，及时做出服务调整，具有很强的适应性和灵活性。

（吴建军）

第十章　伤　　害

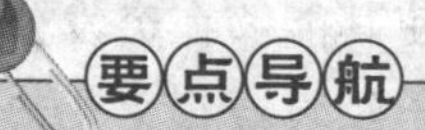

1. 掌握伤害的定义，伤害的分类，伤害的三级预防策略。
2. 熟悉预防伤害的干预措施，常见意外伤害的种类。
3. 了解伤害的研究现状，常见意外伤害的预防和控制。

伤害（injury）是严重威胁人类健康与生命的重要公共卫生问题，也是世界各国的主要死亡原因之一。根据世界卫生组织的报告，目前，伤害与传染病、慢性非传染性疾病已成为危害人类健康的三大疾病负担。2007 年我国卫生部公布的数据显示，我国每年各类伤害发生约 2 亿人次，因伤害死亡人数约 70 万 ~75 万人，占死亡总人数的 9% 左右，是继恶性肿瘤、脑血管病、呼吸系统疾病和心脏病之后的第 5 位死亡原因。

我国对伤害的预防与控制研究起步较晚，2004 年起逐步通过建立全国伤害监测系统，持续、系统地收集、分析、解释和发布伤害相关的信息，以实现对伤害流行情况和疾病负担进行详细和全面的描述。

第一节　概　　述

一、伤害的定义

伤害的英文“injury”来自拉丁语，其含义为损伤、伤害或丧失，可以理解为“造成了人体的损伤或功能丧失”。现在比较完整的伤害定义为：由于运动、热量、化学、电或放射线的能量交换超过机体组织的耐受水平而造成的组织损伤，或由于窒息而引起的缺氧，以及由此引起的心理损伤统称为伤害。

二、伤害的分类

（一）按照造成伤害的意图分类

1. 意外伤害　是指无目的性、无意识的伤害，主要包括车祸、跌落、烧烫伤、中毒、溺水、切割伤、动物叮咬、医疗事故等。

2. 自杀与自伤　是指由受伤害人对自己的有意识伤害，包括自杀、自虐、自残等。

3. 暴力与他杀　是指他人有意识地加害而造成的伤害，包括家庭暴力、虐待儿童、强奸、他杀、斗殴等。

（二）按照伤害发生的地点分类

1. 道路伤害 道路伤害发生的最常见原因是撞车，引起此类伤害最常见的危险因素是违反交通规则、饮酒过量、车速过快及夜间行车等。

2. 劳动场所 伤害主要发生在工作场所，或由于工作环境中某事件所造成，主要伤及躯干，例如煤矿中的瓦斯爆炸、生产场所的电击伤害等。

3. 家庭伤害 主要发生在家庭内的伤害，如家庭暴力等。

4. 公共场所伤害 凡是发生在公共场所的伤害均属此类。例如公共场所踩踏、公共场所意外人身伤害等。

三、伤害的研究现状

从人类社会存在开始，便有伤害的发生，但人们重视伤害对人类健康和生命的威胁则是最近几十年的事情，目前，世界各国都对伤害展开了多学科研究，大致概括为以下三个方面。

（一）流行病学研究

流行病学方法强调研究伤害的类型、在人群中的分布、受伤者的特征、伤害的环境、伤害的原因等。例如对伤害类型的研究发现，道路交通事故是意外伤害的主要原因；对伤害年龄分布研究发现，学前儿童伤害的主要原因是摔倒和吸入毒物，学龄儿童伤害的主要原因是步行被机动车撞伤，青少年伤害主要原因是作为驾驶者或行人遭受道路交通事故，老年伤害主要原因是跌倒等。这些研究对制定伤害控制策略和具体控制措施具有指导性作用。

（二）行为分析

心理学家利用行为分析技术研究前因－行为－后果链以确定伤害是如何产生的。例如通过行为分析发现，可通过对儿童安全行为予以奖励或对不安全的行为加以惩罚以强化儿童的安全行为；对伤害发生的认知心理学研究则侧重于人们如何认识、分析和评估伤害危险性，指导人们重视和注意安全标志等。

（三）个性特征分析

虽然研究和常识都表明某些类型的人比其他人更容易遭受伤害，但有关个性特征和行为类型的分析没有发现“事故倾向”的特定类型。一般认为，儿童、青少年和男性更容易受到某些类型的伤害；某些性格特征也可能与更高的伤害危险性有关。从预防策略的角度，可以考虑将某些易受伤害的人群作为重点，但这不能也不应取代对全人群预防伤害的努力。

第二节 伤害的预防策略与措施

伤害的预防与控制是一项复杂的、大范围的社会系统工程。从社会的角度来说，伤害同许多疾病一样，威胁着人类的健康和社会安全，同样与许多疾病一样，伤害不仅可以控制，而且能够预防。

伤害一般分为三个阶段：伤害前阶段、伤害阶段、结束阶段。因此，伤害的预防措施应包括预防伤害发生（一级预防）、院前急救与医疗治疗（二级预防）、社区康复（三级预防）。与伤害防治有关的部门涉及卫生、公安、工业、农业、交通、铁路、公路、运输、教育、文化、宣传、体育、技术监督、社会保险、消费委员会、旅游、残联等，这些部门和单位与伤害的发生、死亡、善后以及防治密切相关。只有把健康教育与促进、自救互救、现场调查、临床救护、功能恢复、基础研究以及社会各界群众的积极参与有机结合起来，建立起学科间、部门间的合作，才能使伤害得到有效的控制。

一、伤害的预防策略

（一）伤害的三级预防策略

由于伤害同许多疾病一样，威胁着人类的健康。因此，预防医学中疾病防治的策略同样适用于伤害的预防，和其他疾病一样采取三级预防策略。

1. 伤害的一级预防策略 伤害预防的重点在一级预防，具体有如下方面：

（1）全人群策略：即对社区居民、工厂职工、学校师生等展开伤害预防的健康教育干预。这一策略目的旨在提高全民对伤害的认识和预防伤害重要性的认识，进而提高每个人的伤害预防意识，加强自我保护。

（2）高危人群策略：对伤害的高危险人群有针对性地开展伤害预防教育与培训。如对学校的学生进行交通安全、防火、防电和溺水的专题健康教育，可以使这些伤害的易发人群降低暴露的危险。

（3）健康促进策略：就是针对所处的环境，提出环境与健康的整合策略。如，针对工作场所的伤害现象，可以采取工作场所健康促进项目，主要包括把伤害预防纳入企业政策，由雇员与雇主共同讨论建立一个安全的工作环境，明确雇主和雇员在职业伤害预防中的责任，通过岗位培训和职业教育加强员工的伤害预防能力，通过投资改善不合理的生产环境，共同参与伤害预防活动等，使工作场所的伤害得到有效的控制。

2. 伤害的二级预防策略 二级预防是在伤害发生后的自救互救，院前医护，院内抢救和治疗，旨在降低伤害的死亡率和致残率。

3. 伤害的三级预防策略 三级预防的主要任务是使受伤者恢复正常功能、早日康复和使残疾人得到良好的照顾和医治。

（二）伤害预防的“Haddon 策略”

美国学者 William Haddon 提出的一个用于伤害预防和控制的模型，被流行病学家用来进行伤害事件分析和预防。Haddon 认为，伤害的发生取决于宿主、媒介物和环境三因素互相作用的结果，三因素的互相作用贯穿在事件发生前、发生中和发生后的全过程。

二、伤害的预防措施

（一）伤害预防的一般措施

1. 政府应有事故预防和安全管理的协调机构。

2. 卫生行政部门必须把伤害的预防纳入疾病控制规划中，逐步把伤害与传染病防治和慢性病控制相提并论。

3. 在医疗卫生领域中建立起学科间合作，把健康促进、自救互救、现场调查、临床救护、功能恢复和基础研究结合起来。

4. 应该有伤害研究机构或伤害预防的控制中心，培养伤害防治专业人员。

5. 把伤害预防作为社区卫生服务的一项内容。

6. 开展伤害监测，建立伤害数据库、伤害信息网络，为居民提供防治伤害的咨询。

7. 加强国际合作，学习其他国家好的经验。

（二）伤害的“五 E”干预

1. 工程干预（engineering intervention） 目的在于通过干预措施影响媒介及物理环境对发生伤害的作用。

2. 经济干预（econimic intervention） 目的在于用经济鼓励手段或罚款影响人们的行为。

3. 强制干预（enfoecement intervention） 目的在于用法律及法规措施来影响人们的行为。

4. 教育干预（educational intervention） 目的在于通过说理教育及普及安全知识来影响人们的行为。

5. 及时的紧急救护（emergency care and first aid） 是指通过建立伤害救护系统，对受伤害的个人或群体采取及时有效的现场处理或送往医院途中的紧急救护，以挽救伤害病人生命，减少伤残发生、提高生存质量。

这五个方面的干预措施应坚持不懈地贯穿在伤害预防的不同阶段，才能有效地预防控制伤害的发生。另外，对青少年、老人和有心理危机、抑郁症、情感失落等的特殊对象、高危人群，还应该针对性地采取心理咨询、健康教育和精神安慰，预防自杀的发生。

第三节 常见意外伤害的预防与控制

意外伤害对患者造成病痛、伤残和昂贵的医疗费用，不仅严重影响生活质量，而且带来不堪重负的社会经济负担，已成为影响居民健康的主要公共卫生问题。按照国际疾病分类（international classification of diseases，ICD）标准，意外伤害可以分为道路交通伤害、中毒、跌落、烧伤、溺水，其他意外伤害等。

一、道路交通伤害的预防与控制

（一）道路交通伤害的定义

道路交通伤害（road traffic injuries），即车祸，是指道路或交通使用场所，因车辆之类的交通工具所引起的人身伤亡或物品的损害。

（二）道路交通伤害的危害

道路交通伤害是目前世界各国面临的一个主要的、不容忽视的、可预防的公共卫生问题，是意外伤害的主要原因。据 2011 年世界卫生组织网站中道路交通伤害数据：每年约有 130 万人因道路交通碰撞而死亡；同时，道路交通伤害导致的伤亡给伤亡者家属、亲友带来精神创伤，可导致一系列心身疾病，诱发如心脑血管疾病、消化性溃疡、精神疾患等。

（三）道路交通伤害发生的危险因素

道路交通伤害的发生是由于生物、心理、社会等多种因素的综合作用的结果，其中心理、社会因素对道路交通伤害的发生、发展起着决定性的作用。

1. 自然环境因素　自然环境因素包括气候、地理、地域等方面，如雨、雾、雪等气候变化，高温、寒冷环境，路况、路线的急剧变化等。

2. 生物因素　道路交通伤害发生与年龄、性别、生理、驾驶员的生物周期及驾驶技术有关。

3. 心理、行为因素

（1）个性心理特征：个性心理特征是个人带有倾向性的、本质性的、比较稳定的心理特征（兴趣、爱好、能力、气质、性格等）。有研究发现，道路交通伤害的发生与司机好胜、铤而走险的个性心理有很大的关系。

（2）生活事件：有研究表明，责任司机所发生的生活事件主要与夫妻感情破裂、失恋、离婚、丧偶等家庭、婚姻问题有关。可见，重大生活事件的刺激是引起道路交通伤害发生的重要原因之一。

（3）不良行为：酗酒对司机的操作能力有决定性影响，这一点在许多实验室和现场的研究中都得到证实；国外很多报道显示，药物滥用可引起道路交通伤害，部分肇事司机在道路交通伤害发生前使用过兴奋剂或麻醉剂。吸烟对道路交通伤害也有影响；司机打瞌睡、睡眠不佳和疲劳驾驶对车祸的发生也有直接影响。

4. 社会经济因素　由于经济发展水平的不同，不同国家或地区车祸的发生率存在着明显的差异。在发展中国家，随着人口的急剧增长、社会经济的发展以及车辆数的剧增，车祸发生率有明显增加的趋势。不同国家车祸发生水平的明显差异反映了道路条件、交通管理水平及社会经济状况对车祸的影响，相对于发达国家而言，发展中国家交通管理体系和制度不健全、管理设施差、交通管理人员严重不足等，是造成车祸的直接原因。

（四）道路交通伤害的预防与控制

1. 建立健全交通安全法规，加强交通管理

（1）摩托车驾驶员安全帽佩戴限制：我国新颁布的《道路交通管理条例》规定摩托车驾驶员须戴安全帽。以广州市为例，其死亡率由未佩戴安全帽前的10.36人/万辆降低到佩戴安全帽后的5.56人/万辆。

（2）强迫使用安全带：1975年，美国几乎各州都实施了强迫使用安全带的法规，我国于2004年颁布实施的《道路交通安全法》中已明确规定，不使用安全带是违法行为。使用安全带与不使用安全带的致死性车祸之比为1∶3.35。一般来说，司机使用安全带，时速在60英里以内所发生的撞车事故不会导致死亡。

（3）加强血中乙醇浓度监测和限制：世界各国都非常重视酒后行车的检查与预防。车祸发生后，一般要对司机的血中酒精浓度做常规检查。血中酒精浓度是对肇事司机进行判决的依据之一。大多数国家的血中酒精浓度允许值低于0.5g/L。

（4）加强车速限制：高速行驶往往造成严重道路交通伤害。许多研究显示，车速与交通事故率的增长是平行的。因此，在一些路段进行限速行驶，以减少道路交通伤害。

2. 广泛开展道路交通安全的健康教育工作 以教育的手段促使驾驶者、乘客和行人认识道路交通伤害的严重性，加强对驾驶员及公众的交通安全知识的学习与宣传。定期组织驾驶员进行安全知识教育和技术培训，提高驾驶员的行车意识和驾驶技术水平。

3. 改善交通条件，加强交通管理

（1）加强道路工程建设，优化路况：为了减少道路交通伤害，应在道路工程设施上进行有针对性的改造，科学利用道路，如设立行人专用过街通道以减少冲突，对道路交通环境进行综合治理，调节好“人－车－路”系统间的平衡，能有效地减少道路交通的伤害。

（2）提高交通工具的安全性能：提高交通工具的安全性可有效增加司乘人员的安全。如提高轮胎性能、改善油箱质地、防止漏油、操纵杆和接触点增加填料、增加侧面冲击保护装置、安装空气袋和儿童安全座椅等。

4. 建立健全道路交通伤害的急救和康复系统 建立健全医疗急救系统，以最大限度降低道路交通伤害的致死率和致残率。一般认为，道路交通伤害的死亡约20%可以通过及时抢救而成活。急救指挥中心系统通过“120”急救电话、计算机网络系统和无线通讯系统，将院前患者与医院联系起来，从而达到迅速、有效地救治受伤人员的目的。

5. 加强机动车伤害监测 我国道路交通伤害管理属于公安部门。该部门虽可汇集信息，但偏重于确认肇事者的法律责任，而对事件发生因素及受伤后的结局记述不详，因而难以满足道路交通伤害研究的需要。因此，尽快建立健全伤害监测系统、加强机动车伤害监测对道路交通伤害的预防与控制研究至关重要。

二、意外中毒的预防与控制

随着科技进步和经济快速发展，化学品使用的种类、数量不断增加，范围迅速扩大；给人类生活带来便利的同时，也给人类健康带来威胁。我国平均每年发生农药中毒4万人，年均死亡率为9.95%；每年报告重大食物中毒1.5万多人，由于中毒事件具有突发性、群体性、隐匿性和长期性等特点，已成为影响社会和谐发展的重要公共卫生问题。

（一）意外中毒的定义

意外中毒是指机体在意外情况下受毒物的作用导致一定程度的健康损害或出现疾病。

（二）意外中毒的分类

意外中毒的类型随中毒物的不同而不同。常见的引起意外中毒的物质有：药品、煤气、汽油、杀虫剂、灭鼠剂，有毒物质的根茎、果实等。常见的意外中毒类型有：药物中毒、农药中毒、一氧化碳中毒、食物中毒、职业中毒、环境中毒等。

（三）意外中毒的防制措施

1. 建立健全毒物、药品包装及说明法规　加强毒物、药品包装及说明书的立法，是强有力的预防措施。

2. 加强毒物的存放和管理　毒物或潜在毒物的正确贮存是预防的重要环节。毒物及潜在毒物应有明确标签，应放置在柜橱中并加锁，特别是家庭内毒物或潜在毒物应放在儿童不能拿到的地方。农药应妥善保管，不准与粮食以及其他食品混放。搬运时，不应与食品混装，应贴上有毒标志以防误食误用。

3. 普及环境卫生和预防中毒知识　广泛开展环境卫生、毒物预防和救助的健康教育。

4. 加强环境保护和监测　加强公共环境和职业环境监测工作，以便发现问题，及时采取措施。

5. 建立中毒控制中心　中毒控制中心掌握社区内中毒发生的信息，能够对中毒采取第一援助和医疗处理。社区居民如发现中毒，可立即电话救援。在美国，经中毒控制联合会认可的地区性中毒控制中心已有36个。

6. 提高基层医师的应急处理能力　培训基层医务人员，向他们普及意外中毒的基本知识、技能和经验，特别是及时发现、确诊中毒病人的知识，以便及时抢救病人。

三、溺水的预防与控制

据世界卫生组织的统计报告，每年全球约有40余万人死于溺水，是继道路交通伤害外，排名第二的意外伤害。美国、澳大利亚、中国、印度2000年死于溺水的人数分别为0.35万、0.03万、12.90万和8.60万人；在我国，溺水是1～14岁儿童意外死亡的首要原因，是婴儿意外死亡的第二位原因。我国农村的溺水死亡多发生在池塘、湖泊、江河。而美国和澳大利亚等发达国家及我国城市中的溺水死亡则多发生在游泳池。溺水事故发生的月份分布主要在4～9月，7月份是最高峰。

（一）溺水的定义

溺水（drowning）又称淹溺，指人们因失足落水或在游泳池中出现意外，发生由于水、泥沙、杂草等物堵塞呼吸道（湿溺死，占70%～80%）或喉头、气管发生反射性痉挛（干溺死，占10%～20%）或其他而引起的窒息和缺氧。

（二）溺水致死的原因

大量水、藻草类、泥沙进入口鼻、气管和肺部，阻塞呼吸道而窒息；惊恐、寒冷使喉头痉挛、呼吸道阻塞而窒息；淡水淹溺，大量水分入血，血被稀释，出现溶血，血钾升高导致心室颤动、心跳停止；海水淹溺，高钠引起血渗透压升高，造成严重肺水肿，导致心力衰竭而死亡；淹溺发生在水中，寻找伤员费时间，被救上岸多已丧失抢救时机。

（三）溺水的预防与控制

1. 加强儿童看护、水源安全管理，是减少儿童溺水的有力措施 禁止儿童到江河、池塘、井边等水源边玩耍。低龄儿童应专人看护，远离水源，城市及农村中靠近住处的水源，应加盖或架设护栏，游泳池内应有浅水区和深水区的醒目标志，配有救生员和救护设施等，以减少溺水发生。

2. 加强教育，提高游泳安全意识 在学校应开设游泳安全教育，增强学生对游泳潜在危险的认识。禁止到地形复杂的水域游泳，避免单独到江河、鱼塘、湖泊、海水中游泳或学游泳；下水前要进行必要的准备活动，否则下水后受冷水的刺激会引起肢体肌肉抽搐、失控而下沉；儿童游泳应在家长或老师的带领下选择安全的场所等。加强游泳池的安全保护措施，水上交通工具应有充分的救生设备，水上娱乐者要穿救生衣，禁止酒后游泳。

3. 掌握溺水救护知识与技能

（1）自己不熟悉水性意外落水，附近又无人救助时，首先应保持镇静，千万不要手脚乱蹬拼命挣扎，否则只能使体力过早耗尽、身体更快下沉。

（2）会游泳的人发生溺水多是遇到了意外，手足抽筋是最常见的。主要是由于下水前准备活动不充分、水温偏冷或长时间游泳过于疲惫等原因。

（3）当发现有人落水时，救助者不会游泳，最好不要贸然下水救人。首先应向有人的地方高声呼叫，同时尽快找到方便可取的漂浮物抛给落水者，如救生圈、木块等。

（4）如果救助者会游泳，下水前应尽快脱去衣裤和鞋子，有条件者应尽可能携带漂浮物下水救人，让落水者抓住漂浮物，救助者再协助其游向岸边；但要避免被落水者抓住或纠缠，一旦被落水者抓住将是十分危险的情况，因为在水中由于无法实施救助致使体力耗尽而丧命。

（5）溺水者被救助上岸后，及时有效的现场急救对挽救其生命至关重要。在现场抢救的同时应迅速请医务人员到场参与抢救，到现场初步急救后，应迅速转送附近医院进行院内急救治疗及康复。

四、跌倒的预防与控制

（一）跌倒的定义

跌倒（fall）是老年人常见的问题，而且是老年人群致残、失能和死亡的重要原因之一。60%以上的跌倒死亡发生在65岁以上的老人。老年人跌倒的预防控制已成为公共卫生问题和健康问题。

（二）跌倒的危险因素

引起跌倒发生的重要的危险因素包括：曾经有过一次或以上的跌倒史，认知障碍、慢性疾病、平衡和步态障碍、低体质指数、女性、脆弱、服用利尿剂或精神药物、家庭易跌倒危险因素的存在（如地板较滑）等。

（三）跌倒的预防

应根据上述危险因素采取综合性干预措施，包括：

1. 停用诱发跌倒的药物。
2. 消除或改善家庭易跌倒因素（如防滑地板）。
3. 加强体育锻炼。
4. 进行步态训练。
5. 穿戴符合个人需要、能减少跌倒的服装，或戴护膝、穿有护垫的内衣等。
6. 注意对老人的照顾和心理关怀等。

五、自杀的预防与控制

自杀是生理、心理和社会的异常，出自本人意愿、采取急剧手段毁灭自己生命的行为。自杀应作疾病处理，符合世界卫生组织关于健康的定义。目前，自杀已成为世界重要的公共卫生问题。为了让公众对自杀引起关注，2003年9月10日被世界卫生组织定为首个“世界预防自杀日”。

从疾病的角度看，自杀有典型或不典型的前驱症状，如情绪低落、抑郁、思维迟钝、食欲不振、体重下降、人格解体、注意力缺乏、性欲缺乏、失眠等。

目前，国际上已经形成自杀的三级预防模式。

一级预防措施是指为防止引起致命后果的行为而采取的措施，目标在于降低自杀死亡率，这些措施包括治疗精神疾病患者、控制枪支、家用煤气和汽车排出废气的去毒化处理、有毒物质获得途径的控制、缓和新闻报道等。

二级预防措施指对处于自杀边缘的人进行早期干预，其措施包括自杀或危机干预机构的建立、控制造成自杀的便利途径、加强急诊服务等。

三级预防则指对曾经有过自杀未遂的人防止其再次出现自杀，其措施包括：①心理咨询和早期危机干预；②加强对高危个体的药物和心理治疗；③开展对导致自杀的环境因素的研究，并通过诸如职业训练、提高教育文化水平、调整易导致自杀的亚文化心态等措施，以尽量减少环境文化对自杀观念或行为的影响，从而有效地预防自杀和矫正歪曲的行为方式。

（吴建军）

第十一章　健康教育及健康促进

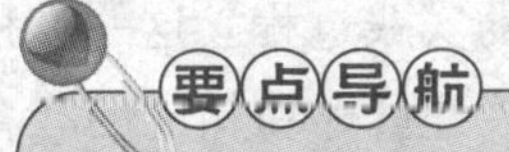

1. 掌握健康教育和健康促进的定义和策略，操作程序及评价方法，个体健康教育的内容和方法。

2. 熟悉健康教育和健康促进的特点，主要活动领域，个体健康危险因素评价。

3. 了解健康教育和健康促进的发展重点，评价的目的与意义，评价设计的方案，个体健康维护计划。

第一节　概　述

健康是一个相对、动态的概念，可以说健康是人的基本权利和要求，是生活的基础，是人生中最宝贵的财富。

人类的健康受到各种因素的影响，如：遗传与生物学因素、自然环境、卫生服务、社会发展、文化变迁、行为与生活方式、政策和资金投入等等，把握理解健康内涵，将有助于更为有效地指导健康教育与健康促进的实践。

一、健康教育

（一）健康教育的概念

健康教育（health education）就是通过有计划、有组织、有系统的社会教育活动，使人们自觉地采纳有益于健康的行为和生活方式，消除或减轻影响健康的危险因素，预防疾病，促进健康，提高生活质量，并对教育效果做出评价。健康教育的核心是教育人们树立健康意识、促使人们改变不健康的行为生活方式，养成良好的行为生活方式，以降低或消除影响健康的危险因素。通过健康教育，能帮助人们了解哪些行为是影响健康的，并能自觉地选择有益于健康的行为生活方式。具体说健康教育就是利用医学、行为学、教育学、心理学、传播学、社会学、经济学、管理学等多学科领域的成果，更为广泛的参与到人们的生活、生产实践活动中，因此，健康教育具有很强的理论性和实践性，对提高全民族的健康水平有着十分重要的意义。

（二）健康教育基本特征

1. 健康教育的核心是以提倡有益健康的行为和生活方式，达到减少或消除危险因素，预防疾病，促进健康和提高生活质量为目的。

2. 作为一门新兴的交叉学科，健康教育研究的重点是信息传播和行为改变的理论、规律和方法，以及社区教育的规划、组织、实施和评估的理论和实践，是多学科理论交叉和技术综合的体现。

3. 健康教育活动是从计划、实施到评价的一个完整的实践过程。这一过程的关键是针对特定人群中需有限解决的健康问题，提出预期的教育目标和相应的教育策略与方法，并对教育活动实施过程、效果和健康影响做出科学、客观的评价。

4. 健康教育的基本策略是信息传播（information dissemination）、行为干预（behavioral intervention）和社区组织。健康教育是以人的健康为中心内容开展的实践活动。因此，健康教育不仅是健康活动，同时还是社会活动，它离不开全社会的参与。它既可以针对个人行为习惯和生活方式，也可以针对医务工作人员，促使他们改进卫生服务，还可以争取政府决策者制定有利于改善人群健康的社会环境和物质条件。

5. 健康教育与卫生宣传不同。健康教育实质上是一种干预活动，是通过向社会、家庭和个人传播保健信息和技术，促使改变不利于健康的生活和行为方式，达到促进健康的目的，在整个实施过程中还注重信息的反馈。

二、健康促进

（一）健康促进的概念

健康促进（health promotion）是指运用行政的或组织的手段，广泛协调社会各相关部门以及社区、家庭和个人，使其履行各自对健康的责任，共同维护和促进健康的一种社会行为和社会战略。健康促进概念出现于20世纪20年代，但80年代后期才得以迅速发展。著名健康教育学家劳伦斯格林（Lawrence. W. Green）提出：健康促进是指一切能够促使行为和生活条件向有益于健康改变的教育与生态环境支持的综合体。也就是“健康教育 + 环境支持”。1995年，世界卫生组织西太区发表的《健康地平线》中指出：健康促进是个人与其家庭、社区和国家一起采取措施，鼓励健康的行为，增强人们改进和处理自身健康问题的能力。1986年第一届健康大会通过的《渥太华宣言》中指出：“健康促进是促使人们维护和改善他们自身健康的过程”。世界卫生组织前总干事布伦特兰在2000年的第五届全球健康促进大会上则作了更为清晰的解释：“健康促进就是要使人们尽一切可能让他们的精神和身体保持在最优状态，宗旨是使人们知道如何保持健康，在健康的生活方式下生活，并有能力做出健康的选择。”

（二）健康促进主要涉及的活动领域

1. 制定促进健康的公共政策 健康促进把健康问题提到各个部门、各级政府和组织决策者的议事日程，使他们了解所做的决策对健康后果的影响并承担健康的责任。健康促进的政策包括立法、财政、税收和组织改变等。这种多部门协作更有利于社会资源和政策法规趋于平等。此外，健康促进政策需要确定在非卫生部门中采纳健康促进的公共政策，使人们更容易做出有利于健康的选择。

2. 创造支持促进健康的环境 健康促进就是要创造安全、满意和愉快的生活和工作环境，系统地评估环境对健康的影响，保障社会和自然环境有利于健康的可持续的发展。健康促进在于创造一种安全、舒适、满意、愉悦的生活和工作条件。

3. 加强社区的行动 通过具体有效的社区行动，提高社区人们的生活质量。社区积极参与卫生保健计划的制定和执行，可以挖掘社区人力、物力资源，形成自我帮助和社会支持互动的灵活机制，帮助认识健康问题并提出解决问题的办法。

4. 发展个人技能 健康促进通过提供信息、教育并帮助人们提高做出健康选择的技能来支持个人和社会的发展。尤其学校、家庭、工作场所和社区等开展相关健康知识和技能传播和培训。

5. 调整卫生服务方向 健康促进在卫生服务中的责任要求个人、社区、卫生专业人员、卫生服务机构和政府共同承担健康的责任。大家必须共同努力建立有助于健康的卫生保健体系。

三、健康教育与健康促进的策略

1. 倡导（advocacy） 倡导政策支持（卫生部门和非卫生部门对群众的健康需求和有利于健康的积极行动负有责任），激发群众对健康的关注，促进卫生资源的合理分配并保证健康作为政治和经济的一个组成部分，倡导卫生及相关部门努力满足群众的需求和愿望、积极提供支持环境和方便，使群众更容易做出健康选择。

2. 赋权（empowerment） 健康是基本人权，健康促进的重点在于实施健康方面的平等，消除目前存在的资源分配和健康状况的差异，保障人人都有享受卫生保健的机会与资源。应对个人赋权，给群众提供正确的观念、知识和技能，促使他们能够正确地、有效地控制那些影响自己健康的有关决策和行动的能力，解决个人和集体的健康问题，在选择健康措施时能获得稳固的支持环境（包括知识、生活技能和机会）。

3. 协调（mediation） 需要协调所有相关部门（政府、卫生和其他社会经济部门、非政府与志愿者组织、地区行政机构、企业和媒体）的行动，各专业与社会团体及卫生人员的主要责任是协调社会不同部门共同参与卫生工作，组成强有力的联盟和社会支持系统，共同协作实现健康目标。

4. 社会动员（social mobilization） 通过：①领导层的动员：利用各种机会大力宣传有关健康教育和健康促进的目的、意义措施和效果，主动地争取各级政府在制定方针和政策时，要使卫生保健同社会经济同步发展，并统筹规划中增加“健康投资”，保证必需的卫生资源投入。②对社区、家庭与个人的动员：动员社区、家庭与个人参与是健康教育和健康促进的最佳途径。通过改变自身不良的行为和生活方式，健康能力得到提高，有利于保证社会群体健康处于良好状态。③非政府组织（NGO）

的动员：非政府组织如共青团、妇联、工会和宗教团体等组织，能发挥其组织的强大动员作用。④动员专业人员参与动员：专业人员是卫生服务的提供者，加强对专业人员的培训，提高其技术水平，明确其职责和权利，直接影响着健康教育与健康促进工作的成败。

具体手段就是利用社会市场学的技术，分析具有共同特征人群的需求特点，进行信息的传授、人员的培训、检查和验证信息的效度，建立激励机制并对相关项目的计划进行实施和评价，确保健康教育和健康促进项目的顺利进行，达到社会动员的效果。最终达到提高全人类健康水平和生活质量。

四、健康教育与健康促进的任务

1. 主动争取和促进领导及决策层转变观念。
2. 促进个人、家庭和社区促进健康、提高生活质量、预防疾病的责任感。
3. 创造有益于健康的外部环境。
4. 积极推动医疗卫生部门观念与职能的转变。
5. 深入开展学校健康教育。教育和引导年轻人从小养成良好的卫生习惯，提倡文明、健康、科学的生活方式，培养健康的心理素质，从而提高全民族的健康素质。

第二节　健康教育及健康促进的操作程序

健康教育及健康促进无论是在社区针对群体，还是在医院针对个体，都遵循同样的程序：评估、计划、实施和评价。

一、PRECEDE－PROCEED 模式

在群体中开展健康教育和健康促进，应用最广泛、最具生命力的就是劳伦斯格林提出的 PRECEDE－PROCEED 模式，分为两个阶段：

第一阶段——诊断阶段（或称需求评估），即 PRECEDE（predisposing, reinforcing and enabling constructs in educational/environmental diagnosis and evaluation）阶段，是在教育/环境诊断和评价中应用倾向、促成及强化因素。

第二个阶段——执行阶段，即 PROCEED（policy, regulatory and organizational constructs in educational and environmental development）阶段，指执行教育/环境干预中应用政策、法规和组织手段。见图 11－1。

PRECEDE－PROCEED 模式作为社区分析与计量的基本框架，有两个特点：一是从结果入手的程序，用演绎的方法进行推理思考，即从最终的结果追溯到最初的起因，先问“为什么”要进行该项目，然后再问“如何去进行”该项目，避免以主观猜测去代替一系列的需求诊断；二是考虑了影响健康的多重因素，如影响行为与环境的社会因素。

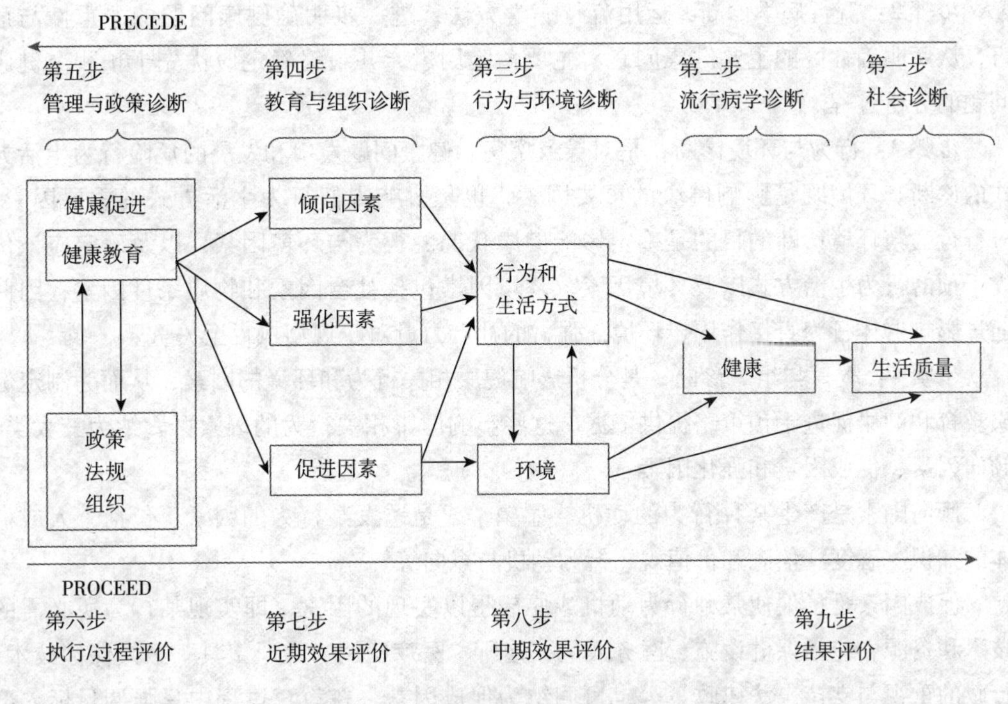

图 11－1 PRECEDE－PROCEED 模式图

PRECEDE－PROCEED 模式为计划设计、执行及评价提供一个连续的步骤，PRECEDE 着重应用于诊断，即需求评估：PROCEED 侧重在执行过程与评价过程。根据 PRECEDE－PROCEED 模式的程序，分成社会诊断、流行病学诊断、行为与环境诊断、教育与组织诊断、管理与政策诊断以及实施、评价等 9 个基本步骤。除实施与评价阶段外，其余 7 个步骤实际为社区需求评估的内容，它是确定健康教育和健康促进策略的实际依据，确定社区需要解决的优先问题。

二、社区需求评估

社区需求评估是一个综合的、多视角的人群调查过程与调查系统。只有真正掌握影响人们行为生活方式的主要和次要因素，才能够制定对策，进而改变人们不利于健康的行为生活方式。在上述模式中的 PROCEED 是实施教育和环境干预中运用政策、法规和组织的手段，指的是要通过教育、环境改善和政策支持来改变影响行为的倾向因素、促成因素和强化因素，进而改变人们的行为，为制定健康教育干预策略和措施指明方向。因此，PRECEDE－PROCEED 模式是以逻辑关系开展健康教育诊断、计划、实施与评价模型中经典的代表，揭示了在健康教育项目中从需求评估，到计划设计、执行计划，直至评价健康教育效果的内在逻辑关系。

步骤 1：社会诊断，评估目标社区或人群的生活质量，并确定影响生活质量的主要健康问题；了解目标社区或人群的社会、经济、文化环境，与健康问题相关的政策，以及社区资源，动员社区以及目标人群参与健康教育项目。

步骤2：流行病学诊断，运用流行病学方法，进一步明确健康问题的严重性与危害，从而明确社区的主要健康问题、主要危险因素，并最终确定应优先干预哪个健康问题的分析过程。

步骤3：行为与环境诊断，是对导致疾病和健康问题发生和发展的危险行为生活方式的诊断。环境既是影响健康的重要因素，也是影响人们行为生活方式的重要因素。进行行为与环境诊断的目的是确定影响健康状况的行为与环境因素，以及确定应该优先干预的行为生活方式以及环境因素。环境因素包括社会因素和物质条件因素，因此通过影响群体行为直接作用于环境。强大的社会力量对于规划执行至关重要。

步骤4：教育与组织诊断，是分析影响健康相关行为和环境的因素，从而为制定健康教育和健康促进干预策略提供依据。这些影响健康相关行为的因素可归纳为三大类：倾向因素、促成因素和强化因素。

倾向因素是产生某种行为的动机、愿望，或是诱发某行为的因素。包括个人或群体的知识、态度、信念和价值观、行为动机与意向等。

促成因素是指促使某种行为动机或愿望得以实现的因素，即实现某行为所必需的技术和资源，包括保健设施、医务人员、诊所、医疗费用、交通工具、个人保健技术；行政的重视与支持，法律政策等也可归结为促成因素。在教育过程中只强调目标人群主观的倾向因素而不为其创造客观的条件，行为和环境改变的目标是难以实现的。

强化因素是激励行为维持、发展或减弱的因素。强化因素包括正向的强化因素和负向的强化因素。表现为躯体强化因素、心理强化因素、经济强化因素和社会强化因素。

步骤5：管理与政策诊断，是评估开展健康教育的资源与环境，包括组织资源、外部力量以及政策环境。

步骤6～9：为评价阶段，评价不是PRECEDE－PROCEED模式的最后步骤，是贯穿于整个模式始终的。主要可分为形成评价、过程评价、效果评价和总结评价。

开展各种健康教育和健康促进的场所、规划的内容各不相同，但在规划制定的程序上都是基本相同的，参照PRECEDE－PROCEED模式，一般分为以下几个程序：①需求的评估（相当于步骤1、2）；②规划部分：包括确定优先项目（相当于步骤3）；确定总体目标和具体（相当于步骤3、4）；教育策略和干预措施的制定（相当于步骤4、5）；③规划的执行（相当于步骤6）；④规划的评价（相当于步骤的6、7、8、9）。

第三节　健康教育及健康促进的评价方法

评价贯穿于整个健康教育与健康促进项目管理的全过程，是健康教育与健康促进的重要组成部分。通过不断的比较，包括项目客观结果与预期目标的比较、实际实施情况与干预活动计划的比较等，才能找出差距、分析原因，修正计划、完善执行过程，使项目取得更好效果。是否执行规范的评价已经成为衡量健康教育和健康促进项目或日常工作科学性与严谨性的重要标志。

一、评价的目的与意义

开展健康教育和健康促进计划评价，可以了解健康教育与健康促进项目的效果如何，对项目全面检测、控制，最大限度地保障计划的先进性和实施质量。通过评价向公众和投资者说明项目结果，扩大项目影响，改善公共关系，以取得目标人群、社区、投资者的更广泛支持与合作。通过评价可以提高健康教育和健康促进专业人员的理论与实践水平。可以总结健康教育和健康促进项目的成功经验与不足之处，提出进一步的项目方向。

二、评价的种类和内容

根据内容、指标和研究方法的不同，评价主要可以分为以下几种类型：

1. 形成评价 是为健康教育和健康促进计划设计和发展提供信息的过程，包括在计划设计阶段进行的目标人群需求评估、政策、环境、资源评估等。形成评价主要发生在项目计划设计阶段，其部分职能还将延续到计划的实施阶段。

可采用多种方法为上述问题提供答案，如：文献、档案及资料的回顾、专家咨询、专题小组讨论、目标人群调查、现场观察、预研究等。形成评价的指标一般包括计划的科学性、政策的支持性、技术上的适宜性、目标人群对策略和活动的接受程度等。

2. 过程评价 过程评价起始于健康教育和健康促进计划实施开始时，贯穿于计划执行的全过程。过程评价就是针对执行者，针对组织架构，针对政策和环境等进行评价。

核心就是评估项目运作和修正项目计划，可以通过：直接观察各项干预活动。社区及目标人群调查。举行项目工作者会议。定期对项目进行阶段性评估。追踪了解情况。完善组织架构包括健康教育计划的设计者、健康教育专业人员、项目合作者、目标人群代表及社区卫生机构、新闻机构代表等。

过程评估还应有严格的质量控制，如内部质量控制：主要是项目内部工作人员在对项目进行过程评估时，严格掌握评价标准，把好评价质量关。外部质量控制：一般由项目以外的、有项目评价经验的人对过程进行的质量控制，常用的方法是专家小组审查。

3. 效应评价 效应评价是评估健康教育和健康促进项目导致的目标人群健康相关行为及其影响因素的变化。与健康结局相比，健康相关行为的影响因素及行为本身较早发生改变，故效应评价又称为近中期效果评价。

可以通过卫生知识均分、卫生知识合格率、卫生知识知晓率（正确率）、信念持有率、行为流行率、行为改变率，以及环境、服务、条件、公众舆论等方面的改变（如安全饮用水普及率）等。

4. 结局评价 结局评价就是评价健康教育和健康促进项目实施后导致的目标人群

健康状况乃至生活质量的变化，故也常被称为远期效果评价。

常用指标有：健康状况指标、社会效益指标、经济效益指标、生活质量指标等。

对于社区健康促进项目而言，除上述指标外，还可以评价社区行动与影响、健康政策、环境条件等。

三、评价执行的监测与保障

1. 确定监测与评价方案 采用什么方法进行监测和评价，以及如何建立一个严密的监测与评价系统。

2. 确定各项活动的日程 健康促进项目的活动日程可分为四个阶段：调研计划阶段、准备阶段、执行（干预）阶段、总结阶段。健康促进计划制订者在对各项活动进行了选择和设计之后，需要对所有活动进行统筹安排，使各项活动能有序衔接、有机联系，使活动的日程安排合理、可行。

3. 确定组织网络与执行人员 确定组织网络和执行人员是执行计划的根本保证，因此它是制定健康促进计划中必须考虑的问题。健康促进项目的执行人员可能包括多方面的人员：健康教育专业人员，基层健康教育工作者，媒体工作者，政府各部门决策者，其他人员。

4. 编制项目经费预算 经费是一个项目顺利实施乃至取得成功的保障，编制项目预算就是使有限的资源得到合理的利用，并最大限度地发挥作用的管理手段。

四、评价设计的方案

评价方案主要有不设对照组的前后测试、简单时间系列设计、非等同比较组设计、复合时间系列设计、实验研究等，这些方案各有特点。

1. 不设对照组的前后测试 这是评价方案中最简单的一种，通过比较目标人群在项目实施前后有关指标的情况反映项目效应与结局。

2. 简单时间系列设计 简单时间系列设计同样不设对照组，特点是在对目标人群进行多次观察后，再实施干预，并且在干预过程后再进行多次观察。

3. 非等同比较组设计 是类实验设计的一种，设计思想是设立与接受干预的目标人群（干预组）相匹配的对照组，通过对干预组、对照组在项目事实前后变化的比较，来评价健康教育与健康促进项目的效应和结局。

4. 复合时间系列设计 融合了简单时间系列设计和非等同比较组设计，既设立了对照组，又进行多点观察。

5. 实验研究 实验研究的根本特点是将研究对象随机分为干预组和对照组，比较项目实施前后的变化，来评价健康教育与健康促进项目的结局。

第四节　个体健康教育

健康教育从人开始，通过激励个体人改善生活条件，发展自我作为个人健康状态的责任意识，并扩展作为家庭、社会的责任意识。个体健康教育就是帮助自己确定是否是有益的健康行为，自愿采取健康行为，并对疾病预防和维护健康承担自我责任。个体健康教育不仅是教导预防疾病和基本卫生知识，同时也是健康理念的重新塑造，剔除那些日常习惯中不健康的生活方式。

一、个体健康教育的作用

个体健康教育是指在社会和医学部门的教育和指导下，个体自觉自愿负责改进个人卫生习惯、生活方式和生活环境，从身心诸方面进行调节，考虑和决策个人的健康问题。

1. 个体健康教育是最充分的健康教育　个体健康教育能发挥人们在健康教育中的主观认知和能动性，使健康潜能得到充分的发掘。

2. 个体健康教育促进身心健康　个人对身心健康负有决定作用，而恰当的个人生活方式是健康教育的重要因素，如坚持体育锻炼、不吸烟、合理膳食、适当休息、控制紧张心理等，都将促进身心健康。

3. 个体健康教育促进医患关系的加强　通过个体健康教育活动，人们能从被动接受医疗卫生机构和医生的诊疗，转变为主动、积极地参与决策自己的健康活动。而医生也由单一的诊疗，逐步转变到指导、咨询、教育和共同参与的一种新型医患关系中。

4. 个体健康教育促进经济效益　随着个体健康教育的开展和加强，医疗保健的重点已逐步从医疗单位转移到家庭、社区，其医疗、护理等费用必将大大减少。个体健康教育是一种投资少、见效快的良好措施。

二、个体健康教育的内容

1. 个体生理调节教育　良好的生理调解可以促进健康，使身体处于良好状态。保持正常的生活节奏、生活规律、适度锻炼等，都对个体健康产生积极影响。

2. 个体心理调节教育　保持健康的心理活动和良好的性格特点。乐观积极、良好的人际关系，较强的社会适应能力，有益于促进身心健康。

3. 个体健康环境教育　良好的自然环境、社会（家庭）环境以及生理、心理环境，对个体健康工作的开展和评价都有着重要意义。

4. 个体行为因素教育　行为因素与健康有着密切关系，个人生活习惯在行为中有具体表现。如：吸烟、酗酒、药物滥用、不良饮食习惯等，有损于人体健康并能导致疾病发生。

5. 个体卫生预防教育　重视卫生预防工作，进行疫苗接种，定期体格检查，以便早期发现疾病，适当地利用医学措施及时治疗。

个体健康教育是自我卫生保健的前提和重要环节，通过健康教育可以了解和掌握卫生保健知识，增强自我卫生保健意识和能力。以达到“健康为人人，人人为健康”。

三、个体健康危险因素评价与健康维护计划

1. 个体危险因素的评价 危险因素（risk factor）是指机体内外存在的使疾病发生和死亡增加的诱发因素，包括个人特征、生理参数、症状或亚临床疾病状态等。可增加疾病发生危险性的个人特征包括不良的行为（如吸烟）、疾病家族史、暴露于不良的环境因素以及有关的职业。生理性危险因素包括实验室检查结果（如血清胆固醇浓度过高）、体型测量（如超重）和其他实验室资料（如心电图异常）。此外，过去或目前的疾病状态和症状也会增加病人患病的机会。

健康危险因素评价（health risk appraisal）指在临床工作从采集病史、体检和实验室检查等过程中收集有关个体的危险因素信息，为下一步对危险因素的个体化干预提供依据。危险因素评价不应是一种独立于常规的病人诊疗过程的工作，而应该是由医生把危险因素评价作为采集病史、体检和实验室检查中不可缺失的一部分，并增加健康危险度的个人特征如吸烟和家族史等的评估，通过详细体检可发现临床前疾病状态；常规实验室检查发现生理性的危险因素。

有关行为的危险因素以及职业接触的危险因素可参考相关书籍。

2. 个体健康维护计划的制定和实施 在个体健康维护服务中，有针对性的提供连续性和综合性的服务。因此，制定维护计划是在进行健康危险因素评价的基础上，根据个体的年龄、性别以及个体的危险因素，制定符合个体本人的健康维护计划（health maintenance schedule）。

个体健康维护计划的一个重要内容是根据个体危险因素等信息确定干预措施，由于危险因素和健康之间是多因多果关系，采取的干预措施也应该是综合的，经过评价个体危险因素，针对个体本身不良的生活行为方式，结合个体的具体情况、资源的可用性和实施的可行性，选择个性化、综合化的健康干预方式。一般要求一份健康维护计划应能清楚地在一张纸上表达，不宜太多太复杂。在此基础上，还应根据高危因素，提出特殊干预建议。

（1）建立流程表：进行健康维护计划的实施与监督，主要包括健康指导，疾病筛检，免疫接种。

（2）单个健康危险因素的干预计划：如吸烟者的戒烟计划、肥胖者的体重控制计划等。从容易到困难，逐步树立纠正行为危险因素的自信心，从而能长期坚持，达到健康维护的效果。

（3）提供健康教育资料：提供健康教育方面的资料，强调自我保健重要，强调个体自己承担自己和家人健康的责任，改变不良生活行为方式，提高健康水平和生活质量。鼓励个人自己实施健康维护计划。

（熊光轶）

参考文献

[1] 傅华. 预防医学 [M]. 第五版. 北京：人民卫生出版社，2008.
[2] 吴建军，万学中. 突发公共卫生事件及其应急处理 [M]. 长春：东北师范大学出版社，2011.
[3] 王声湧. 伤害流行病学 [M]. 北京：人民卫生出版社，2003.
[4] 单宝德. 常见传染病预防与控制 [M]. 北京：军事医学科学出版社.
[5] 左月燃，邵昌美. 预防医学 [M]. 北京：人民卫生出版社，2000.
[6] 王建华. 流行病学 [M]. 第6版，北京：人民卫生出版社，2004.
[7] 李德. 预防医学 [M]. 第2版，北京：人民卫生出版社，2003.
[8] 孙贵范. 预防医学 [M]. 北京：人民卫生出版社，2005.
[9] 王琦. 中医治未病解读 [M]. 北京：中国中医药出版社，2007.
[10] 陈君石，黄建始. 健康管理师 [M]. 北京：中国协和医科大学出版社，2007.
[11] 刘瑶，张伯华. 心身医学概论 [M]. 安徽大学出版社. 北京科学技术出版社，2004 .
[12] 卢祖洵. 社会医学 [M]. 北京：科学出版社，2003.
[13] 黄子杰. 预防医学 [M]. 第2版. 北京：人民卫生出版社，2007.
[14] 申杰. 预防医学 [M]. 上海：科学技术出版社，2008.
[15] 仲来福. 卫生学 [M]. 第6版. 北京：人民卫生出版社，2004.
[16] 杨克敌. 环境卫生学 [M]. 第6版. 北京：人民卫生出版社，2007.
[17] 杨克敌，陈学敏. 现代环境卫生学 [M]. 第2版. 北京：人民卫生出版社，2008.
[18] 王建华. 预防医学 [M]. 第2版. 北京：北京大学医学出版社，2010.
[19] 郑玉建. 预防医学 [M]. 北京：科学出版社，2007.
[20] 金泰廙. 职业卫生与职业医学 [M]. 第6版. 北京：人民卫生出版社，2007.